Rehabilitation und Prävention 28

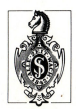

Hannelore Weber-Witt

Erlebnis Wasser

Therapeutische Übungen und Schwimmen

Mit Geleitworten von
P. M. Davies und E. Senn

Mit 153 Abbildungen und 1 Tabelle

Springer-Verlag
Berlin Heidelberg New York
London Paris Tokyo
Hong Kong Barcelona
Budapest

Hannelore Weber-Witt

Krankengymnastin und Sportlehrerin
Nebenamtliche Lehrkraft an der
Berufsfachschule für Krankengymnastik
Klinikum-Großhadern
Ludwig-Maximilians-Universität
Marchioninistraße 15
81377 München

Privatadresse:
Hohenzollernstraße 14
80801 München

Fotos:
Bernhard Hagemann
Luitpoldstraße 13
82131 Gauting

ISBN 3-540-55935-3 Springer-Verlag Berlin Heidelberg New York

Die Deutsche Bibliothek – CIP-Einheitsaufnahme
Weber-Witt, Hannelore:
Erlebnis Wasser: therapeutische Übungen und Schwimmen/ Hannelore Weber-Witt. [Fotos: Bernhard Hagemann]. – Berlin; Heidelberg; New York; London; Paris; Tokyo; Hong Kong; Barcelona; Budapest: Springer, 1993
 (Rehabilitation und Prävention; 28)
 ISBN 3-540-55935-3
NE: GT

Dieses Werk ist urheberrechtlich geschützt. Die dadurch begründeten Rechte, insbesondere die der Übersetzung, des Nachdrucks, des Vortrags, der Entnahme von Abbildungen und Tabellen, der Funksendung, der Mikroverfilmung oder der Vervielfältigung auf anderen Wegen und der Speicherung in Datenverarbeitungsanlagen, bleiben, auch bei nur auszugsweiser Verwertung, vorbehalten. Eine Vervielfältigung dieses Werkes oder von Teilen dieses Werkes ist auch im Einzelfall nur in den Grenzen der gesetzlichen Bestimmungen des Urheberrechtsgesetzes der Bundesrepublik Deutschland vom 9. September 1965 in der jeweils geltenden Fassung zulässig. Sie ist grundsätzlich vergütungspflichtig. Zuwiderhandlungen unterliegen den Strafbestimmungen des Urheberrechtsgesetzes.

© Springer-Verlag Berlin Heidelberg 1994
Printed in Germany

Die Wiedergabe von Gebrauchsnamen, Warenbezeichnungen usw. in diesem Werk berechtigt auch ohne besondere Kennzeichnung nicht zu der Annahme, daß solche Namen im Sinn der Warenzeichen- oder Markenschutzgesetzgebung als frei zu betrachten wären und daher von jedermann benutzt werden dürften.

Produkthaftung: Für Angaben über Dosierungsanweisungen und Applikationsformen kann vom Verlag keine Gewähr übernommen werden. Derartige Angaben müssen vom jeweiligen Anwender im Einzelfall anhand anderer Literaturstellen auf ihre Richtigkeit überprüft werden.

Hersteller: Isolde Gundermann
Umschlagmotiv: Ivo Konings
Umschlaggestaltung: Konzept & Design, Ilvesheim
Satzarbeiten: RTS, Wiesenbach
21/3145-5 4 3 2 1 0 – Gedruckt auf säurefreiem Papier

Geleitwort

Bevor ich Hannelore Weber vor etwa 12 Jahren in Bad Ragaz kennenlernte, war ich sehr skeptisch, was die Wirksamkeit des Wassers als therapeutisches Medium betrifft. Therapie im Wasser, so schien es mir, hat so wenig mit dem alltäglichen Leben zu tun; zudem stellte ich mir meine neurologischen Patienten vor, wie sie zunehmend spastisch werden vor lauter Anstrengung, den Kopf über Wasser zu halten.

Ich änderte jedoch bald meine Meinung, nachdem ich diese begabte Therapeutin „in ihrem Element" beobachtet hatte und sah, wie sie im Wasser Patienten behandelte und ihnen – trotz ihrer Behinderungen – das Schwimmen beibrachte. Es war eine Freude zu erleben, wie Patienten, für die sonst jede Bewegung mit großer körperlicher Anstrengung, mit Angst vor Stürzen oder mit Schmerzen verbunden war, sich nun frei und ohne Ängste bewegen konnten, wie ich es nie für möglich gehalten hätte. Unter Hannelore Webers Anleitung kam es nicht zu spastischen Reaktionen, und stereotyp wiederholte Kräftigungsübungen, wie ich sie eigentlich erwartet hatte, standen auch nicht auf dem Programm. Ganz im Gegenteil – die Patienten waren voller Konzentration bei der Sache, wenn sie im Wasser Aktivitäten ausführten, die normale Bewegungsmuster fördern und erleichtern und wenn sie, offensichtlich mit Begeisterung, auf eine Weise schwimmen lernten, die ihre sensomotorischen Fähigkeiten beträchtlich verbesserten.

Ich freue mich deshalb ganz besonders darüber, daß Hannelore Weber ihr Wissen und ihre Erfahrung in der Hydrotherapie in das vorliegende Buch eingebracht hat; denn damit bietet sie Therapeuten, Patienten und deren Angehörigen die Möglichkeit, therapeutisch sinnvoller zusammenzuarbeiten. So skeptisch ich früher auch war – jetzt möchte ich am liebsten gleich selbst ins Wasser springen, um die Aktivitäten und Anleitungen für den Schwimmunterricht, die in diesem reich illustrierten Buch so klar und verständlich dargestellt sind, auszuprobieren. Obwohl ich keine speziellen Vorkenntnisse in der Hydrotherapie habe, bin ich ganz sicher, daß ich selbst erfolgreich Patienten behandeln könnte, wenn ich dabei nur den klaren Anleitungen in Text und Bild folge, die jeden Bewegungsablauf Schritt für Schritt dokumentieren. Zum ersten Mal kann ich nachvollziehen, warum es so wesentlich ist, daß die Therapeutin sich in unmittelbarer Nähe des

Patienten im Wasser aufhält: sie vermittelt ihm dadurch Selbstsicherheit und kann dafür sorgen, daß frustrierende Mißverständnisse vermieden werden. Anstatt über den Rand des Schwimmbeckens gebeugt dem Patienten verwirrende Anweisungen zuzurufen, die sie mit Gesten in der Luft untermalt, kann die Therapeutin ihn mit ihren Händen führen, ihm taktile Informationen vermitteln und ihn die korrekte Bewegung selbst spüren lassen.

Die Ausführungen über die mechanischen Wirkungen des Wassers (Kap. 1) und die Verfahren, durch die die Hydromechanik bei der Behandlung genutzt werden kann (Kap. 3), waren für mich eine faszinierende Lektüre und öffneten mir die Augen für die vielfältigen therapeutischen Möglichkeiten. Die Darstellung der Halliwick-Methode in Kap. 4, die auch das Schwimmen ohne Hilfsmittel beinhaltet, ist nicht nur informativ, sondern auch besonders anregend.

Von unschätzbarem Wert für jeden Therapeuten sind die speziellen Behandlungsempfehlungen für Patienten mit bestimmten Krankheitsbildern; auch die Ratschläge, wie den Patienten im Schwimmbecken beim Hinein- und Herausgehen Hilfestellung gegeben werden kann, sind für die klinische Praxis überaus hilfreich.

Patienten mit orthopädischen Problemen, die sich aufgrund von Schmerzen, Steifigkeit, Frakturen oder operativen Eingriffen bisher nicht mehr normal bewegen konnten, werden von den in diesem Buch beschriebenen Aktivitäten profitieren, weil das Wasser die Schwerkraft aufhebt und die Entspannung fördert.

Patienten mit neurologischen Beeinträchtigungen können in der Therapie ihre geschwächten Muskeln stärken, und sie können lernen, sich wieder frei zu bewegen. Indem sie schwimmen lernen, eröffnet sich für solche Patienten die Möglichkeit, sich gemeinsam mit nichtbehinderten Familienangehörigen und Freunden sportlich zu betätigen.

Hannelore betont, daß das Schwimmenlernen ein wesentlicher Bestandteil jedes Wassertherapieprogramms ist. Das Schwimmen bietet sicherlich orthopädischen und neurologischen Patienten die Möglichkeit, körperlich fit zu bleiben und sich trotz fortdauernder Immobilität zu bewegen. Es ist erfreulich, daß hier auch Patienten mit Multipler Sklerose einbezogen werden; denn bei ihnen wirken sich erzwungenes Sitzen und Verlust an Beweglichkeit oft nachteilig auf den Allgemeinzustand aus, selbst wenn die eigentlichen Symptome der Krankheit eher geringfügig sind.

Denjenigen von uns, die das Glück haben, ohne körperliche Beeinträchtigung oder Behinderung zu leben, zeigt das Buch, wie wir durch das Schwimmen etwas für unsere Gesundheit tun und so die schädlichen Folgen eines inaktiven Lebensstils vermeiden können, wie sie heutzutage bei so vielen Menschen zu beobachten sind.

Hannelore Weber hat einen großartigen Beitrag zur Physiotherapie geleistet, denn ihr Buch füllt eine Lücke in der Fachliteratur. Es überzeugt durch hervorragende Fotos von Patienten in Therapiesituationen, durch wissenschaftliche Hintergrundinformationen, einen knapp gefaßten Text und jede Menge Tips und Ratschläge für die Praxis.

Ich empfinde es als besondere Ehre, daß ich um ein Geleitwort zu diesem herausragenden Buch gebeten wurde.

Sardinien, im November 1993   Patricia M. Davies

Geleitwort

Wieviele Kranke und Gesunde fühlen sich vom „Urelement Wasser" instinktiv angezogen und schreiben ihm eine heilende bzw. gesundheitserhaltende Wirkung zu; viele Menschen führen diese positive Wirkung auf die allfällig im Quellwasser vorhandenen Mineralstoffe zurück und übersehen die grundlegenden physikalischen Kräfte des Wassers selbst. Und – leider – wie wenige Kranke und Gesunde nur durften systematisch lernen, die ganz speziellen Eigenschaften des Wassers für ihre Bewegungstherapie bewußt und umfassend nutzbar zu machen. So allgegenwärtig das Wasser ist, so unbekannt sind seine speziellen Wirkungsweisen in der Bewegungstherapie.

Wie keinem Autor zuvor ist es Frau Weber-Witt gelungen, die weitverbreitete Ansicht zu korrigieren, die Wassertherapie sei eine „gewöhnliche" krankengymnastische Behandlung unter den besonderen Rahmenbedingungen des entlastenden Auftriebs und der stabilisierenden Viskosität, indem sie das gänzlich Andersartige des Wassers und damit der Kinästhetik sowie der Bewegungsmöglichkeiten in allen Kapiteln wie einem roten Faden folgend aufzeigt. Für den lernenden Leser ist es faszinierend, mit welch durchsichtiger, leichtverständlicher Logik die einmal begriffenen physikalischen Gesetze des stehenden und sich bewegenden Wassers zu ganz spezifischen Grund- bzw. Ausgangsstellungen, später zum Wechsel der einen in die andere Lagerung und schließlich zum Ziel einer jeden Wassertherapie, d.h. zum richtigen Schwimmen in einem der detailliert beschriebenen Stile unter minutiöser Beachtung der Funktionsdefizite führen. Es geht dabei keinesfalls um einen Kampf gegen die Tücken der Turbulenzen oder das Absinken schwererer Körperteile, sondern um das wissende Geschehenlassen der klug eingesetzten hydrostatischen und hydrodynamischen Kräfte. Dies vermitteln zu können, darin liegt die Meisterschaft dieses Buches.

Das vorliegende Lehrbuch für Therapeuten vereinigt in sich eine Reihe von hervorragenden Eigenschaften, die es ohne Zweifel zum Standardwerk in Schulen und für Fortbildungskurse werden läßt:

– der schrittweise angelegte Aufbau des Lernstoffes, wobei innerhalb jedes neuen Kapitels und bei der Schilderung der unzähligen Beispiele immer wieder an das bereits Erlernte erinnert wird; die Wiederholungen sind wohltuend geschickt dosiert und plaziert;

– jeder einzelne Behandlungsschritt vom Einstieg ins Wasser über die Stabilisation der Ausgangslagen bis zu der Vielzahl möglicher Übungen wird mit einer durchdachten Sorgfalt unter Beachtung aller praktischen Details mit Worten, Bildern und, wo nötig, mit Zeichnungen nachvollziehbar beschrieben;

– nie fehlt es an Beispielen mit ihrem klinischen Bezug zu den Besonderheiten, die bei den verschiedenen Krankheitsbildern beachtet werden müssen;

– fern jeder Schwärmerei wird mit ruhiger Konsequenz auf die Schwierigkeiten der Patienten und der Therapeuten beim Erlernen der verschiedenen Handlungsschritte aufmerksam gemacht, um von Anfang an Mißerfolge auf beiden Seiten zu vermeiden.

In jedem Abschnitt, in jedem Bild und in jeder Beschreibung der Behandlung der zahlreichen Patienten schlägt sich die reiche Erfahrung der Autorin sowohl als Lehrerin als auch als Therapeutin nieder. Selbst erfahrenen Wassertherapeuten in Praxen, Kliniken und an Kurorten wird sicher da und dort ein Licht aufgehen, wenn sie sich in diese geordnete und geschickt aufgearbeitete Sammlung von Erfahrungen und Wissen vertiefen.

München, im November 1993   E. Senn

Vorwort

Aufenthalt und Bewegung im Wasser sind für die meisten Menschen mit positiven Erfahrungen verbunden. Obwohl wir uns der Wirkung dieses Elementes nicht bewußt sind, fühlen wir uns im Wasser wohl, entspannt oder auf eine wohltuende Weise angestrengt.

Alles, was wir im Wasser unternehmen, ist Folge der Gesetzmäßigkeiten dieses Elementes, allem voran die vielfältigen Schwimmbewegungen. Erst wenn wir den sicheren Halt am Schwimmbadrand finden, sind wir wieder mit der Schwerkraft verbunden. Es gibt eine Fülle von Aspekten, die im Wasser anders als an Land sind. Das Wasser ist ein Element, das unser Leben bestimmt. Jedoch sind wir in vitalen Funktionen, z. B. der Atmung, nicht darauf vorbereitet, im Wasser zu leben. Unser Organismus ist im Wasser Störungen ausgesetzt, die ein gesunder Mensch nicht bemerkt oder unbeschadet bewältigt. Bereits bei Aufenthalt im ruhigen Wasser ist durch die Wirkung des hydrostatischen Druckes die Vitalkapazität um ca. 10 % eingeschränkt, und das Herz-Kreislaufsystem muß kompensieren können. Der Auftrieb veranlaßt uns zu Gleichgewichtsreaktionen und unterstützt unsere Bewegungen, die, langsam ausgeführt, leichter und mühelos werden. Schnellere Bewegungen bremst der Strömungswiderstand. Gemessen an einer Leistung an Land benötigen wir hierfür mehr Muskelkraft.

Werden krankengymnastische Maßnahmen im Wasser durchgeführt, sind diese Störungen, d. h. die besondere Wirkung des ruhenden (Hydrostatik) oder bewegten Wassers (Hydrodynamik), auf den Organismus zu bedenken. Die Beanspruchung der Atmung, des Herz-Kreislauf-Systems, des Stütz- und Bewegungsapparates und der psychischen Verfassung müssen bei kranken und behinderten Menschen in der Behandlung berücksichtigt werden.

Anliegen dieses Buches ist es, die Wasserbehandlung, die das Schwimmen einschließt, unter Beachtung der *Hydromechanik* in ihrer Vielfältigkeit, aber auch in ihren Grenzen darzustellen. Dank der Kenntnisse aus der Physikalischen Medizin sowie der Balneologie sind krankengymnastische Maßnahmen als eine zusätzliche oder weiterführende Therapie besonders bei Erkrankungen, die den rheumatologischen, orthopädischen und chirurgischen Fachbereichen zugeordnet sind, längst unumstritten.

Die vielfältigen Reize des Wassers, die auf den menschlichen Organismus einwirken und auf die der Mensch bewußt oder unbewußt reagiert, sind wichtige Indikatoren für die Qualität der Behandlung.

Die meisten Menschen haben zum Aufenthalt im Wasser und zum Schwimmen eine positive Einstellung. Für die Arbeit mit kranken und behinderten Menschen ist diese Motivation eine wichtige Voraussetzung. Ursache für Angst und Unsicherheit ist oft die mangelnde Erfahrung mit dem *Auftrieb*. Mit ihm muß sich der Mensch vertraut machen können. Gelingt es ihm nicht, resultieren daraus Unsicherheit und die Weigerung, ins Wasser einzutauchen. Der unsichere Patient hat in der Regel nie die Erfahrung gemacht, vom Wasser getragen zu werden. Ob die Muskulatur sich entspannt und die Gelenke entlastet werden, hängt davon ab, wie der Patient im Wasser behandelt wird und ob ihm dabei Zeit bleibt, die wasserspezifischen Reize wahrzunehmen.

Die in die Einzelbehandlung einbezogenen Aspekte der Halliwick-Methode nach J. McMillan verhelfen dem unsicheren Patienten zu einem angenehmen Erlebnis; er entwickelt ein Körperbewußtsein im Wasser, legt seine Bedenken ab, und gewinnt Freude am Aufenthalt im feuchten Element.

Der Lehrplan der krankengymnastischen Ausbildung beinhaltet auch die Bewegungstherapie im Wasser. Die Anwendung am Patienten scheitert dann häufig an der fehlenden Zeit, da stets die Aktivitäten im Vordergrund stehen, die an Land erreicht werden müssen. Denn unser Leben findet vorwiegend unter Schwerkraftverhältnissen statt. Eine zusätzliche Wasserbehandlung könnte jedoch zu einer Verkürzung der Behandlungszeit führen; denn der übende Patient wird in die Lage versetzt, außerhalb der Klinik im öffentlichen Schwimmbad seine Übungen selbstverantwortlich fortzusetzen.

Fehlende Kenntnisse über die Grundlagen einer gezielten Behandlung im Wasser und über die Vorgehensweise lassen oft Methoden zur Anwendung kommen, die nur unter Einfluß der Schwerkraft effektiv sind. Die erfolgreiche Anwendung solcher Methoden ist durch eine sichere Ausgangsstellung des Patienten und des Therapeuten und eine Widerlagerung z. B. am Boden oder der Behandlungsbank gewährleistet. Im Wasser ist dagegen wegen der Atmung die Wahl der Ausgangsstellungen begrenzt, ihre Art wird durch den Auftrieb vorgegeben, und eine Widerlagerung ist nicht möglich. Wird der Patient im Wasser beispielsweise sitzend oder auf einer Bank liegend behandelt, muß darüber Klarheit bestehen, daß diese Maßnahmen z. T. unter Schwerkraftbedingungen vorgenommen werden, und daß dabei der wasserspezifische Effekt nicht ausgenutzt wird.

Deshalb sollte genau überlegt werden, unter welcher Zielsetzung eine Behandlung im Wasser stattfindet. Darüber hinaus ist die Frage zu berücksichtigen, welche Aspekte das Wasser bietet, die unter den Bedingungen der Schwerkraft nicht zur Verfügung stehen. So kann durch den thermischen Reiz und die Wirkung des Auftriebes eine zusätzliche Behandlung im Wasser unter dem Gesichtspunkt der Schmerzreduzierung indiziert sein. Beide Arten von Maßnahmen zusammengenommen, die an Land und im Wasser, gewährleisten einen erfolgreichen Behandlungsverlauf.

Der spezifische Reiz des Wassers liegt im Auftrieb; mit ihm entfallen die Wahrnehmung und Orientierung an festen Gegenständen. Daher müssen sowohl der Therapeut als auch der Patient ein anderes Verhaltensspektrum aktualisieren. Bei jeder Behandlungstechnik und -methode an Land wird mit Berührung gearbeitet. Die Bewegung wird manuell begleitet oder der Patient wird gezielt korrigierend angefaßt. Nach Affolter (1987) werden Informationen sicher aufgenommen und gespeichert, wenn die Vermittlung über das taktil-kinästhetische Wahrnehmungssystem erfolgt. Dagegen sind ausschließlich visuelle oder verbal-auditive Informationen weniger effektiv. Da die sensorische Wahrnehmung den schnelleren Zugang zum Erlernen einer Bewegung ermöglicht, hat das Konsequenzen für die Maßnahmen im Wasser:

Der Therapeut arbeitet mit dem Patienten im Wasser zusammen. Er gibt dem Patienten nur einen Halt bzw. unterstützt ihn, ermöglicht ihm aber zugleich, den Auftrieb wahrzunehmen und auf diesen zu reagieren.

Wird die Wasserbehandlung als Ergänzung zur Behandlung an Land eingesetzt, so sind die Ziele identisch, die Mittel aber ändern sich. Viele Fertigkeiten, die der Patient im Wasser erwirbt, sind wasserspezifisch, und die erarbeiteten Funktionen können zunächst nur auf die Schwimmbewegungen übertragen werden.

Inhalt einer jeden Wasserbehandlung ist das Schwimmen. Der Therapeut sollte die dem Befund des Patienten entsprechende Schwimmtechnik als Behandlungsmaßnahme einsetzen, den Patienten bei der Ausführung korrigieren oder sie sogar schulen, wie er dies bei jeder realistischen Aktivität an Land, z. B. beim Bücken, Heben und Tragen auch tut.

Der erwachsene Patient hat, im Gegensatz zu den meisten Kindern, die das Schwimmen erst erlernen müssen, bereits persönliche Erfahrungen mit dieser Form der Bewegung gemacht. Sie beziehen sich u. U. auf eine Zeit, in der er ohne Behinderung lebte. Diese wertvollen Vorkenntnisse gilt es zu nutzen, wenn Patienten mit unterschiedlichen Behinderungen an ein gezieltes Schwimmen herangeführt werden.

Neben der Einzelbehandlung an Land auch Fertigkeiten im Wasser zu erarbeiten, gestaltet den Behandlungsverlauf abwechslungsreich und nutzbringend. Und – je vielfältiger das Bewegungsangebot ist, um so größer wird das Bewegungspotential, um so geschickter werden die täglichen Handhabungen bewältigt. Das gilt sowohl für junge als auch für alte Menschen.

Der Schwimmanfänger wie auch der fortgeschrittene Schwimmer sollten erkennen lernen, daß ein regelmäßig und kontinuierliches durchgeführtes Schwimmen zur körperlichen Fitness beiträgt, daß es Freude bereitet und ein Gefühl von Unabhängigkeit vermittelt. Patienten mit einer schweren Behinderung lernen im Rehabilitationsverlauf, wie sie in Zukunft die Verrichtungen des täglichen Lebens mit oder ohne Hilfsmittel durchführen können. Dazu tragen Sportarten bei, die ihnen helfen, selbständig etwas für die Erhaltung ihrer Leistungsfähigkeit zu tun. Hier ist das Schwimmen eine ideale Möglichkeit, nicht zuletzt deshalb, weil die Patienten, um diese Fertigkeiten zu üben, öffentliche Schwimmbäder aufsuchen können, womit auch der Kontakt zur Umwelt gefördert wird.

Für die Fotos in diesem Buch haben Patienten mit unterschiedlichen Erkrankungen und Behinderungen die im Text beschriebenen Übungen demonstriert; beim Betrachten vieler dieser Abbildungen sollte der Leser besonders auf die aufgetauchten bzw. sinkenden Körperabschnitte achten, um die gezeigten Bewegungsabläufe erkennen zu können.

Für ,,Therapeut" und ,,Patient" wird im Text – der Einfachheit halber – überwiegend die männliche Form gebraucht, die ja im Deutschen die Bedeutungen ,,weiblich" und ,,männlich" einschließt.

Mit der Fertigstellung dieses Buches richte ich meinen persönlichen Dank an alle Patienten, die sich für die Fotografien so bereitwillig und geduldig zur Verfügung gestellt haben.

München, im September 1993   H. Weber-Witt

Inhaltsverzeichnis

1	**Grundlagen der Hydromechanik**	1
1.1	Hydrostatik	1
1.1.1	Eigenschaften des Wassers	1
1.1.2	Hydrostatischer Druck	2
1.1.3	Der Auftrieb	6
1.2	Hydrodynamik	17
1.2.1	Laminare Strömung	18
1.2.2	Turbulente Strömung	19
1.2.3	Strömungswiderstand	20
1.2.4	Das 3. Bewegungsgesetz von Newton	21
2	**Die Temperatur des Wassers**	25
2.1	Indifferenztemperatur	25
2.2	Die Qualität des Wärmeleiters Wasser	27
2.3	Mechanismen des Wärmeaustauschs	27
2.4	Thermoregulation	28
2.4.1	Wärmebildung	29
2.4.2	Wärmeabgabe	29
2.5	Wirkungen des thermischen Reizes auf den menschlichen Organismus	31
2.6	Anwendung in der Behandlung	31
3	**Die Behandlung im Wasser unter Berücksichtigung der Hydromechanik**	33
3.1	Allgemeines zur Wasserbehandlung	33
3.2	Bauliche Voraussetzungen	34
3.3	Zeitliche Planung	35
3.4	Grundsätzliches zur Vorgehensweise	36
3.4.1	Zusammenarbeit im Wasser	36
3.4.2	Wassergewöhnung	37
3.5	Ziele der Behandlung	41

3.6	Übungsauswahl und Maßnahmen	42
3.6.1	Aspekte der Sitzhaltung	43
3.6.2	Sicherung der Sitzhaltung	45
3.6.3	Maßnahmen in der Sitzhaltung	47
3.6.4	Lagewechsel	57
3.6.5	Aspekte der Rückenlage	66
3.6.6	Sicherung der Rückenlage	68
3.6.7	Maßnahmen in der Rückenlage	76
4	**Die Halliwick-Methode nach J. McMillan**	**105**
4.1	Entstehung und Entwicklung	105
4.2	Voraussetzungen	107
4.3	Ziele	107
4.4	Inhalt des 10-Punkte-Programms der Halliwick-Methode	108
4.5	Vorgehensweise	110
4.5.1	Psychische Anpassung	110
4.5.2	Selbständigkeit und Loslösung vom Therapeuten	110
4.5.3	Vertikale Rotation	111
4.5.4	Laterale Rotation	112
4.5.5	Kombinierte Rotation	114
4.5.6	Erfahren des Auftriebs	116
4.5.7	Gleichgewicht in Ruhe – die Wasserlage	116
4.5.8	Gleiten	119
4.5.9	Elementare Schwimmbewegungen	120
4.5.10	Erster Schwimmstil	122
5	**Techniken des Einstiegs in das Wasser und des Ausstiegs**	**125**
5.1	Einstieg ins Wasser mit Hilfe	125
5.2	Ausstieg aus dem Wasser mit zwei Helfern	127
5.3	Einstieg mit geringer Unterstützung eines Helfers	128
5.4	Ausstieg mit Unterstützung eines Helfers	131
5.5	Selbständiger Ein- und Ausstieg	133
6	**Schwimmen als Grundfertigkeit**	**137**
6.1	Hydromechanik des Schwimmens	137
6.1.1	Lage des Körpers im Wasser	137
6.1.2	Der Vortrieb	141
6.1.3	Das Gleiten	141
6.1.4	Armführung über Wasser	142

6.1.5	Konstante Schwimmgeschwindigkeit	142
6.2	Die Schwimmtechniken	143
6.2.1	Rückenschwimmen allgemein und Kraulen in Rückenlage	143
6.2.2	Kraulen in Bauchlage	147
6.2.3	Brustschwimmen	150
6.2.4	Delphinschwimmen	154
6.3	Methodik des Schwimmens	156
6.3.1	Vorgehensweise beim Rückenschwimmen	158
6.3.2	Vorgehensweise beim Kraulen in Bauchlage	163
6.3.3	Vorgehensweise beim Brustschwimmen	165
6.4	Schwimmtraining	168
6.4.1	Kriterien für das Ausdauertraining	170
6.4.2	Wirkungen des Ausdauertrainings	170
6.4.3	Festlegung der individuellen Belastungsintensität	173
6.4.4	Durchführung eines Ausdauertrainings	174

7 Schwimmen als Therapie ... 177

7.1	Schwimmen für Patienten mit orthopädischen, rheumatologischen und neurologischen Erkrankungen	178
7.2	Schwimmen für Patienten mit Rückenproblemen	181
7.3	Schwimmen für Patienten mit einem Morbus Bechterew	183
7.4	Schwimmen für Patienten mit einer Querschnittlähmung	187
7.5	Schwimmen für Patienten mit einer Hemiplegie	198
7.6	Schwimmen für Patienten mit Multipler Sklerose	206
7.7	Schwimmen für Patienten mit Ataxie	210

Literatur ... 213

Sachverzeichnis ... 217

1 Grundlagen der Hydromechanik

1.1 Hydrostatik

1.1.1 Eigenschaften des Wassers

Im Gegensatz zu den Teilchen fester Körper sind die Flüssigkeitsteilchen leicht beweglich. Sie können gegeneinander verschoben und getrennt werden. Die Flüssigkeit paßt sich der Form eines jeden Gefäßes an, sie hat keine feste Gestalt, aber bei gleichem Druck und gleicher Temperatur ein unveränderliches Volumen.

Flüssigkeiten sind nur gering kompressibel. Das Volumen läßt sich durch äußeren Druck nur sehr wenig verändern. Will man ein bestimmtes Volumen Wasser um nur 1 % verringern, so muß auf die Flüssigkeit ein Druck von 196 bar wirken. Bei Nachlassen des Drucks nimmt das Wasser sofort wieder sein ursprüngliches Volumen an; Flüssigkeiten sind volumenelastisch.

Ein auf einen Punkt der Wasserfläche gerichteter Druck bleibt wirkungslos, da die Flüssigkeitsteilchen wegen ihrer leichten Beweglichkeit ausweichen können. Kräfte wirken nur über Flächen fester Körper, z. B. die eines Kolbens (Abb. 1.1).

Über die Fläche des Kolbens wird die Kraft in Form von Druck auf die Flüssigkeitsteilchen in alle Richtungen und in gleichbleibender Größe übertragen. In einer Flüssigkeit pflanzt sich der Druck nach allen Seiten und in unveränderter Größe fort.

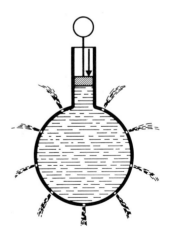

Abb. 1.1. Durch den Druck des Kolbens tritt die Flüssigkeit gleichmäßig nach allen Seiten aus. (Aus Müller u. Gräfe 1990)

1.1.2 Hydrostatischer Druck

Druck ist die Kraft, die senkrecht auf eine bestimmte Fläche wirkt. Die Größe des Drucks ist abhängig von der Kraft im Verhältnis zu der Fläche, auf die sie einwirkt. Ein einfaches Beispiel soll das verdeutlichen. Laufen wir durch den hohen Schnee, sinken wir tief ein. Tragen wir jedoch Schneeschuhe, so verteilt sich die auf den Schnee ausgeübte Kraft über eine größere Fläche. Unser Körpergewicht ist dasselbe geblieben, aber der Druck pro Flächeneinheit wird kleiner, je größer die belastete Fläche ist.

Ein anderes Beispiel soll das Verhältnis von Kraft und Fläche in Zahlen veranschaulichen. Eine aufrecht stehende Person von 75 kg übt, da sie der Schwerkraft ausgesetzt ist, ein Gewicht und damit eine Kraft von 750 N auf die Oberfläche aus. Bei einer Standfläche von ca. 260 cm^2 beträgt der nach unten wirkende Druck 0,29 bar. Legt sich diese Person flach auf den Boden, so wirkt auf die Fläche von 4500 cm^2 ein Druck von 0,017 bar.

Wasser ist der Schwerkraft unterworfen und hat daher ein Gewicht, das auf feste Flächen als Druck wirkt – *Schweredruck*.

Der Schweredruck wirkt nach allen Seiten – *Seitendruck* – und nimmt nach unten mit zunehmender Tiefe konstant zu. Auf dem Boden eines Gefäßes ist der Druck am größten – *Bodendruck* (Abb. 1.2). Entscheidend für die Größe des hydrostatischen Drucks ist die Tiefe des Wassers, der Wassersäule, die senkrecht auf einer bestimmten Fläche lastet. Je höher die Wassersäule, um so größer ist der Druck.

Ein wesentliches Kriterium für das Gewicht der Wassersäule und damit des Drucks ist die Dichte des Wassers. Die *Dichte* ist eine Stoffkonstante, die sich aus dem Verhältnis der Masse zu ihrem Volumen errechnet (m/V = 1g/cm^3). Die Dichte einer Flüssigkeit verändert sich mit der Temperatur; je kälter die Flüssigkeit ist, um so höher ist die Dichte. Die größte Dichte hat Wasser bei einer Temperatur von 4 °C, nämlich 1 g/cm^3, bei 18 °C beträgt die Dichte 0,9989 g/cm^3.

Befinden wir uns im Wasser, so ist die Belastung unseres Körpers von der Größe des hydrostatischen Drucks abhängig. Diese errechnet sich aus der Dichte des Wassers – unterschiedlich bei Salz- oder Süßwasser, warmem oder kaltem Wasser – sowie aus der Höhe der Flüssigkeitssäule, die auf einen bestimmten Punkt unseres Körpers einwirkt.

Die Wirkung des hydrostatischen Drucks ist alleiniger Reiz des Wassers. Seine Größe ist nach der obengenannten Berechnung von der Eintauchtiefe abhängig. Nach Gillert und Rulffs (1988) lastet auf den Füßen des im schultertiefen Wasser

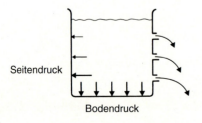

Abb. 1.2. Der Schweredruck des Wassers wirkt auf den Boden und nach allen Seiten und nimmt nach unten hin zu, was durch das Austreten der Flüssigkeit verdeutlicht wird. (Modif. nach Stuart u. Klages 1990)

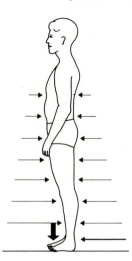

Abb. 1.3. Der auf den Menschen wirkende hydrostatische Druck ist abhängig von der Eintauchtiefe

stehenden Menschen ein Druck von 0,098–0,147 bar. Die auf die gesamte Körperoberfläche wirkende Kraft beträgt 1200 kg (Abb. 1.3).

Da der menschliche Organismus stark wasserhaltig ist, wirkt dieser Druck nach dem Gesetz der allseitigen Druckfortpflanzung besonders auf die Weichteile unseres Körpers.

Sofort nach Eintauchen nehmen wir diese Druckeinwirkung wahr, indem wir uns scheinbar dünner fühlen. Der Bauchumfang kann meßbar um 3–6 cm, der Brustumfang um 1–3 cm geringer werden.

Wirkungen auf den menschlichen Organismus

Auf die Atmung
Der Druck auf den Bauch- und Brustraum von ca. 0,03–0,05 bar, überträgt sich auf das Bauchinnere, so daß das Zwerchfell hochgedrängt und die Einatmung erschwert, die Ausatmung dagegen unterstützt wird. Untersuchungen von Kereszty (s. Weiss u. Dobat 1978) haben ergeben, daß die Vitalkapazität durch den hydrostatischen Druck um 8–10 % im Vergleich zu den Werten an Land abnimmt. Durch Messungen an Studenten wies er nach, daß das inspiratorische Reservevolumen nicht voll ausgeschöpft werden konnte. Die Vitalkapazität der Probanden betrug an Land im Mittel 5140 cm^3, bei Eintauchen in das Wasser bis zum Hals verringerte sie sich auf einen Wert von 4840 cm^3.

Auf das Herz-Kreislauf-System
Bei ruhigem Aufenthalt im Wasser kommt es durch den hydrostatischen Druck zu einer Blutvolumenverschiebung von ca. 200–400 ml Blut aus den unteren Körperbereichen in Richtung Thorax.

Der in einer Wassertiefe von ca. 80 cm herrschende Druck bewirkt bei einer *aufrecht stehenden* Person eine Kompression der Venen und Lymphgefäße, so daß deren Füllung abnimmt und das Blut schneller durch die Venen fließt (Hartmann 1989). Insuffiziente Venenklappen werden vorübergehend wieder funktionsfähig, mit der Folge einer verbesserten Resorption der interstitiellen Flüssigkeit. Wärme verschlechtert die Venenfunktion, wobei die Indifferenztemperatur von 32–36 °C noch toleriert wird. Nach Hartmann wirkt der Druck des Wassers zusammen mit der Temperatur über den Sympathikus auf die Venen vergleichsweise wie der im Fachhandel erhältliche Kompressionsstrumpf der Klasse 4, der einem Druck von ca. 0,08 bar entspricht.

Mit der Wirkung des hydrostatischen Drucks auf das venöse Gefäßsystem steigt die Förderleistung des Herzens. Das Schlagvolumen erhöht sich um 10–20 % und durch Senkung des peripheren Gefäßwiderstands bleibt das Herzminutenvolumen unverändert. Da sich mit jeder Änderung des Herzminutenvolumens auch der periphere Widerstand ändern muß, kann der Blutdruck nahezu konstant bleiben. Wiedemann (1971) spricht von einer insgesamt trophotropen Gesamteinstellung des Herzens, die eher entlastend wirkt.

Bei Eintauchen bis zur Schulter bedeutet die Verschiebung des Blutvolumens eine Belastung für das Herz. Es müssen Leistungsreserven mobilisiert werden, die das gesunde Herz ohne Schwierigkeiten erbringen kann. Der positive Effekt besteht darin, daß sich ein gesunder Mensch nach einer maximalen Leistung sehr viel schneller erholen kann, als nach einer vergleichbaren Leistung an Land.

Mit dem Eintauchen bis zur Brust ist bereits eine Umstellung zu erwarten, so daß sich bei Patienten, die kardial nicht voll kompensiert sind, bereits Kontraindikationen ergeben können. In der *horizontalen Lage* ist der Einfluß des hydrostatischen Drucks unerheblich, es gelten hier nur die inneren Druckwerte.

Eine weitere Belastung des Herzens kann die Wirkung des Tauchreflexes darstellen. Er ist ein aus unserer vorgeschichtlichen Entwicklung noch vorhandener Regelmechanismus des Herz-Kreislauf-Systems. Bei Kontakt mit dem Wasser wird er vorwiegend durch die Hautrezeptoren des Gesichts ausgelöst. Seine Aufgabe ist es, während des Tauchens für eine ausreichende Sauerstoffversorgung von Herz und Gehirn zu sorgen. Das geschieht durch eine Verschiebung von Blutvolumen aus der Körperschale in den Körperkern. Der Tauchreflex (Tauchbradykardie) bewirkt eine Frequenzsenkung von 10–15 Herzschlägen/min. Die physiologische Reaktion besteht in einem erhöhten Schlagvolumen, und bei Senkung der Herzfrequenz bleibt das Herzminutenvolumen konstant.

Diese physiologische Reaktion tritt bereits bei kurzzeitigem Eintauchen des Gesichts in das Wasser ein, sowohl in Ruhe als auch bei körperlicher Arbeit.

Bei der Behandlung sowie beim Schwimmen kann auf das Eintauchen des Gesichts in das Wasser nicht verzichtet werden. Das hat zur Folge, daß bei den Patienten, deren Herz nicht voll belastbar oder bereits vorgeschädigt ist, eine individuelle Belastungsdosierung vorgenommen werden muß.

Auf die Nierentätigkeit
Der hydromechanische Effekt – Verschiebung von Blutvolumen in den Thorax – bewirkt über den *Gauer-Henry-Reflex* eine vermehrte Diurese.

Dieser Reflex ist ein Regelmechanismus, der durch die vermehrte Füllung des rechten Herzens ausgelöst wird. Mit diesem Dehnungsreiz wird die Produktion des antidiuretischen Hormons (ADH) gehemmt. Das ADH hat die Aufgabe, die Harnabgabe über den Blutweg zu steuern. Mit der Hemmung verzögert sich nun die Rückresorption von Flüssigkeit aus der Niere, so daß es zu einer vermehrten, jedoch langsam verlaufenden Harnproduktion kommt. Der Harndrang erfolgt erst nach längerem Aufenthalt (ca. 1 h) im Wasser und ist nicht mit dem Harndrang vor Eintritt in das Wasser zu verwechseln.

Auswirkungen auf die Behandlung
Vor Beginn der Behandlung im Wasser ist stets die Herz-Kreislauf-Situation eines jeden Patienten vom Arzt abzuklären. Große Aufmerksamkeit ist jenen Patienten zu widmen, bei denen auf Grund des Alters eine reduzierte Belastbarkeit des Herz-Kreislauf-Systems zu erwarten ist.

Um eine Überbelastung des Patienten durch die Behandlung zu vermeiden, sollte der Therapeut Kriterien, mit denen die Belastung objektivierbar ist, berücksichtigen. Das sind:

1. Pulsfrequenz
Durch die Blutvolumenverschiebung erhöht sich das Schlagvolumen, so daß sich die Pulsfrequenz um 8–10 Schläge reduziert. Es muß also die Pulsfrequenz außerhalb mit der Frequenz im Wasser verglichen werden.
Bei einer Wassertemperatur von 24–28 °C verringert sich die Herzfrequenz in Ruhe um ca. 25 % und bei Maximalbelastung um bis zu 10 %. Je kälter das Wasser ist, umso intensiver wirkt der Tauchreflex. Nach Nadel et al. (1974) werden die optimalen Herzfrequenz- und Herzzeitvolumenwerte bei einer Wassertemperatur von 28–30 °C erreicht.

2. Qualität der Bewegung
Um eine Adaptation der Herz-Kreislauf-Leistung auf den Bewegungsreiz zu gewährleisten, sollten die Übungen vorwiegend dynamisch und mit einem geringen Anteil von statischer Kraft durchgeführt werden.
Mit Zunahme der statischen Kraftbeanspruchung verringert sich die Durchblutung der Muskulatur, was bereits bei 15 % der Maximalleistung zu beobachten ist. Bei mehr als 50 % der maximalen Halteleistung kommt es zu einem völligen Durchblutungsstop; Blutdruck und Pulsfrequenz steigen.

3. Vorgehensweise
Angst und Unsicherheit des Patienten sind psychische Faktoren, die mit Preßatmung, anhaltendem, hohem Muskeltonus und einem erhöhten peripheren Gefäßwiderstand einhergehen können. Diese zusätzliche Beanspruchung des Herz-Kreislauf-Systems sollte durch eine behutsame Wassergewöhnung und durch Beachten der individuellen Belastungsintensität vermieden werden. Als subjektive Belastungskriterien sind eine unangemessene Hautrötung und Schwitzen im Gesicht anzusehen.

Ein Kollapszustand ist selbst bei einem Patienten mit labilem Kreislauf bei Aufenthalt im Wasser nicht zu erwarten, da der Wasserdruck einen guten Füllungsdruck des rechten Herzens bewirkt. Verläßt dieser Patient das Wasser und setzt er sich dem atmosphärischen Druck aus, so kann das Blut sofort orthostatisch in die Peripherie absinken. Diese Reaktion ist um so intensiver, je wärmer das Wasser ist. In diesem Fall ist ein langsames Aussteigen mit abnehmender Eintauchtiefe angezeigt. Um die Hämodynamik allmählich dem atmosphärischen Druck anzupassen, setzt sich der Patient zunächst an die Badtreppe.

Die nachteilige Wirkung des Aufenthalts im Wasser kann sich noch eine Stunde nach dem Bad durch ein Nachlassen des Venentonus äußern, so daß Patienten mit Varikose oder Orthostase nach dem Bad einen Kältereiz setzen oder die Beine sofort komprimieren sollten (Hartmann 1989).

Bei Patienten mit Herzerkrankungen können bereits Ganzimmersionen zu Angina-pectoris-Anfällen und Rhythmusstörungen führen, so daß hier nach Abwägung eine Kontraindikation vorliegen kann. In einer Reihe von Untersuchungen (Rost 1986) werden die Ursachen dafür in der Tauchbradykardie, dem verstärkten Blutrückfluß zum Herzen sowie in der Preßatmung gesehen.

1.1.3 Der Auftrieb

Das Archimedes-Prinzip
Der Auftrieb, als eine physikalische Eigenschaft des Wassers, beeinflußt
1. unser Körpergewicht, indem er einen Gewichtsverlust vortäuscht,
2. unser Gleichgewicht: der Körper erfährt eine Kraft gegen die Schwerkraft

Die Ursache des Auftriebs ist der Druckunterschied in einer Flüssigkeit, eine Folge des hydrostatischen Drucks, der wie bereits erwähnt, nach unten hin konstant zunimmt. Infolgedessen ist der Druck an der unteren Fläche eines eingetauchten Körpers größer als am oberen Ende. Aus dieser Druckdifferenz resultiert der nach oben gerichtete Auftrieb (Abb. 1.4).

Tauchen wir in das Wasser ein, so fühlen wir uns leichter. Mit zunehmender Eintauchtiefe verlieren wir den Boden unter den Füßen, etwas treibt uns an die Oberfläche. Unser Körper ist einer anderen Kraft als der Schwerkraft ausgesetzt.

Für diese Beobachtungen und Empfindungen gilt das *Archimedes-Prinzip*. Danach erfährt ein Körper, der in eine Flüssigkeit eintaucht, einen nach oben gerichteten Auftrieb, der ebenso groß ist wie das Gewicht der von ihm verdrängten Flüssigkeit oder, anders ausgedrückt: Ein Körper, der in eine Flüssigkeit eintaucht, verliert scheinbar so viel an Gewicht, wie die von ihm verdrängte Flüssigkeit wiegt. Dieser grundlegende Satz der Hydrostatik gilt für jeden beliebig geformten Körper.

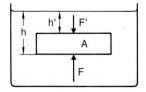

Abb. 1.4. Ursache des Auftriebs ist der Druckunterschied, der auf der oberen Fläche eines eingetauchten Körpers gering, auf der unteren Fläche hoch ist. (Aus Stuart u. Klages 1990)

1. Folgerung: ein Körper, der schwimmt, verdrängt sein Gewicht. Er taucht nur so tief in das Wasser ein, bis das Gewicht des verdrängten Volumens seinem eigenen entspricht.

2. Folgerung: Ein Körper, der sinkt, verdrängt sein Volumen. Ein Körper, der untergeht, wird nur um so viel leichter, wie er an Wasser verdrängt.

Der menschliche Organismus ist kein homogener Körper. Die einzelnen Körperabschnitte sind unterschiedlich schwer, sie haben verschiedene Dichten (Knochen – 1,5569 g/cm^3, Gehirn – 1,040 g/cm^3, Muskeln – 1,060 g/cm^3, Fett – 0,900 g/cm^3).
  Ein!Körper schwimmt, wenn seine Dichte kleiner als die der Flüssigkeit ist. Besteht ein Körpers aus unterschiedlich schweren Strukturen mit ungleichmäßigen Dichten, so spricht man von der mittleren Dichte, dem Quotienten aus der Masse des gesamten Körpers und seinem Volumen.
  Die mittlere Dichte des menschlichen Organismus schwankt je nach Alter, Geschlecht und Konstitution und ist im Mittel kaum größer als die Dichte des Wassers. Eingeatmet hat der Körper eine Dichte von ca. 0,994–0,99 g/cm^2, durch Ausatmung eine Dichte von 1,01–1,06 g/cm^3. Die in der Literatur angegebenen Werte variieren zwischen 0,974 und 1,035 g/cm^3.

Mechanischer Aspekt des Auftriebs
Taucht ein Körper in das Wasser ein, so ist er zwei Kräften ausgesetzt:
1. der nach unten gerichteten, stets am Körperschwerpunkt (KSP) angreifenden Gewichtskraft, die auch im Wasser wirkt, und
2. der nach oben gerichteten Auftriebskraft, die stets durch den Schwerpunkt des verdrängten Volumens (VSP) verläuft.

Die Lage des Körpers wird davon beeinflußt, wie beide Kräfte aufeinander wirken. Ein stabiles Gleichgewicht ist dann vorhanden, wenn der KSP unter dem VSP oder beide sehr nahe beieinander und auf einer vertikalen Achse liegen. Dieser Körper kehrt, einmal aus seiner Gleichgewichtslage gebracht, von selbst wieder in diese zurück. Sind diese mechanischen Voraussetzungen nicht gegeben, so wird ein Drehmoment erzeugt. Es wird definiert als das Maß für das Drehbestreben eines Körpers in bezug auf einen Drehpunkt oder eine Drehachse (s. Hebelgesetz). Das Gleichgewicht ist labil, wenn eine noch so geringe Veränderung der beiden Schwerpunkte zueinander ein Umkippen bewirkt. Der Körper dreht solange, bis die Lage wieder stabil geworden ist, d. h. bis KSP und VSP wieder auf einer vertikalen Achse liegen.

Wirkungen auf den menschlichen Organismus
Nach Barham (1982) wird mit dem Archimedes-Prinzip nur die auf den Körper einwirkende Auftriebskraft bestimmt, nicht aber die daraus resultierende Kraft.
  Abhängig von der Konstitution eines jeden Menschen, ist zu beobachten, daß ein in Rückenlage auf dem Wasser liegender Mensch mit den Beinen nach unten absinken kann (Abb. 1.5). Der Rumpf mit der lufthaltigen Lunge hat im Vergleich zu den muskulösen Beinen eine geringere Dichte. An den Beinen entsteht aufgrund der

8 Grundlagen der Hydromechanik

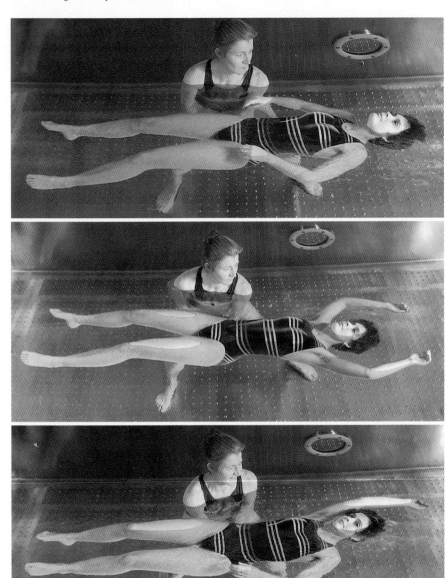

Abb. 1.5. (*Oben*) Die unterschiedlich schweren Körperstrukturen bewirken ein Absinken der Beine, physikalisch sinkt der Körperschwerpunkt (KSP), der Schwerpunkt des verdrängten Volumens (VSP) wird zum Drehpunkt

Abb. 1.6. (*Mitte*) Durch die Veränderung der Körperhaltung unter der Wasseroberfläche wird eine stabile Lage erreicht; die Beine treiben auf, sobald die Arme in Flexion gebracht werden

Abb. 1.7. (*Unten*) Die Lage ist labil, wenn sich ein Arm in Flexion befindet

größeren Last und des geringeren verdrängten Volumens ein Drehmoment fußwärts. Der VSP wird zum Drehpunkt, und die Beine sinken so lange, bis sich der KPS wieder direkt unterhalb des VSP befindet.

Nach Barham ist das Gleichgewicht von dem Maß der Drehung abhängig, das erforderlich ist, um den Körperschwerpunkt unter den VSP zu bringen.

Entscheidend für die Stabilität oder Labilität eines in Rückenlage auf dem Wasser liegenden Menschen ist das Verhältnis der Gewichtskraft (KSP) zu dem verdrängten Volumen (VSP). Stabilität oder Labilität entsteht durch:

1. Veränderung der Körperform (Haltung) unter Wasser.
Beispiel: Durch forciertes Ein- und Ausatmen oder durch Ent- oder Anspannung der Muskulatur wird der Körper auftauchen oder tiefer in das Wasser einsinken.

Der KSP und der VSP verändern ihre Lage bei Erhalt des verdrängten Volumens. So wird das in Abbildung 1.5 erkennbare Absinken der Beine aufgehoben und die Lage stabil, wenn sich beide Arme in Flexion befinden (Abb. 1.6). Die Arme verdrängen wenig Wasser im Verhältnis zu ihrem Gewicht. Es wird in erster Linie Gewicht an den auftriebstarken Rumpf gebracht, so daß er hier tiefer in das Wasser eintaucht. Der KSP und VSP verändern ihre Lage zueinander, der KSP nähert sich dem VSP, und die Beine treiben aufwärts.

Befindet sich ein Arm in Flexion, so entsteht mit dieser vergrößerten Auftriebsfläche Labilität. Der Körper dreht um seine Längsachse (KLA) (Abb. 1.7). Bleiben beide Arme neben dem Körper und wird ein Arm im Ellbogen flektiert und abduziert, so sinkt der Mensch zu dieser Seite ab. Durch den flektierten Arm verlagert sich der KSP nach lateral, der Körper rollt (Abb. 1.8a).

Wegen ihres geringen Auftriebs bewirkt eine Veränderung der Haltung von Arm oder Bein stets eine Verlagerung des KSP. Befindet sich ein Arm auf dem Thorax (Abb. 1.8b) oder ein Bein über dem anderen (Abb. 1.8c), so liegt der KSP über dem VSP. Es entsteht Bewegung, der Mensch rollt über seine Längsachse. Stabilität wird erst wieder erreicht, wenn der KSP unter dem VSP liegt.

2. Verringerung der Auftriebsfläche.
Beispiel: Mit dem Herausheben einer Hand oder eines Arms aus dem Wasser erfolgt eine Drehung um die Körperlängsachse (KLA) (Abb. 1.9a, b). Werden z. B. beide Arme gleichzeitig herausgehoben, so dreht der Mensch um seine transversale Achse.

Der KSP und der VSP verändern ihre Lage bei Verringerung des verdrängten Volumens.

Die stabilste Lage ist immer die „Päckchenlage", bei der der KSP unter dem VSP liegt. Aus dieser Ausgangsstellung wird der Körper durch eine Bewegung sowohl auf der vertikalen als auch auf der horizontalen Ebene immer wieder in die Päckchenlage zurückkehren (Abb. 1.10).

Auch die Bauchlage ist relativ stabil, da der KSP durch die Form des Brustkorbs näher am VSP liegt (Abb. 1.11).

Steht der Mensch im Wasser, überwiegt noch die Schwerkraft, wenn sich der Wasserspiegel ca. in Höhe des 12. Brustwirbels befindet, sein Stand ist sicher. Taucht er in dieser Tiefe bis zu den Schultern ein, so wird er automatisch eine

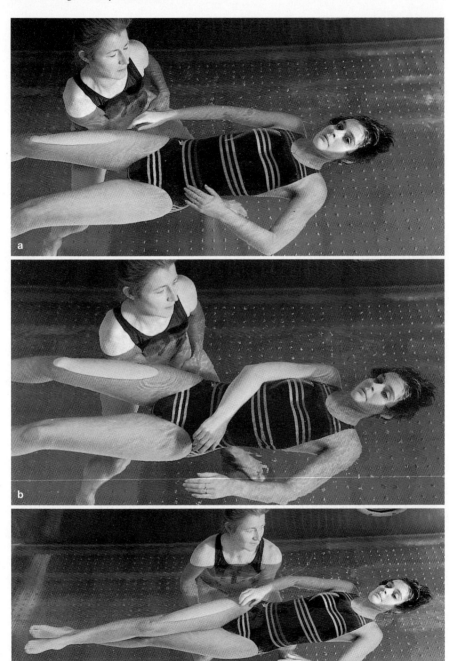

Abb. 1.8 a–c. Der Mensch rollt um seine Körperlängsachse (KLA) nach links, sobald sich der Körperschwerpunkt (KSP) nach lateral (links) verlagert. **a** Bei Abduktion des Arms und Flexion im Ellenbogen. **b** Der rechte Arm liegt auf dem Thorax. **c** Das rechte Bein zieht über das linke Bein, je weiter, um so schneller erfolgt die Drehung um die KLA

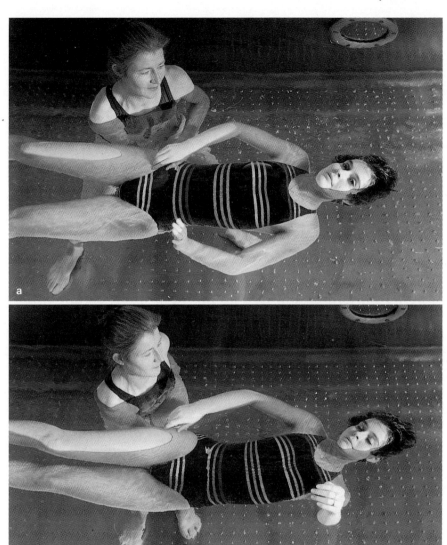

Abb. 1.9 a, b. Der Körper bewegt sich, sobald Teile desselben aus dem Wasser herausgehoben werden. **a** Durch Herausheben der Fingerspitzen der linken Hand in Höhe des KSP erfolgt eine geringfügige Drehung um die KLA nach links. **b** Wird der linke Arm aus dem Wasser gehoben, erfolgt eine schnelle Drehung um die KLA nach links

12 Grundlagen der Hydromechanik

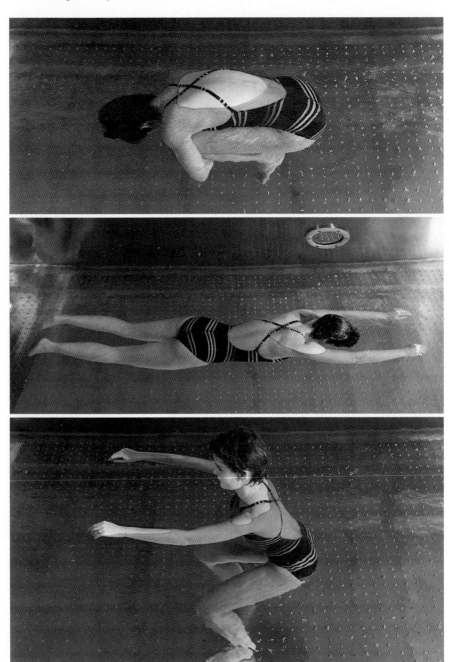

Abb. 1.10. (*Oben*) Die Päckchenlage ist sehr stabil, der KSP liegt unter dem VSP
Abb. 1.11. (*Mitte*) Die Bauchlage ist durch die Form des Brustkorbs stabil, der KSP liegt näher am VSP
Abb. 1.12. (*Unten*) Stabilität durch Eintauchen aus dem Stand bis zu den Schultern

Sitzhaltung einnehmen. Der Auftrieb hat zugenommen, je tiefer er eintaucht. Um im Gleichgewicht zu bleiben, befinden sich die Arme vor dem Körper. Diese Ausgangsstellung (Abb. 1.12) ist trotz Auftrieb sehr stabil, da der KSP und der VSP nahezu identisch sind (s. Kap. 3.5.1, Aspekte der Sitzhaltung).

In der Ausgangsstellung Rückenlage ist eine relative Stabilität nur auf der vertikalen Ebene gewährleistet. Sie ist dagegen sehr labil um die Körperlängsachse. Das Drehbestreben um die Körperlängsachse ist sehr groß, so daß bereits geringe Rotationsbewegungen des Kopfes oder leichte Asymmetrie des Körpers zu einer Drehung nach rechts oder links führen.

Da der menschliche Organismus kein starrer Körper ist, wird er immer versuchen, der Drehbewegung sowohl seitwärts als auch fußwärts entgegenzuwirken. Er erhält sein Gleichgewicht durch eine Kopfbewegung gegen die Körperdrehung oder mit kleinen, schnellen Bewegungen der Hände gegen das Wasser.

Auswirkungen auf die Behandlung

Druckentlastung der Gelenke
Die taktilen Mechanorezeptoren der Haut sind unter den Bedingungen der Schwerkraft für die Druckempfindung verantwortlich. Sie adaptieren unter der Wirkung des Auftriebs sehr schnell. Es kommt zur Druckentlastung der Gelenke, und der Mensch empfindet ein Schwebegefühl (Gunga 1989). Wir nehmen die Entlastung der Gelenke erst beim Verlassen des Wassers wahr. Sobald sich der Mensch aufgerichtet wieder der Schwerkraft aussetzt, spürt er die Wirkung des atmosphärischen Drucks als ein „Einsinken". Folglich ist z. B. bei Patienten mit Problemen der Wirbelsäule ein langsamer Ausstieg angezeigt!

Der vertikale Druck auf die Gelenke nimmt ab, je tiefer der Mensch in das Wasser eintaucht. In der Ausgangsstellung der Sitzhaltung (s. Kap. 3.5.2) kann mit geringster Druckbelastung auf das betroffene Gelenk, z. B. bei Patienten mit dem Krankheitsbild einer Koxarthrose, auch in der vertikalen Ebene gearbeitet werden.

Beispiel: Steht der Mensch bis zur Schulter im Wasser, so lasten auf seinen Gelenken ca. 8–10 kg seines eigentlichen Gewichts. Eine Be- oder Entlastung der Gelenke wird über die Eintauchtiefe dosiert, so daß z. B. Patienten mit einer Totalendoprothese in jedem Belastungsstadium umfassend im Wasser behandelt werden können. Bei Patienten, deren Frakturen nicht belastungsstabil sind, kann das betroffene Gelenk mobilisiert sowie ein effektives Muskeltraining durchgeführt werden.

Entspannung der Muskulatur
Durch die Abnahme des Körpergewichts muß die Muskulatur keine Haltearbeit leisten. Mit der Wirkung des Auftriebs verschwindet der Impulsstrom aus den Propriozeptoren der Gelenke, Bänder und der Muskulatur. Als Folge nimmt der efferente Impulsstrom zur Haltemuskulatur ab. Die Muskulatur entspannt sich, so daß z. B. die Wirbelsäule nach ca. 1 h Aufenthaltsdauer im Wasser um 2–4 cm an Länge zunehmen kann. Gunga (1989) bezieht sich mit dieser Aussage auf Untersuchungen japanischer Wissenschaftler.

Zur Senkung des Muskeltonus kommt es in dem Maße, wie der Auftrieb wirken kann. Die Gewichtsabnahme ist abhängig von der individuellen Volumenverdrängung des Menschen.

Voraussetzung für das Empfinden einer allgemeinen Entspannung ist, daß der Übende ausreichende Erfahrungen mit dem Auftrieb machen kann. Durch eine behagliche Wassertemperatur von ca. 32–36 °C wird die Entspannung der Muskulatur begünstigt. Abhängig vom jeweiligen Befund muß der Patient seine Muskulatur beim Verlassen des Wassers auf das Körpergewicht – den Einfluß der Schwerkraft – vorbereiten. Im speziellen Fall sollte der Patient isometrische Spannungsübungen an der Schwimmbadtreppe durchführen.

Die Entlastung der Gelenke kann zusammen mit der Senkung des Muskeltonus zu einem aktuellen Nachlassen intraartikulärer Schmerzen führen. So kann ein „schmerzhafter Rücken" unter dem entlastenden Einfluß des Auftriebs schmerzfrei mobilisiert werden (nach Klein-Vogelbach 1990 „hubfreie Mobilisation").

Bahnung von Bewegungen
Durch seine gewichtsreduzierende Wirkung stellt der Auftrieb eine Bewegungsunterstützung dar. Der Patient kann Bewegungsabläufe auch mit geringster Muskelkraft durchführen. Die mechanische Wirkung des Auftriebs unterstützt das aktive Bewegen, wenn es langsam erfolgt. Das eindrucksvollste Beispiel geben uns die Patienten mit dem Krankheitsbild einer Muskeldystrophie, die sich unter dem Einfluß des Auftriebs sehr gut bewegen können. So ist der für den selbständigen Aufenthalt im Wasser so wichtige Lagewechsel aus dem Stand (oder Sitzhaltung) in die Rückenlage (Abb. 1.13a, b) oder aus der Rückenlage in die Bauchlage (Abb. 1.14 a, b, c) unter Mithilfe des Auftriebs mühelos zu bewältigen.

Die physikalische Besonderheit der „Schwerkraftminderung" führt zu Veränderungen der mechanischen Verhältnisse während eines Bewegungsablaufs (W. Kohlrausch, A. Kohlrausch 1971). Ein innervierter Muskel, der im Muskelstatus mit 1 bewertet wird, kann im Wasser zur dynamischen Aktivität veranlaßt werden. Die vorhandene Muskelkraft bewirkt eine Veränderung der Körperform (Haltung). Die dadurch entstehende Bewegung übernimmt dann der Auftrieb. Bewegungsabläufe können so im Wasser gebahnt werden. Eine Verbesserung der Muskelkraft auf Dauer ist nur durch den Strömungswiderstand, z. B. durch Schwimmen zu erreichen.

Bei einer Bewegung an Land kommt es, je nach Winkelstellung der Gelenke und Änderung des Lastarms, zu einer Verlagerung des KSP und Änderung des Krafteinsatzes. Im Wasser entfällt das Gewicht, so daß die KSP-Verlagerung für den Muskeleinsatz unerheblich ist.

Beispiel: Bei Beugung eines Beins im Hüftgelenk aus dem Stand heraus, muß mit zunehmender Hubhöhe mehr Kraft aufgebracht werden. Bei gleicher Aufgabe im Wasser reicht ein Impuls des M. iliopsoas, um das Hüftgelenk in eine geringe Beugung zu bringen. Die Flexoren des Hüftgelenks werden kaum beansprucht, da der Auftrieb die Bewegung fortsetzt. Mit der Bewegung ändern sich die Auftriebsverhältnisse zunehmend, so daß vom Übenden vorwiegend Gleichgewichtsreaktio-

Hydrostatik 15

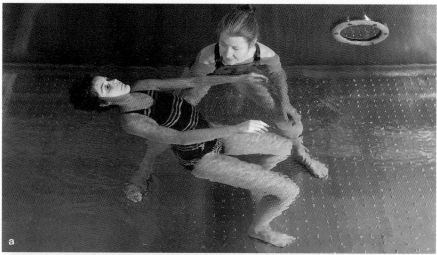

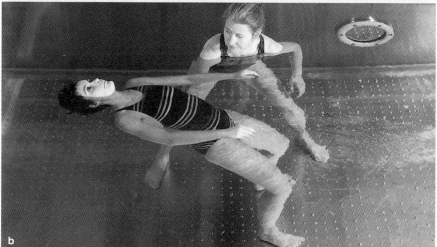

Abb. 1.13 a, b. Lagewechsel unter Mithilfe des Auftriebs. **a** Aus der Sitzhaltung, **b** das Becken treibt auf

nen verlangt werden. Eine Begrenzung der Bewegung erfolgt durch die Dehnfähigkeit der Antagonisten und der elastischen Widerstände des Gelenks.

Dehnung der Muskulatur
Eine intensive Dehnung einzelner Muskelgruppen ist durch die Mithilfe des Auftriebs bei entsprechender Eintauchtiefe dann zu erzielen, wenn die Ausgangsstellung des Übenden eine Widerlagerung gewährleistet.

Beispiel: In der Ausgangsstellung Sitz (s. Kap. 3.5.2) wird das Bein mit geringem Impuls nach vorn gebracht. Der Auftrieb übernimmt die Bewegung und je weiter sich das Bein der Wasseroberfläche nähert, um so intensiver wird die ischiocrurale

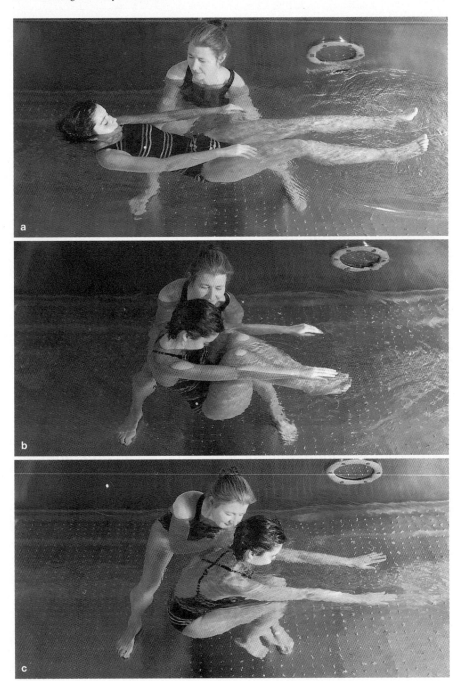

Abb. 1.14 a–c. Lagewechsel aus der Rückenlage zum Stand unter Mithilfe des Auftriebs. **a** Der Kopf wird vorgebracht, damit sinkt der KSP tiefer in das Wasser. **b** Der Übende rollt, er kommt zur Päckchenlage. **c** Die Füße können auf den Boden gesetzt oder die Bauchlage eingenommen werden

Muskelgruppe gedehnt. Voraussetzung ist, daß der Übende gelernt hat, den Auftrieb zu spüren.

Verbesserung der Gelenkbeweglichkeit
Alle krankengymnastischen Methoden und Techniken, die an Land zur Verbesserung der Beweglichkeit eines Gelenks angewendet werden, sind auf die Widerlagerung u. a. gegen die feste Unterlage des Behandlungstisches angewiesen. Im Wasser fehlt diese Widerlagerung, so daß es nicht ratsam ist, diese Techniken und Methoden auf das Wasser zu übertragen. Außerdem kann nicht in jeder beliebigen Ausgangsstellung gearbeitet werden.

Die Wirkung des Auftriebs schafft günstige Voraussetzungen für ein zu mobilisierendes Gelenk. Durch die Druckentlastung, die Schmerzreduzierung sowie durch die Entspannung der Muskulatur wird ein Gelenk für die Mobilisation vorbereitet und die Beweglichkeit aktuell verbessert.

Auch die folgenden Maßnahmen, die im Wasser zu Vergrößerungen des Bewegungsausmaßes eines Gelenks führen sollen, können nur effektiv sein, wenn der Therapeut den Patienten, das Gelenk, in einer entsprechenden Ausgangsstellung fixiert.

Es muß jedoch Klarheit darüber bestehen, daß jede Fixation, auch jeder manuelle Kontakt, eine Situation herstellt, die wir an Land vorfinden, wo wir uns an festen Gegenständen orientieren. Je weniger der Übende fixiert wird, um so intensiver wirkt der Auftrieb als die spezifische Eigenschaft des Wassers. Für die Handhabung des Therapeuten ist es wichtig, daß er seinen Kontakt nur mit geringstem Druck auf den Körper des Patienten ausübt. Nur wenn er selbst die Wirkung des Auftriebs spürt, sind seine Handhabungen mühelos.

Um ein Gelenk intensiv, vor allem kontrolliert mobilisieren zu können, muß sich auch der Therapeut bei der Fixation der zu behandelnden Gelenkpartner stabilisieren können. So sind diese Maßnahmen auch von der Wassertiefe und einer sicheren Ausgangsstellung abhängig. Es muß im voraus überlegt werden, welche Gelenke bei welchem Grad der Bewegungseinschränkung im Wasser erfolgreich behandelt werden sollten.

1.2 Hydrodynamik

Bisher wurde die Wirkung des ruhenden Wassers – die Hydrostatik – auf den menschlichen Organismus besprochen. Die Hydrodynamik beschreibt das Verhalten des bewegten Wassers, der Strömung. Sie behandelt die Gesetzmäßigkeiten inkompressibler, strömender Flüssigkeiten, deren Dichte immer konstant bleibt.

Wollen wir uns im Wasser fortbewegen, so ist das nur möglich, wenn zwei unterschiedliche Kräfte aufeinander wirken. Die durch unsere Muskelkraft zu überwindende Kraft ist der Strömungswiderstand. Durch ihn werden unsere Bewegungen im Wasser gebremst.

Der Strömungswiderstand ist ein Produkt u. a. aus der Geschwindigkeit und der Viskosität, der inneren Reibung. Die Viskosität, die Zähflüssigkeit ist eine Materialkonstante und beschreibt die Fließeigenschaft einer Flüssigkeit. Sie ist Ausdruck der Kohäsion zwischen den einzelnen Flüssigkeitsteilchen und ist u. a. von ihrer Temperatur abhängig. Alle realen Flüssigkeiten haben eine spezifische Viskosität, deren Werte sich üblicherweise auf das Wasser beziehen. Die Viskosität des Wasser beträgt 1 mm^2/s bei einer Temperatur von 20 °C.

Um uns fortzubewegen, müssen wir zur Überwindung dieses Widerstands erheblich mehr Kraft aufbringen, als für eine vergleichbare Leistung an Land.

1.2.1 Laminare Strömung

Die laminare Strömung ist ein Strömungstyp, der nur bei langsamer Wasserbewegung auftritt.

Beispiel: Fließt eine reale, viskose Flüssigkeit durch ein Rohr, so ist zu beobachten, daß in der Mitte des Rohres die Geschwindigkeit größer als am Rand ist. Die Wassermoleküle gleiten in Schichten ohne sich zu stören, aneinander vorbei. Man spricht von einer Schichtströmung oder laminaren Strömung (Abb. 1.15). In der graphischen Darstellung erkennt man eine parabolische Geschwindigkeitsverteilung. Die Stromlinien verlaufen parallel zueinander. Die am Rand zurückbleibenden Wassermoleküle sind der äußeren Reibung, d. h. der Berührung mit dem Rohr ausgesetzt.

Erfolgt die Strömung langsam, bleibt die laminare Strömung erhalten, abhängig von der Beschaffenheit der Oberfläche, wie im oben genannten Beispiel von der des Rohres.

Anwendung

Das Verhalten der laminaren Strömung wird von der inneren Reibung bestimmt, die bei Bewegungen des Körpers im Wasser als geringer Widerstand empfunden wird. Voraussetzung ist, daß die Bewegungen langsam erfolgen.

Um die laminare Strömung zu erhalten, wird das Bewegungstempo je nach Stirnfläche variiert. Bei der Behandlung wird sie berücksichtigt, wenn
– Bewegungsabläufe kontrolliert, mit nur geringer Muskelkraft erfolgen sollen,
– eine Entspannung der Muskulatur erreicht werden soll,
– eine Senkung eines pathologisch erhöhen Muskeltonus angestrebt wird und
– die Beweglichkeit der Gelenke erhalten bleiben soll.

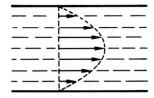

Abb. 1.5. Die laminare Strömung (Schichtströmung), dargestellt am Fließen durch ein Rohr. (Aus Heywang, Schmiedel, Süss 1969)

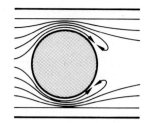

Abb. 1.16. Die turbulente Strömung, dargestellt beim Umströmen eines Hindernisses (Aus Heywang et al. 1969)

1.2.2 Turbulente Strömung

Die laminare Strömung verändert sich mit zunehmender Geschwindigkeit oder bei Unregelmäßigkeiten der Oberfläche, sie wird turbulent. Bewegen wir uns mit hohem Tempo durch das Wasser, so entsteht durch die Geschwindigkeit sowie durch die unregelmäßige Körperoberfläche eine solche turbulente Strömung. Sie hat einen hohen Anteil am Widerstand.

Beispiel: Umströmt eine Flüssigkeit einen Körper, so erhöht sich nach der Kontinuitätsgleichung (Bernoulli) die Geschwindigkeit an den Engstellen; der Druck nimmt ab, die Reibung zu. Die Flüssigkeitsteilchen verlieren ihre kinetische Energie, um gegen den höheren Druck hinter dem Hindernis anzulaufen. Die Geschwindigkeit der Wassermoleküle nimmt auf den Wert null ab. Sie kehren um, geraten in Rotation und bilden Wirbel: Die vorher laminare Strömung ist turbulent geworden. Diese Wirbel werden von der äußeren Strömung mitgenommen und bilden eine sog. Wirbelstraße (Abb. 1.16).

Anwendung
Die wie ein Sog wirkende turbulente Strömung wird bei dem in Ruhe befindlichen Übenden eingesetzt, um:
– Gleichgewichtsreaktionen zu veranlassen,
– differenzierte koordinative Fertigkeiten zu erarbeiten,
– die statische oder dynamische Kraft zu verbessern.

Durchführung der Turbulenzen
Der Therapeut bewegt das Wasser vom Körper des in Ruhe befindlichen Übenden weg. Dabei drehen sich seine Hände unter der Wasseroberfläche, nahe dem Körper des Übenden, umeinander. Die schnelle Bewegung der Hände – die Finger sind locker, die Hände leicht gewölbt – ist dem Wollewickeln sehr ähnlich. Je nach Zielsetzung werden die Turbulenzen an den jeweiligen Körperpunkten lokalisiert.

Beispiel: Die Ausgangsstellung des Übenden ist die Sitzhaltung. Versetzt nun der Therapeut das Wasser in Höhe der Lendenwirbelsäule in Rotation, so wird hier der hydrostatische Druck reduziert und der Übende nach hinten gezogen. Auf den Auftrag, gleichzeitig die Füße am Boden zu lassen, reagiert der Übende mit einer Flexion in der Lendenwirbelsäule (Abb. 1.17).

20 Grundlagen der Hydromechanik

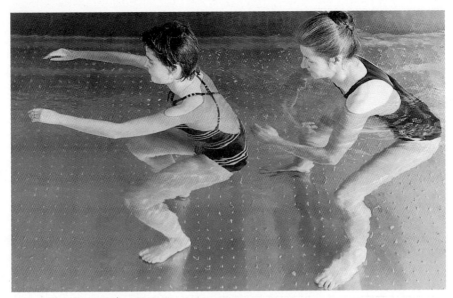

Abb. 1.17. Anwendung der turbulenten Strömung in der Behandlung. Der Therapeut bringt das Wasser in Bewegung und bewirkt eine Geschwindigkeitserhöhung. Durch den so entstehenden Sog veranlaßt er eine Flexion der Lendenwirbelsäule

1.2.3 Strömungswiderstand

Die Größe des Strömungswiderstands ist von verschiedenen Faktoren abhängig:
- die *Viskosität der Flüssigkeiten,* d. h. der inneren Reibung, die mit zunehmender Temperatur abnimmt,
- der *Oberflächenbeschaffenheit des Körpers,* d. h. der äußeren Reibung: durch Unregelmäßigkeiten ändert sich die Strömung, die zu Wirbelbildung führen kann;
- der Fläche und der Form des Körpers, vor allem der *Stirnfläche,* die sich dem strömenden Wasser entgegenstellt. Parameter sind die Größe des Körperquerschnitts, die Form und Länge des Körpers. Verschiedene Körper, die eine gleichgroße Stirnfläche aufweisen, jedoch unterschiedlich in der Form sind, erzeugen einen unterschiedlich hohen Widerstand. Ein kantiger Körper erzeugt einen hohen, ein runder einen geringen Widerstand. Bei gleicher Stirnfläche aber unterschiedlicher Länge reduziert sich der Widerstand mit zunehmender Länge (Prandtl 1965). Die ideale Körperform ist die Tropfenform;
- der *Strömungsgeschwindigkeit:* Verdoppelt sich die Geschwindigkeit, so wächst der Widerstand um das Vierfache.

Der Strömungswiderstand errechnet sich aus dem Druckunterschied vor und hinter dem umströmten Körper. Entscheidend dafür ist die Form, Länge und Fläche, der Querschnitt des Körpers zur Bewegungrichtung und zu dem hinter dem Körper mit Wirbeln ausgefüllten Volumen.

Anwendung
Die Kenntnisse über die Entstehung des Strömungswiderstands finden ihre Anwendung in der Behandlung, wenn
– die Muskulatur gekräftigt oder
– die Beweglichkeit der Gelenke verbessert werden soll.

Eine Dosierung erfolgt durch Veränderung des Bewegungstempos oder der Stirnfläche, d. h. der Körperfläche, die gegen die Strömung gerichtet ist.

Beispiel: Das Ziel einer Behandlung ist die allgemeine Verbesserung der Beweglichkeit der Wirbelsäule. Dazu befindet sich der Patient in der Rückenlage. Der Therapeut bildet mit seinem Kontakt rechts und links am Becken des Patienten den Drehpunkt, wenn er den Übenden zügig durch das Wasser bewegt. Die Stirnfläche ist der seitliche Rumpf und eine Erhöhung des Widerstands erfolgt, wenn sich die Arme in Flexion befinden (s. Abb. 3.28).

Um die statische Kraft der Rumpfmuskulatur zu verbessern, wird der Übende aufgefordert, die durch die Strömung entstandene Lateralflexion zu verhindern. Soll die dynamische Kraft der seitlichen Rumpfmuskulatur erarbeitet werden, so erhält der Übende den Auftrag, sich gegen die Strömung aus der Lateralflexion aufzurichten.

Die aufzubringende Kraft ist um so höher, je größer die Stirnfläche und je höher das Tempo der Bewegung ist.

1.2.4 Das 3. Bewegungsgesetz von Newton

Bewegung entsteht, wenn wir fähig sind, den Strömungswiderstand mittels Muskelkraft zu überwinden. Für die Richtung unserer Bewegung ist entscheidend, wie wir z. B. unsere Arme durch das Wasser bewegen.

Beispiel: Der Übende befindet sich in der Rückenlage. Mit seiner rechten Hand drückt er das Wasser schnell und kräftig aus der Schulterhöhe an den Körper. Dadurch werden seine Beine und das Becken ebenfalls nach rechts gezogen.
Die mechanische Grundlage für die Bewegung an Land und im Wasser ist das *3. Bewegungsgesetz von Newton,* das Prinzip der Gleichheit von Wirkung und Gegenwirkung, *Actio* und *Reactio.*
Alle uns bekannten Schwimmtechniken basieren auf diesem Gesetz, bei denen wir für den Vortrieb Arme und Beine in einer ganz bestimmten Weise einsetzen (s. Kap. 6.1, *Hydromechanik des Schwimmens*).
Dieses Prinzip wird für Maßnahmen eingesetzt, mit denen der Patient differenzierte, koordinative Fertigkeiten auch in Teilabschnitten des Körpers erarbeitet.

Beispiel: In der Ausgangsstellung der Sitzhaltung zieht der Übende beide Hände langsam von der Wasseroberfläche seitlich am Körper vorbei, nach unten und hinten *(Actio).* Als *Reactio* entsteht eine Bewegung nach vorn und oben. Erhält der Übende den Auftrag, diese Bewegung nur im Rumpf zuzulassen, so ist die reaktive

22 Grundlagen der Hydromechanik

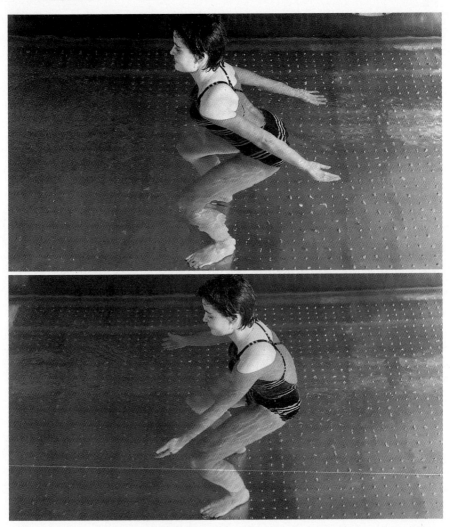

Abb. 1.18. (*Oben*) Durch die Aktion der Arme nach hinten erfolgt eine Extension der Wirbelsäule als Reaktion
Abb. 1.19. (*Unten*) Durch die Aktion der Arme von hinten nach vorn erfolgt eine Flexion der Wirbelsäule als Reaktion bei unveränderter Beinstellung

Bewegung eine Extension der Brust- und Lendenwirbelsäule (Abb. 1.18). Durch die Armführung von hinten nach vorn kommt es zu einer Flexion der Wirbelsäule (Abb. 1.19).

Anwendung
Auf der Grundlage dieses Gesetzes können je nach vorliegendem Befund in der Ausgangsstellung Sitzhaltung oder Rückenlage, folgende Ziele erreicht werden:
1. Verbesserung der Beweglichkeit von Lendenwirbelsäule und Hüftgelenk. In der Sitzhaltung wird durch den langsamen und ständigen Wechsel der großräumigen Armführung die zu verbessernde Bewegung zugelassen.
2. Schulung der dynamischen Kraft der Rumpfmuskulatur. Wird bei der oben beschriebenen Übung das Tempo der Armbewegung dosiert erhöht, so steigert sich damit der Krafteinsatz der Rumpfmuskulatur und deren dynamische Kraft. Die statische Kraft von Bauch- und Rückenmuskulatur wird durch sehr kurze und schnelle Bewegungen der Hände in Hüfthöhe verbessert, wobei sie in hohem Maße stabilisierend tätig sein müssen.
3. Schulung des Gleichgewichts. Mit der Bewegung der Arme gegen das Wasser werden dem Übenden auch Gleichgewichtsreaktionen abverlangt.

2 Die Temperatur des Wassers

Die Intensität der körperlichen Belastung sowie die Dauer der krankengymnastischen Behandlung im Wasser wird u. a. durch die Temperatur des Wassers bestimmt. Sie ist vom Temperaturempfinden des Menschen und seinen Regulationsmöglichkeiten abhängig, Wärmebildung oder Wärmeabgabe durch eine Durchblutungsänderung oder Stoffwechselsteigerung auszugleichen.

Neben der Behandlung stellt der thermische Faktor eine hohe Beanspruchung des Herz-Kreislauf-Systems dar. Ihm muß durch dosierte Maßnahmen Rechnung getragen werden.

Beim Eintauchen in das Wasser ist die Temperatur der erste Reiz, der auf den Körper ausgeübt wird. Im Vergleich zur Lufttemperatur vermittelt er uns jedoch qualitativ ein anderes Temperaturempfinden.

Beispiel: Bei einer Temperatur von 33–36 °C können wir uns über einen langen Zeitraum im Wasser aufhalten. Bei Aufenthalt an der Luft ist diese Temperatur dagegen unangemessen hoch.

Die Haut als Körperdecke ist die nervale Körperperipherie. Sie dient als größtes Reizaufnahmeorgan u. a. mit seinen Thermorezeptoren der unmittelbaren Wärmeregulation zwischen Körper und Umwelt. Darüber hinaus können wir durch sie die uns umgebende Temperatur wahrnehmen.

2.1 Indifferenztemperatur

Der Mensch verfügt mit seinem Temperatursinn über zwei Qualitäten der Temperaturempfindung, dem Kälte- und dem Wärmesinn (Schmidt 1985). Temperaturreize, die die Körperoberfläche treffen, werden über die Thermorezeptoren, unregelmäßig über die Haut verteilte Sinnespunkte für kalt und warm, vermittelt. Durch sie ist der Mensch in der Lage, warm und kalt grob zu unterscheiden.

Diese Stellen maximaler Empfindlichkeit (Hensel 1955) sind am dichtesten im Gesicht (Trigeminusgebiet) anzutreffen. Auf der gesamten Körperoberfläche befinden sich 3mal häufiger Kälte- als Wärmepunkte. Die Thermorezeptoren der Haut reagieren auf den thermischen Reiz zunächst überschießend. Durch Vasodilatation oder Vasokonstriktion der Hautgefäße stellen sie sich jedoch auf die neue Hauttemperatur ein. Sind weitere Anpassungsvorgänge nötig, so übernimmt das ZNS recht-

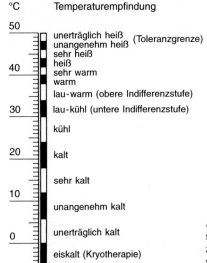

Abb. 2.1. Die Hydrothermoskala gibt die durchschnittlichen thermischen Empfindungen nach kurzer Anpassungszeit der Thermorezeptoren an das veränderte Milieu an. (Aus Cordes et al. 1989)

zeitig die Steuerung und veranlaßt über die verschiedenen Funktionen der Wärmeregulation eine Gegenregulation im Kreislauf und im Stoffwechselhaushalt. Temperaturen, die im mittleren Bereich liegen, lösen jedoch nur vorübergehend eine Warm- oder Kaltempfindung aus. Es kommt zu einer vollständigen Adaptation des Temperaturempfindens auf die neue Hauttemperatur. Dieser Bereich ist die Zone der *Indifferenztemperatur* (Abb. 2.1). Der Indifferenzpunkt eines Mediums sagt aus, daß bei Kontakt mit der Körperoberfläche des Menschen die Wärmeisolierung als Funktion der Haut voll wirksam wird. Es erfolgt weder eine Wärmeaufnahme noch ein Wärmeverlust und damit auch keine Wärme- bzw. Kälteempfindung. Es kommt zu keiner thermotherapeutischen Wirkung.

Verschiedene Medien haben verschiedene Indifferenzpunkt, die nicht zu verwechseln sind mit dem Indifferenzpunkt der Haut. Jeder Wärmeleiter hat abhängig von seiner Materie einen eigenen Indifferenzbereich, in dem kein thermischer Einfluß wahrgenommen wird. Luft ist der Körperoberfläche gegenüber indifferent bei einer Temperatur von 22–24 °C, bei Wasser liegt diese Temperatur bei 34–36 °C.

Liegt die Temperatur des Wassers nur wenig oberhalb oder unterhalb des Indifferenzpunkts der Haut, so klingt die zunächst empfundene Temperaturempfindung schnell wieder ab, die Thermorezeptoren adaptieren.

Beispiel: Ein 33 °C warmes Bad löst zunächst ein Wärmeempfinden aus, das aber nach einiger Zeit nachläßt, ebenso die Kälteempfindung eines 28 °C kalten Bades.

Eine Kälte- oder Wärmeempfindung ist immer eine individuelle Sinnesempfindung. Es ist eine Gesetzmäßigkeit der Temperaturempfindung, daß in dem Bereich, wo keine Empfindungen angegeben werden, die Behaglichkeitszone liegt. So sind Sinnesempfindungen der thermischen Behaglichkeit stets von der mittleren Hauttemperatur abhängig. Je höher die Hauttemperatur, um so intensiver ist das Wärmeempfinden, je niedriger die Hauttemperatur, um so höher wird die Indifferenztemperatur liegen.

Liegt die Hauttemperatur im sog. *Indifferenzpunkt,* bei 33 °C mittlerer Hauttemperatur gemessen am Rumpf, so fühlt man sich behaglich warm. An den Extremitäten, besonders den Füßen und Händen, liegt die Hauttemperatur niedriger.

2.2 Die Qualität des Wärmeleiters Wasser

Verglichen mit der Luft, kann das Wasser aufgrund seiner hohen Wärmekapazität dem Körper ein Vielfaches mehr an Wärme entziehen. Das Wasser ist darüber hinaus ein wirksamer Wärmeträger, es bietet im Gegensatz zur Luft gute Bedingungen für den Wärmeübergang und hat eine 25mal größere Leitfähigkeit als Luft. Wärmeleitung ist ein physikalischer Vorgang, bei dem es bei Bestehen eines Temperaturgefälles zu einer direkten Übertragung der Wärme, stets von warm zu kalt, kommt.

Durch die gute Leitfähigkeit des Wassers sowie durch konstante Wärmeabgabe hält die Empfindung der Indifferenz nur kurze Zeit an, es kommt zur Auskühlung. Der Grad der Auskühlung ist abhängig von der Aufenthaltsdauer und davon, ob der Mensch sich in Ruhe oder in Bewegung befindet.

Beispiel: Bei einer Lufttemperatur von 1 °C bleibt die Körpertemperatur ca. 4 h erhalten. Bei gleicher Wassertemperatur sinkt die Körpertemperatur bereits nach einer Stunde auf 25 °C. Dabei steigt der Energieumsatz um das 5-fache.

2.3 Mechanismen des Wärmeaustauschs

In der Luft gibt der Körper seine überschüssige Wärme in erster Linie durch Leitung, Strahlung und Verdunstung ab. Die dafür verantwortlichen Mechanismen sind Veränderungen der Hautdurchblutung und die Schweißsekretion. Im Wasser erfolgt die Wärmeabgabe ausschließlich durch *Leitung* und *Konvektion*. Die Wärmeleitfähigkeit der Haut ist sehr gering, so daß die Hauttemperatur nur über eine Durchblutungsänderung variiert werden kann. Je besser die Hautdurchblutung, um so mehr paßt sich die Hauttemperatur der des Blutes an!

Durch Konvektion wird Wärme ausgetauscht. Teile der wärmeabgebenden oder wärmeleitenden Substanzen bewegen sich und führen die in ihnen enthaltene Wärme mit. Die Materie selbst transportiert die Wärme, d. h. das Blut transportiert die Wärme an die Körperoberfläche.

Bei der Wärmeabgabe des Körpers an das umgebende Wasser wird der konvektive Wärmeübergang durch eine der Körperoberfläche anliegende, sich immer wieder erwärmende Wasserschicht (Grenzschicht) unterbrochen. Jenseits davon wird

Wärme auch durch Konvektion transportiert. Diese Grenzschicht kann jedoch mit zunehmender Wasserbewegung dünner oder weggetragen werden. Die Konvektion ist sehr wirkungsvoll.

Beispiel: Verharrt der Mensch ruhig im Wasser bei einer Temperatur von 18 °C, erwärmt sich das Wasser in unmittelbarer Umgebung der Haut. Das Temperaturgefälle zwischen Blut und Körperoberfäche wird vermindert. Bewegt sich der Mensch, schwimmt er z. B., bleibt das Temperaturgefälle zwischen Blut und Haut durch die erzwungene Konvektion bestehen. Die Wärmeabgabe steigt, die Wärmeproduktion kann im Laufe der Zeit nicht mehr nachkommen. Der Körper kühlt aus.

2.4 Thermoregulation

Für den ungestörten Ablauf aller unserer Lebensvorgänge ist die Erhaltung einer gleichbleibenden Körpertemperatur unbedingte Voraussetzung.

Der Mensch gehört zu den homoiothermen Lebewesen, die trotz wechselnder Umgebungstemperaturen über Mechanismen verfügen, die Körpertemperatur von 37 °C aufrechtzuerhalten. Die Temperatur ist notwendig, um die Lebensvorgänge zu jeder Zeit und in gleicher Weise ablaufen zu lassen (Homöostase). So muß ein ständiger Wechsel von der im Zentrum des Körpers gebildeten Wärme in die Peripherie erfolgen. Diese physikalischen Voraussetzungen sind im menschlichen Organismus dadurch gewährleistet, daß die äußeren Schichten des Körpers kühler als das Körperinnere sind. Durch dieses örtliche Temperaturgefälle wird zwischen Körperkern und Körperschale unterschieden.

Der Bereich der Brust- und Bauchhöhle, das Gehirn und die tiefergelegene Skelettmuskulatur bilden den konstant temperierten Körperkern. In ihm werden ca. 70 % der benötigten Wärme produziert. Bei geringen äußeren Temperaturschwankungen beträgt die Körperschale, bestehend aus der Haut und Muskulatur, ca. 20–35 % der Körpermasse. Sie kann bei niedrigen Temperaturen auf 50 % – ca. 2,5 cm Dicke – ansteigen. Die Körperschale verhält sich wechselwarm, abhängig von der jeweiligen Außentemperatur. Sie trennt als Puffer den homoiothermen Kern von der Umwelt ab und spart als Isolierschicht Wärme (Abb. 2.2).

Zwischen Körperkern und Körperschale besteht eine Wechselbeziehung, die die Bilanz des Wärmehaushaltes gewährleistet. Die im Körperkern herrschende Temperatur ist das Resultat von Wärmebilanz und Wärmeabgabe, das durch die Tätigkeit eines präzisen Regulationssystems aufrechterhalten wird.

Das maßgebliche Zentrum für die Thermoregulation ist der im ZNS liegende Hypothalamus. Hier werden Veränderungen der Temperatur im Körper und auf der Haut registriert. Dem Blutkreislauf kommt dabei die wichtige Aufgabe zu, die Wärme an die Körperoberfläche zu transportieren. Ergeben sich Abweichungen, so hat der Organismus die Möglichkeit, durch eine Stoffwechselsteigerung oder Durchblutungsänderung einen Ausgleich herzustellen. Die chemische und physikalische Thermoregulation stehen in enger Beziehung zueinander.

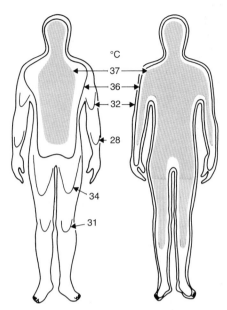

Abb. 2.2. Veränderung von Körperkern und Körperschale bei unterschiedlichen Umgebungstemperaturen. (Nach Aschoff et al. 1971)

niedrige Außentemperatur   hohe Außentemperatur

2.4.1 Wärmebildung

Sinkt die Körpertemperatur, so wird einerseits die Wärmeabgabe gedrosselt, andererseits die Wärmeproduktion bis zum 4fachen des Grundumsatzes erhöht. Um einen Verlust zu verhindern, werden die Blutgefäße in der Haut enggestellt, die Isolierschicht (Körperschale) wird dicker. Gleichzeitig erfolgt eine Blutvolumenverschiebung von der Körperschale in den Körperkern. Durch diese physiologische Reaktion ist die Wärmeabgabe im Wasser gegenüber der in der Luft nur 3- bis 4mal größer. Die chemische Wärmeregulation dient der Wärmebildung durch Aktivierung der Stoffwechselvorgänge im Körperinnern und in der Skelettmuskulatur. Sie wird wirksam, wenn es zu einem Wärmeverlust kommt und die Körpertemperatur zu sinken droht. Die physikalische Wärmeregulation – Drosselung der Hautdurchblutung als Schutz vor Unterkühlung – reicht nicht mehr aus. Es werden nun Stoffwechselvorgänge angeregt, die reflektorisch zu einer Erhöhung des Muskeltonus führen. Bei weiterer Steigerung der Wärmeproduktion kommt es zu dem bekannten Kältezittern.

2.4.2 Wärmeabgabe

Der arbeitende Mensch produziert ein Vielfaches mehr an Wärme, die abgegeben werden muß, um die Körpertemperatur konstant zu halten. Hierbei wird der Kreislauf sehr belastet. Die physikalische Wärmeregulation besteht in einer Änderung der Transportbedingungen. Um Wärme abgeben zu können, nimmt die Durchblutung in der Körperschale ca. um das 4- bis 5fache zu. Damit erhöht sich auch der konvektive Wärmetransport, mit dem die überschüssige Wärme mit dem Blut an die Körperoberfläche gelangt. Es fließt mehr Blutvolumen pro Zeit und damit kann ein vermehrter Wärmetransport pro Zeit erfolgen. Die Körperschale als Isolierschicht wird dünner. Die Hauttemperatur steigt mit der vermehrten Wärmeabgabe, so daß sich das Temperaturgefälle gegenüber dem Wasser erhöht und der Wärmeentzug forciert wird. Bei Aufenthalt im Wasser sind ausschließlich die Gefäße der Extremitäten für die physikalische Temperaturregulation verantwortlich. Sie sorgen für die Abgabe der Wärme über die Durchblutung.

Die individuelle Reaktionsweise im Wärmehaushalt ist abhängig vom Körperbau, insbesondere von der Fettgewebeschicht, d. h. der Dicke der Isolierschicht. Je dünner die Haut, um so größer ist jeweils die Temperaturdifferenz zwischen Haut und Umgebung. Menschen mit einem hohen Anteil an Fettgewebe können Kälte länger tolerieren.

Bei hohen Umgebungstemperaturen wird jedoch die Wärmeabgabe über die Durchblutung der Körperschale konstant gehalten, so daß hier die Konstitution eines Menschen, ob mager oder dick, keine Rolle spielt (Abb. 2.3).

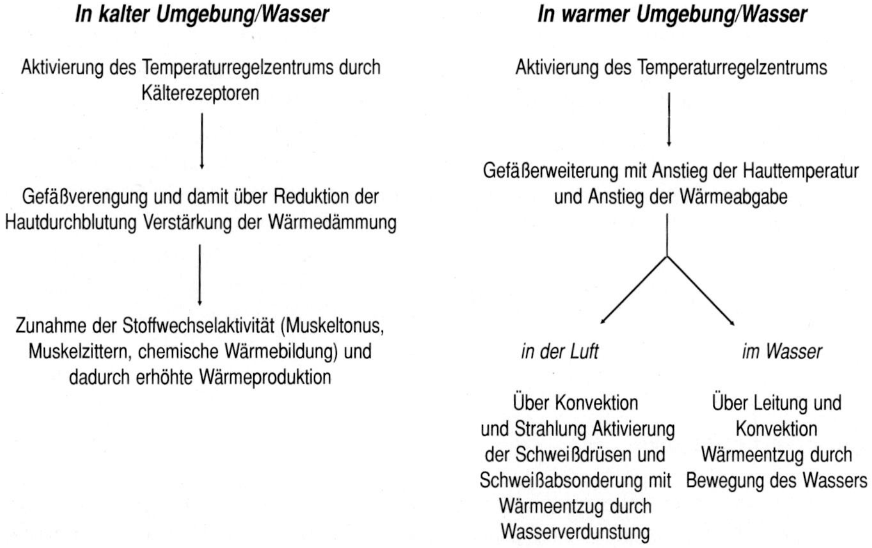

In kalter Umgebung/Wasser	*In warmer Umgebung/Wasser*
Aktivierung des Temperaturregelzentrums durch Kälterezeptoren	Aktivierung des Temperaturregelzentrums
Gefäßverengung und damit über Reduktion der Hautdurchblutung Verstärkung der Wärmedämmung	Gefäßerweiterung mit Anstieg der Hauttemperatur und Anstieg der Wärmeabgabe
Zunahme der Stoffwechselaktivität (Muskeltonus, Muskelzittern, chemische Wärmebildung) und dadurch erhöhte Wärmeproduktion	*in der Luft* / *im Wasser*
	Über Konvektion und Strahlung Aktivierung der Schweißdrüsen und Schweißabsonderung mit Wärmeentzug durch Wasserverdunstung / Über Leitung und Konvektion Wärmeentzug durch Bewegung des Wassers

Abb. 2.3. Ablauf der Thermoregulation in kalter und warmer Umgebung/Wasser (Modif. nach de Marées u. Meister 1982)

2.5 Wirkungen des thermischen Reizes auf den menschlichen Organismus

Die Körperkerntemperatur ist eine geregelte Größe, die Ausdruck eines ständigen Gleichgewichts zwischen Wärmebildung im Körper, Wärmeaufnahme und Wärmeabgabe an die Umgebung ist.

Die wissenschaftlichen Untersuchungen der letzten Jahre haben ergeben, daß die Temperaturregulation und der Energiestoffwechsel der Kreislaufregulation hierarchisch übergeordnet sind. Der Kreislauf muß sich unter Temperaturreizen umstellen können. Eine Durchblutungsänderung ist nur möglich, wenn die Herzleistung veränderbar ist und die Gefäße diese Veränderungen mitmachen können. Eine Zunahme der Durchblutung zum Zwecke der Wärmeabgabe erfolgt über eine Senkung des peripheren Gefäßwiderstands (Schlitter 1960) und Anstieg des Herzminutenvolumens.

Muß die Wärmeabgabe verhindert werden, so wird die Durchblutung in der Körperschale gedrosselt. Der periphere Widerstand erhöht sich, das Herzminutenvolumen steigt an. Muß der Organismus wärmebildend regulieren, so geht die Stoffwechselsteigerung mit einer Erhöhung des Sauerstoffverbrauchs einher (Wiedemann 1971). Damit fallen vermehrt Stoffwechselprodukte an, die, insbesondere durch das CO_2, zu einer Gefäßerweiterung führen. Die Folge ist eine verbesserte Gewebedurchblutung, mit der die Dicke der Körperschale als Isolierschicht verringert wird.

Bei Aufenthalt im warmen Wasser zeigt der Blutdruck sehr individuelle Unterschiede und ist daher nicht einheitlich zu beurteilen. In der Literatur werden sowohl Anstieg als auch Abfall, aber auch ein Gleichbleiben beschrieben.

Die Atmung wird durch Wärme nicht wesentlich beeinflußt (Wiedemann 1971). Zur Erhöhung der Wärmeabgabe über die Atmung kommt es erst oberhalb der thermischen Indifferenzzone. Sie ist jedoch keine wärmeregulatorische Maßnahme, sondern, wie die Steigerung des Atemvolumens bei tiefen Umgebungstemperaturen, Folge des veränderten Stoffwechsels, bei der die Ventilationsgrößen linear mit dem O_2-Verbrauch ansteigen.

2.6 Anwendung in der Behandlung

Die Art und Dauer der krankengymnastischen Behandlung wird u. a. von der Temperatur des Wassers bestimmt.

Die Wassertemperatur sollte im Bereich von ca. 28 °C liegen, wenn der Patient mit seinen Aktivitäten viel Wärme produziert. Bewegt sich der Patient wenig, und das betrifft die Behandlung, so wird ihm durch die gute Leitfähigkeit des Wassers auch nach kurzer Aufenthaltsdauer Wärme entzogen.

Um eine unnötig hohe Kreislaufbelastung zu vermeiden, sollte die Wassertemperatur im Bereich der Indifferenzzone liegen. Dadurch ist gewährleistet, daß das

Herz nicht zusätzlich belastet wird. Durch die mechanischen Einflüsse des Wassers kann es zu sehr individuellen Unterschieden (s. Tauchreflex, hydrostatischer Druck) kommen, so daß die Herzfrequenz von daher kein ausreichendes Kriterium für die Beurteilung thermischer Belastung ist.

Liegt ein Sensibilitätsverlust vor, z. B. bei Patienten mit einer kompletten sensiblen und motorischen Querschnittslähmung, so verzögert sich!die Gegenregulation. Nach Hensel (1955) können thermische Einflüsse auf unterschiedliche Weise das Gefäßsystem beeinflussen. In dem genannten Beispiel wird die Wärmeregulation durch das ZNS ausschließlich über die Bluttemperatur vorgenommen. Die Bluttemperatur steigt durch Wärmezufuhr von außen oder durch die Wärmeproduktion über die körperliche Arbeit.

Die Behandlung von Patienten mit spastischen Paresen sollte im Bereich der Indifferenztemperatur erfolgen. Ein Auskühlen muß verhindert werden, um die Wärmeproduktion über die Aktivierung der Stoffwechselvorgänge zu vermeiden. Sie geht einher mit einer Tonuserhöhung der Muskulatur bis hin zum Muskelzittern. Es ist noch darauf hinzuweisen, daß die analgetische Wirkung von Wärme mit ihrem sedierenden Effekt (Keith-Stillwell 1965) auch im Indifferenzbereich auftreten kann. Dieses Phänomen ist seit langem bekannt, jedoch physiologisch noch ungeklärt (Wiedemann 1971). Bereits der Aufenthalt im Wasser bei indifferenter Temperatur führt zur Senkung von Schmerzen in den betroffenen Körperregionen. Begünstigt wird diese Wirkung durch die Entlastung der Gelenke und Senkung des Muskeltonus.

Voraussetzungen für die Behandlung im Wasser sind:

1. Kenntnisse über die Kreislaufparameter, um die Belastbarkeit des Patienten hinsichtlich Herz-Kreislauf-System und seine Regulationsmöglichkeit in der Peripherie beurteilen zu können. Das betrifft in erster Linie ältere Patienten, deren Herz-Kreislauf-System nicht voll belastbar ist; Patienten mit vorgeschädigtem Herzen bedürfen einer ärztlichen Abklärung.
2. Kenntnisse darüber, daß das Temperaturempfinden der Patienten individuelle Unterschiede aufweist.
3. Die genannten Kriterien berücksichtigen den Gesamteindruck des Patienten sowie sein subjektives Befinden. Maßnahmen innerhalb einer Behandlungseinheit werden in der Belastungsintensität sowie der Dauer des Aufenthalts im Wasser dosiert durchgeführt.

3 Die Behandlung im Wasser unter Berücksichtigung der Hydromechanik

3.1 Allgemeines zur Wasserbehandlung

Die Indikation für eine Wasserbehandlung einzelner Krankheits- und Behinderungsbilder ergibt sich aus der Hydromechanik. Da wir vorwiegend unter den Gegebenheiten der Schwerkraft aktiv sind, stellt sie eine „Störgröße" dar, der sich der menschliche Organismus anpassen muß. Durch den Auftrieb wird der Stütz- und Bewegungsapparat entlastet. Die Kompression der Gelenke entfällt, die Muskulatur entspannt sich, so daß Gelenkschmerzen, die auf eine mechanische Komponente zurückzuführen sind, im Wasser abklingen können.

Der hydrostatische Druck sowie die Temperatur des Wassers beanspruchen das Herz-Kreislaufsystem. Voraussetzung für eine Behandlung im Wasser ist die vorherige Abklärung der Belastbarkeit dieser Organe durch den Arzt. Danach kann im Üben eine dosierte Belastungsintensität angewandt und das Risiko einer Überforderung verhindert werden.

Kontraindikationen für eine Behandlung im Wasser ergeben sich ausschließlich durch offene Wunden, entzündliche Prozesse des Urogenitalsystems, Hauterkrankungen sowie durch nicht kompensierbare Blasen- und Darmstörungen.

Die Behandlung im Wasser einschließlich des Schwimmens kann eine *ergänzende* oder *unterstützende* Maßnahme zur krankengymnastischen Einzelbehandlung an Land sein. Sie ist eine Alternative bei Immobilität, um durch eine frühe Behandlung eine Bewegungseinschränkung der Gelenke sowie einen Funktionsverlust der Muskulatur zu verhindern. Die Maßnahmen im Wasser tragen dazu bei, die vollständige Bewegung eines zu entlastenden Gelenks zu erhalten.

Beispiel: Ein Patient mit einer Kontraktur des Knies wird an Land mit den Techniken der manuellen Therapie behandelt, damit das Beugedefizit möglichst schnell und komplikationslos ausgeglichen wird. Erhält der Patient zusätzlich eine Behandlung im Wasser, so wird durch die Entspannung der Muskulatur und eine eventuelle Schmerzreduzierung der an Land erreichte Bewegungsbereich im Wasser als freier und leichter empfunden. Darf dieser Patient sein Kniegelenk nur allmählich mit dem vollen Körpergewicht belasten, so können im Wasser sowohl die Kraft als auch die allgemeine Ausdauerleistungsfähigkeit erarbeitet werden. Durch diese ergänzenden Maßnahmen verkürzt sich der Behandlungsverlauf wesentlich.

Die Arbeit im Wasser einschließlich des Schwimmens trägt dazu bei, das Bewegungspotential eines Patienten zu erweitern. Das Bewegungsangebot wird vielfältiger, die Anforderungen bei gleicher Zielsetzung neben seiner intensiven Behandlung an Land variabler. Der Patient wird in den Verrichtungen des täglichen Lebens sicherer und geschickter (Innenmoser 1978). Das gilt besonders für Patienten mit neurologischen Erkrankungen.

Geht es um die umfassende Rehabilitation eines schwerbehinderten Patienten, so müssen ihm alle Aktivitäten angeboten werden, die seinen zukünftigen Lebensbereich erhalten oder erweitern. Voraussetzung ist, daß die in der Klinik erworbenen Aktivitäten und Fertigkeiten für das Leben draußen praktikabel sind und größtmögliche Selbständigkeit in Aussicht stellen. Der Therapeut sollte den Patienten die Erfahrung machen lassen, daß er sich trotz Behinderung im Wasser müheloser und schwimmend fortbewegen kann. Einen wesentlichen und einleuchtenden Aspekt hebt McMillan immer wieder hervor, nämlich den, daß der Patient der im Alltag auf Hilfsmittel angewiesen ist, im Wasser ohne jedes Hilfsmittel auskommt.

3.2 Bauliche Voraussetzungen

Will man die Behandlung im Wasser ohne großen Zeitaufwand sicher und erfolgreich durchführen, sollte das Schwimm- oder Bewegungsbad, unabhängig von den technischen Einrichtungen und der architektonischen Gestaltung, einige besondere Voraussetzungen erfüllen.

1. Die Größe des Bades sollte gewährleisten, daß mindestens zwei Therapeuten jeweils einen Patienten ungehindert behandeln können. Es muß genügend Platz vorhanden sein, damit beide Patienten in der Rückenlage liegen und sich fortbewegen können. Zwei Therapeuten sollten gleichzeitig im Wasser arbeiten, damit sie sich gegebenenfalls bei Unfällen oder beim Transfer des Patienten gegenseitig helfen können. Wird das Schwimmbad von einem ausgebildeten Schwimm- oder Bademeister überwacht, erübrigt sich diese Vorsichtsmaßnahme. Die Ausrüstung mit einem Notruf oder einem Telefon ist jedoch unverzichtbar.
2. Die Wassertiefe muß sowohl für Patienten als auch für den Therapeuten eine sichere Ausgangsstellung ermöglichen, so daß für Teilaspekte der Behandlung ein Schwimmbadbereich mit einer Wassertiefe von 1–1,20 m zur Verfügung stehen sollte. Der Therapeut muß durch seinen sicheren Stand besonders den Patienten Sicherheit geben, die aufgrund fehlender Beinfunktionen (Querschnittlähmung) oder einer gestörten Wahrnehmung (Hemiplegie) nicht oder nur unsicher stehen können.
3. Dem gehfähigen Patienten erleichtert eine Treppe mit einem beidseitigen Geländer, das ein gleichzeitiges Abstützen mit beiden Armen ermöglicht, den Ein- und Ausstieg. Die Benutzung der Treppe hat den Vorteil, daß der Patient sich allmählich an die Reize des Wasser, wie Temperatur, Auftrieb und hydrostatischen Druck, gewöhnen kann.

Nicht gehfähige oder vorübergehend nicht belastbare Patienten gelangen mit der hydraulischen Hebevorrichtung liegend oder im Sitz in das Wasser.

4. Mit der entsprechenden Höhe des Beckenrands muß dem gehbehinderten Patienten der weitgehend selbständige Ein- und Ausstieg ermöglicht werden. Patienten, die auf den Rollstuhl angewiesen sind und den selbständigen Transfer vom Rollstuhl auf den Beckenrand und zurück beherrschen, werden diese Fertigkeiten anwenden. Um diese Art des Einstiegs mühelos zu gestalten, sollte die Höhe des Beckenrands die Sitzhöhe des Rollstuhls von ca. 50 cm nicht überschreiten. Darüber hinaus muß die Breite des Beckenrands dem Patienten das sichere Sitzen gewährleisten. Beides sind Voraussetzungen, die die Hilfeleistung z. B. für Patienten mit einer Tetraplegie müheloser und damit ökonomisch machen. Die Art und Weise, wie der Patient in das Wasser gelangt, ist stets vom Schweregrad der Behinderung abhängig (s. Kap. 5).

Liegen der Fußboden des Schwimmbads und der Wasserspiegel auf gleicher Höhe, so setzt sich der Patient vom Rollstuhl auf den Boden. Diese Fertigkeit hat z. B. der Patient mit einer Paraplegie in unterschiedlicher Ausführung im Rahmen seiner umfassenden Rehabilitation gelernt. Um das Risiko einer Verletzung zu vermeiden, ist am Beckenrand sowie auf dem Fußboden eine Polsterung anzubringen. Diese Vorsichtsmaßnahme ist bei Patienten mit einer Querschnittlähmung und einem kompletten Sensibilitätsverlust unerläßlich.

Die genannten baulichen Vorrichtungen berücksichtigen den Schweregrad der verschiedenen Behinderungen in ausreichender Weise. Darüber hinaus kann der Patient zusammen mit dem Therapeuten den selbständigen Aus- und Einstieg methodisch in vielfältiger Weise erarbeiten, um z. B. in öffentlichen Schwimmbädern mit der dort vorherrschenden baulichen Situation fertig zu werden.

3.3 Zeitliche Planung

Über den Einfluß der Wassertemperatur auf Dauer und Intensität der Maßnahmen wurde bereits hingewiesen. Im Hinblick auf den Lernerfolg darf eine Behandlungseinheit eine Dauer von 30 min nicht unterschreiten. Unter dieser methodisch-didaktischen Vorgabe sollte in einer indifferenten Wassertemperatur gearbeitet werden, um ein vorzeitiges Auskühlen zu vermeiden. In die zeitliche Planung einer Übungseinheit müssen die Art der Belastung sowie die konstitutionellen und krankheitsbedingten Voraussetzungen und auch das Alter des Patienten mit einbezogen werden. So benötigen gehbehinderte Patienten viel Zeit für den Weg in das Bad und für das Umkleiden. Einem noch unsicheren und ängstlichen Patienten muß sowohl Zeit für die Wassergewöhnung als auch für die Behandlung des körperlichen Problems zur Verfügung stehen. Zu berücksichtigen ist weiterhin, daß ältere Menschen etwas langsamer als junge Menschen lernen. Außerdem verlangen die altersbedingten Herz-Kreislauf-Größen längere Belastungspausen!

3.4 Grundsätzliches zur Vorgehensweise

Selbst bei neugebauten Bewegungsbädern ist oft der Beckenrand zu hoch, weil man immer noch davon ausgeht, daß der Therapeut außerhalb steht, während nur der Patient sich im Wasser befindet. Eine in dieser Weise durchgeführte Wasserbehandlung ist auch mit organisatorischen Überlegungen nicht zu rechtfertigen.

Die Vorerfahrungen der Patienten mit dem Wasser sind, unabhängig von der jeweiligen Erkrankung oder Behinderung, sehr unterschiedlich. Ihre Kenntnisse über die Wirkung des Auftriebs sind in den meisten Fällen mangelhaft. Die Unsicherheit im Wasser bleibt bestehen, solange der Patient nicht methodisch an die Erfahrungen des Auftriebs herangeführt wird.

Ist der Patient ängstlich, so wird er sich stets am Beckenrand festhalten. Damit stellt er die gleiche Situation her, wie sie ihm vom Land her vertraut ist.

Alle Übungen, die er mit Halt am Beckenrand durchführt, werden im Schultergürtel-Arm-Bereich widergelagert. Maßnahmen, die unter diesen Bedingungen in der Rückenlage erfolgen, sind mit einer großen Anstrengung verbunden, wenn zusätzlich zu den Bewegungen diese Lage beibehalten werden muß. Der Patient arbeitet im Schultergürtel-Arm-Bereich mit einem hohen muskulären statischen Anteil und erfährt damit eine unnötige Herz-Kreislauf-Belastung.

3.4.1 Zusammenarbeit im Wasser

Aus vielfältigen Überlegungen hat der Patient ein Anrecht darauf, daß die Therapeutin oder der Therapeut zusammen mit ihm im Wasser arbeitet. Diese Vorgehensweise ist bei einem Patienten mit einer Störung der taktil-kinästhetischen Wahrnehmung absolut notwendig, da er auf die vorübergehenden taktilen Informationen angewiesen ist. Darüber hinaus wird mit der Zusammenarbeit im Wasser eine Überbelastung des Herz-Kreislauf-Systems vermieden.

Es ist wichtig, die persönliche Motivation des Patienten in Bezug auf die Wassertherapie zu kennen, um in der angemessenen Weise auf ihn eingehen zu können. Besonders ältere Patienten neigen zu der Auffassung, daß sie für eine Behandlung im Wasser zu alt seien. Ihnen wieder Vertrauen zu geben, alte Erfahrungen neu zu beleben, sie somit zu motivieren, in Zukunft auch ein öffentliches Schwimmbad aufzusuchen, um z. B. die Beweglichkeit des Hüftgelenks zu erhalten, gelingt nur, wenn eine Zusammenarbeit im Wasser stattfinden kann.

Neben der individuellen Motivation und den unterschiedlichen Voraussetzungen gibt es für diese Vorgehensweise weitere Gründe:

1. Mit der Wirkung des Auftriebs ist die Wahrnehmung des Körpers auf die Kinästhesie reduziert, er verliert durch den Verlust der Schwerkraft alle taktilen Informationen. Diese Veränderung wird bei vielen Menschen in einer angespannten Körperhaltung sowie einer Preßatmung sichtbar. Je nach den Vorerfahrungen des Patienten sollten diese psychischen Faktoren so schnell wie möglich abgebaut werden. Ein anhaltender hoher Muskeltonus bewirkt einen hohen peripheren Gefäßwiderstand

und stellt eine zusätzliche Herz-Kreislauf-Belastung dar. Bei neurologischen Erkrankungen mit dem Symptom einer Spastizität ist eine weitere Tonuserhöhung nicht wünschenswert.

Durch einen sichernden Kontakt kann der Therapeut dem Patienten sehr schnell zu einer muskulären Entspannung verhelfen. Sie ist zum einen Ziel, zum anderen Voraussetzung für weitere Maßnahmen. Diese Hilfestellung läßt bei allen Aktivitäten die Wahrnehmung des Auftriebs zu und macht den Übenden allmählich mit den veränderten Gesetzmäßigkeiten vertraut. Mit zunehmender Sicherheit und Selbständigkeit erfährt er, daß seine Bewegungen im Wasser eine andere Qualität haben als die an Land.

2. Bleibt der Therapeut außerhalb des Schwimmbeckens, so hat er nur wenige methodische Mittel zur Verfügung, um eine Aktivität zu veranlassen. Da er seine Aufträge nur verbal einbringt, muß der Patient stets aktiv sein. Der Therapeut kann kaum stützen, helfen, und es kommt zu keiner Bewegungsbahnung.

Bewegungen werden schneller durch eine manuelle Bewegungsführung gelernt. Das gilt insbesondere für den Aufenthalt im Wasser, da hier die Wahrnehmung fester Gegenstände fehlt. Der Therapeut hält den taktilen Reiz so gering, daß der Auftrieb für den Patienten spürbar bleibt. Die Handhabungen sind auch für den Therapeuten mühelos.

3. Bewegungen können, wenn nötig, auf der gleichen Raumebene demonstriert werden. Ein Therapeut, der am Beckenrand steht, zwingt den Patienten, eine demonstrierte Bewegung auf eine andere Ebene zu übertragen, was häufig zu Mißverständnissen führt.

4. Nur die Zusammenarbeit im Wasser erlaubt eine gute Kontrolle in der Ausführung. Darüber hinaus erfährt der Therapeut sehr schnell, inwieweit sich der Patient entspannen kann und durch das Nachlassen der Körperspannung den Auftrieb spürt.

3.4.2 Wassergewöhnung

Die physikalischen Gesetze des Wassers sind Reize, auf die der Übende bei intakten Sinnesempfindungen spontan reagiert. Er benutzt dazu immer die Mittel, die er vom Land her gewohnt ist: Er sucht nach einem Halt. Um sich an die veränderten Bedingungen im Wasser gewöhnen zu können, benötigt er Zeit. Es bedarf einer behutsamen Vorgehensweise, damit der Patient eine verbesserte Körperwahrnehmung erreicht, die ihm zu Sicherheit und schließlich zur Selbständigkeit im Medium Wasser verhilft. Das Ziel der allgemeinen Wassergewöhnung ist es, daß der zuvor ängstliche und unsichere Patient während mehrerer Übungseinheiten das Wasser als angenehm und wohltuend erfährt.

Der Patient, der in das Wasser eintaucht, muß eine Fülle von Reizen verarbeiten. Er erhält Informationen über die Temperatur von 32–36 °C, die je nach Hauttemperatur zunächst als zu warm, dann bei Adaptation der Thermorezeptoren als gut verträglich und entspannend empfunden wird.

Der hydrostatische Druck wird durch Umfangminderung besonders in der Taille, dem Gebiet der größten Weichteilfläche, wahrgenommen. Patienten mit restriktiven Atemwegserkrankungen können die Begrenzung der Einatmung als beklemmend empfinden. In diesem Fall finden die ersten Maßnahmen in der Rückenlage statt.

Die Wirkung des Auftriebs ist sicher das eindrucksvollste Erlebnis im Wasser. Es gibt keine vergleichbaren Erfahrungen an Land. Dieser Reiz, mit dem der Übende von Anfang an umgehen muß, hat für ihn einen angenehmen und einen bedrohlichen Aspekt. Mit zunehmender Wassertiefe fühlt er sich leichter, andererseits verliert er damit sein Gleichgewicht. Bei Stand im tieferen Wasser kann er seinen Körper nur über die Kopfbewegung kontrollieren, oder er beginnt, durch schnelle Armbewegungen mehr Widerstand zu erzeugen.

Der Strömungswiderstand hindert den Patienten an seinen Bewegungen. Zu dessen Überwindung benötigt er ein Vielfaches an Kraft.

Die allgemeine Wassergewöhnung wird über das 10-Punkte-Programm der *Halliwick-Methode* vermittelt (s. Kap. 4). Die Übungen sind so aufgebaut, daß sie zur selbständigen Fortbewegung führen. In die Einzelbehandlung werden jedoch nur bestimmte Aspekte einfließen, und es kann darauf verzichtet werden, das gesamte Programm zu erarbeiten, zumal da sich die Maßnahmen, mit denen das eigentliche Ziel erreicht wird, z. B. die Verbesserung der Beweglichkeit des Hüftgelenks, mit dem Prozeß der Wassergewöhnung verbinden.

Der erste Lernschritt der Halliwick-Methode nach James McMillan gilt der Anpassung an das Wasser. Dazu werden folgende Maßnahmen durchgeführt:

1. Der Therapeut begleitet den Patienten in das Wasser:
- Den gehfähigen Patienten begleitet er von der Dusche über die Treppe in das Wasser; er gibt dem Patienten die nötigen Hilfestellungen, damit er seine bisher erarbeiteten Fertigkeiten auch auf dem nassen Fußboden und am Treppengeländer einsetzen kann.
- Dem Patienten, dem nur der Einstieg über den Beckenrand möglich ist, gibt er die angemessene Hilfe (s. Kap. 5).
- Muß der Einstieg über die hydraulische Trage in Rückenlage oder im Sitz erfolgen, hält sich der Therapeut im Wasser auf und unterstützt den Patienten bei dem sehr kritischen Übergang, von der Schwerkraft zum Auftrieb.

2. Die Ausgangsstellung des Patienten im Schwimm- und Bewegungsbad. In der Anfangsphase des Übens ist die Blickrichtung des Patienten stets auf die kurze Entfernung zum Beckenrand gerichtet. Dieser psychische Faktor der optischen Raumbegrenzung sollte besonders in großen Schwimmbädern berücksichtigt werden.

Bei sehr ängstlichen Patienten kann die Behandlung vorübergehend in unmittelbarer Nähe des Beckenrands stattfinden. Sie bietet dem Patienten mehr Sicherheit.

Der *Therapeut* steht in dieser Phase stets vor dem Patienten, beide haben Blickkontakt zueinander.

3. Die Hilfestellungen des Therapeuten sind ein methodisches Prinzip; sie werden schrittweise so weit wie möglich abgebaut. Sie dienen dem Patienten als Information für seine Lage und Ausgangsstellung im Wasser und ermöglichen ein methodisches Vorgehen bis hin zur Selbständigkeit.

Ein Patient, der aufgrund seiner Behinderung nicht in der Lage ist, seine Beine auf den Boden zu bringen, wird vom Therapeuten mit beiden Händen unter den Achseln am Thorax gehalten. Die Handhabung ist mühelos, wenn sich der Patient bis zu den Schultern im Wasser befindet (Abb. 3.1).

Bei einem Patienten, der die Rückenlage einnimmt, wird der Kontakt des Therapeuten am Rücken des Übenden in Höhe des KSP, etwa bei S2 liegen (Abb. 3.2). Vorübergehend kann ein beidhändiger Kontakt notwendig werden, wobei sich eine Hand am KSP, die andere Hand in Höhe der Schulterblätter befindet.

Die Ausgangsstellung des Patienten ist je nach Ziel und Befund die Sitzhaltung oder Rückenlage. Die Sitzhaltung wird gewählt, wenn der Patient stehen kann und allmählich mit dem Auftrieb vertraut gemacht werden soll.

Die Hände des Übenden liegen auf den Händen oder Unterarmen des Therapeuten, oder der Therapeut berührt seine Handgelenke, um ein Klammern zu vermeiden (Abb. 3.3).

4. Die Kontrolle der Atmung. Viele Menschen, die sich im Wasser wohlfühlen, können weder das Gesicht in das Wasser eintauchen noch diese Aktivität mit der Ausatmung koppeln. Mit einem sicheren Aufenthalt im Wasser verbindet sich jedoch die Fähigkeit, mit dem Untertauchen auch automatisch auszuatmen.

Sind bei einem Patienten diese Voraussetzungen nicht vorhanden, lernt er über mehrere Übungseinheiten hinweg, das Wasser im Gesicht zu ertragen und mit dem Untertauchen in das Wasser auszuatmen.

Das Ausatmen in das Wasser wird immer wieder in Verbindung mit anderen Maßnahmen, z. B. dem Lagewechsel, geschult. Der Patient wird darauf hingewiesen, daß er beim Üben nicht außer Atem kommen darf. Ein Pressen wird durch Wegblasen und ,,Blubbern" verhindert.

Übungsbeispiel:
– Der Übende hält seinen Kopf über Wasser und erhält den Auftrag, ein Loch in das Wasser zu blasen.
– Der Übende taucht ausatmend nur so tief in das Wasser ein, daß er es wegblasen oder ,,blubbern" kann. Damit der Übende das Wasser nicht in die Nase bekommt, sollte er während des Auftauchens noch ausatmen können (s. Abb. 3.3).
– Der Übende taucht mit Mund und Nase ausatmend in das Wasser ein. Die Ausatmung wird erst beendet, wenn mit dem Auftauchen das Gesicht wieder frei ist.

Damit der Therapeut sich vor Beginn der Behandlung einen Eindruck darüber verschaffen kann, wie der Patient mit dem Wasser umgeht und wie seine Erfahrungen tatsächlich sind, sollte der Patient die Möglichkeit haben, das zu tun, was er ohne Instruktion im Wasser kann. So wird er z. B. schwimmen, wobei dann der Therapeut erkennen kann, wie er mit der Atmung zurechtkommt.

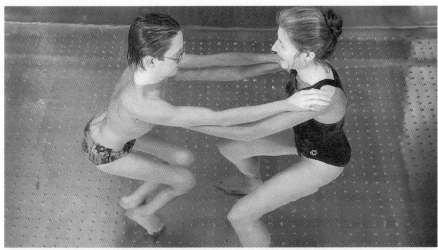

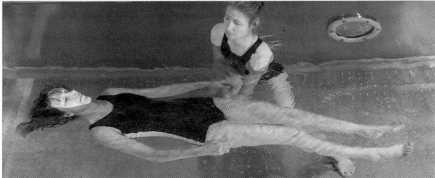

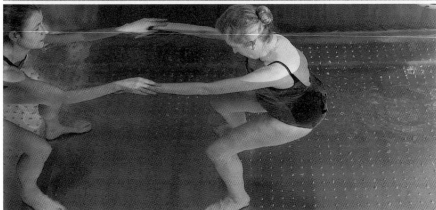

Abb. 3.1. (*Oben*) Die Ausgangsstellung des Patienten durch Unterstützung des Therapeuten bei einem Patienten mit einer motorisch und sensibel inkompletten Läsion unterhalb L1 und komplett unterhalb L4

Abb. 3.2. (*Mitte*) Die Rückenlage – Unterstützung etwa im KSP – bei einer Patientin mit Morbus Bechterew

Abb. 3.3. (*Unten*) Schulung der Atmung in der Sitzhaltung mit Unterstützung des Therapeuten

3.5 Ziele der Behandlung

Das Erreichen der therapeutischen Ziele ist weitgehend von der Haltung und Einstellung des Therapeuten abhängig. Er muß die aus schlechten Erfahrungen entwickelte Angst des Patienten respektieren. Eine behutsame Vorgehensweise und Maßnahmen, die die Gewöhnung an das Wasser fördern, können diese physischen Faktoren sehr schnell abbauen und dem Patienten zu einem angenehmen Erlebnis verhelfen.

Der Aufenthalt im Wasser hat einen positiven emotionalen Aspekt, der sich selbst bei Erwachsenen zeigt, sobald sie in das Wasser eintauchen. Ihre Mimik verändert sich spontan, sie zeigen Freude und Entspannung. Nur die Zusammenarbeit im Wasser kann diese Einstellung erhalten oder eine Veränderung der Motivation herbeiführen.

Die Behandlung im Wasser ist, von ganz wenigen Ausnahmen abgesehen, eine zusätzliche und unterstützende Maßnahme zu der Behandlung an Land; dabei bleiben die Ziele die gleichen, während sich die Mittel verändern. Die Wasserbehandlung erfaßt immer den ganzen Menschen, der sich physisch wie psychisch umstellen muß.

Die im Wasser erarbeiteten Funktionen und Fertigkeiten, besonders die, die den motorischen Bereich betreffen, sind sehr *wasser*spezifisch, und sollten stets auf die Schwimmbewegung übertragen werden. *Das Schwimmen ist Inhalt einer jeden Behandlung im Wasser.*

Andererseits können Fertigkeiten, die mit den Gegebenheiten an Land verbunden sind, nicht auf das Wasser übertragen werden. So ist es weder möglich, das Gehen im Wasser zu schulen noch es zu verbessern, handelt es sich doch um eine Aktivität, die in Tempo, Rhythmus, Kraft und Bewegungsamplitude eng mit der Wirkung der Schwerkraft verknüpft ist. Der Auftrieb und der Strömungswiderstand verändern diese Bewegungsqualitäten. Es fehlt der Abdruck vom Boden. Im Wasser können die einzelnen Bewegungsmerkmale des Gehens, wie die Beweglichkeit von Hüft- und Kniegelenk erarbeitet sowie die Kraft einzelner Muskelgruppen verbessert werden. Alle selektiven Funktionen werden auf die Schwimmbewegungen übertragen, um schließlich die allgemeine *Ausdauerleistungsfähigkeit* zu steigern. Inwieweit sich durch diese Maßnahmen das Gehen verbessert, kann nur an Land überprüft werden.

Ein Patient mit einer spastischen Parese wird nur die im Wasser erforderlichen Fertigkeiten kontrollieren und üben. Sie lassen jedoch keinen Rückschluß auf das Bewegungsverhalten unter Schwerkraftbedingungen zu. Mit den Maßnahmen im Wasser wird der pathologische Tonus reduziert, was dazu führen kann, daß seine Handhabungen und Aktivitäten unter Schwerkraftbedingungen ökonomischer werden. Die Gleichgewichtsreaktionen, die im Wasser vorgenommen werden müssen, sind wasserspezifisch und sagen aktuell nichts über sein Gleichgewicht an Land aus. Innenmoser (1978) berichtet über die Verbesserung des Gleichgewichts an Land durch intensives Üben im Wasser.

Ein Patient mit dem Krankheitsbild einer Ataxie zeigt bei Auseinandersetzung mit dem Auftrieb eine Zunahme seiner ataktischen Symptomatik. Bei Durchführung der Schwimmbewegungen sind seine Bewegungsabläufe jedoch ökonomischer. Mit der Arbeit gegen den Strömungswiderstand erhält er die taktilen Informationen, die ihm unter Schwerkraftbedingungen fehlen.

Die mit dem Mittel Wasser zu erreichenden Ziele sind in erster Linie wasserspezifisch. Es verbessern sich insgesamt die Fertigkeiten im Umgang mit dem Medium Wasser. Erfahrungsgemäß haben sie Auswirkungen auf unsere Aktivitäten an Land; eine exakte, auf wissenschaftlichen Fakten beruhende Erklärung steht noch aus.

Je nach Art und Schweregrad der Erkrankung oder Behinderung ergeben sich:

1. Ziele im emotionalen Bereich, wie Wohlbefinden und Freude am Aufenthalt im Wasser. Diese Ziele sollten über allen anderen stehen, da das Erlebnis Wasser elementar und die positive Einstellung Voraussetzung für alle weiteren Maßnahmen ist.

2. Ziele im motorischen Bereich, wie
– Verbesserung der Koordination durch Schulung des Gleichgewichts, Reduzierung eines erhöhten pathologischen Muskeltonus, Bahnung von ökonomischen Bewegungsabläufen,
– Erhaltung oder Verbesserung der Gelenkbeweglichkeit durch Mobilisation der Gelenkpartner, Dehnung der Muskulatur, wiederholtes Bewegen,
– Verbesserung der statischen und dynamischen Kraft,
– Verbesserung der allgemeinen Ausdauerleistungsfähigkeit durch Schwimmen.

3. Ziele im sensorischen Bereich, wie
– Verbesserung des Gefühls für das Wasser und für den Körper,
– Wahrnehmung der entspannenden Wirkung des Wassers.

4. Ziele im kognitiven Bereich, wie
– Verständnis für das veränderte Bewegungsverhalten im Wasser;
– Kenntnisse über die Ziele der Übungen, um sie auch selbständig durchführen zu können;
– Kenntnisse über das Schwimmen, um es unter den Aspekten Üben und Trainieren z. B. zur Erhaltung der Gelenkbeweglichkeit sowie der allgemeinen Ausdauerleistungsfähigkeit selbständig anwenden zu können.

3.6 Übungsauswahl und Maßnahmen

Aus der Beschreibung der Wirkung der Hydromechanik auf den menschlichen Organismus sollte deutlich geworden sein, daß zwischen der Anwendung von Techniken, Methoden und Maßnahmen unter Schwerkraftverhältnissen und im Wasser unterschieden werden muß.

Prinzipien:

1. Tue nichts, was du an Land effektiver und kontrollierter durchführen kannst. Wende keine Techniken an, die für die Schwerkraft konzipiert sind. Sie erfordern in ihrer Vorgehensweise sowohl für den Patienten als auch für den Therapeuten eine sichere Ausgangsstellung.
2. Benutze für die Behandlung keine Auftriebshilfen, wie Halskrausen oder aufblasbare Armmanschetten. Sie verändern die Wasserlage und stabilisieren sie, so daß Gleichgewichtsreaktionen, die durch den Auftrieb entstehen, nicht möglich sind.

3.6.1 Aspekte der Sitzhaltung

Ist der Patient in der Lage zu stehen, so werden die Maßnahmen zunächst mit der Sitzhaltung beginnen. Der Bodenkontakt bietet den Patienten Sicherheit, die mit dem Auftrieb nicht vertraut sind und Probleme haben, sich in Rückenlage auf das Wasser zu legen. Die Eintauchtiefe und damit die Wirkung des Auftriebs kann von Brust- bis Schulterhöhe variiert werden. Andererseits ist die Sitzhaltung eine ideale Ausgangsstellung für Maßnahmen mit unterschiedlicher Zielsetzung (Abb. 3.4 a–e).

1. Hydromechanischer Aspekt. Mit dem Eintauchen bis zu den Schultern gewährleistet die Sitzhaltung einen optimalen Auftrieb. Der KSP und der VSP liegen nahe beieinander, so daß der Übende trotz Auftrieb eine stabile Ausgangsstellung hat. Durch das Eintauchen bis zur Schulterhöhe können die Arme vor dem Körper auftreiben. Auf seinen Gelenken lastet das Gewicht der nicht eingetauchten Körperteile, nämlich das des Kopfes von ca. 8–10 kg.

2. Funktioneller Aspekt. Die hüft- bis schulterbreit aufgestellten Beine bieten eine große Unterstützungsfläche und Bewegungstoleranzen in alle Richtungen. Diese Ausgangsstellung ist abhängig von der Beweglichkeit in den Hüft-, Knie- und oberen Sprunggelenken. Die Winkelstellung der Beine sollte dem Übenden eine sichere und zugleich entspannte Haltung gewährleisten. Für jede Person muß daher in Abhängigkeit!ihrer Körperlänge die individuelle Wassertiefe gesucht werden.

3. Methodischer Aspekt. Die Sitzhaltung ermöglicht ein allmähliches Vertrautwerden mit dem Wasser. Der Übende hat eine gute Orientierung im Raum und Blickkontakt mit dem Therapeuten. Der Kopf taucht nicht unkontrolliert in das Wasser ein. Mund und Nase können zunächst frei bleiben, was besonders für solche Patienten wichtig ist, die noch unsicher und ängstlich sind. Die Atmung kann ohne Angst und für den Übenden kontrolliert geschult oder überprüft werden.

44   Die Behandlung im Wasser unter Berücksichtigung der Hydromechanik

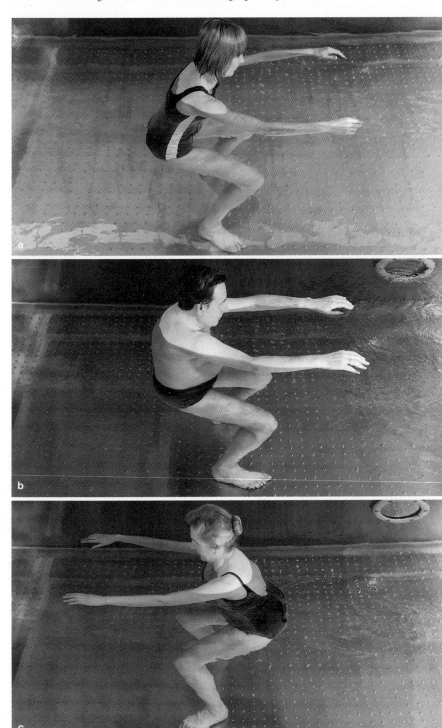

Übungsauswahl und Maßnahmen 45

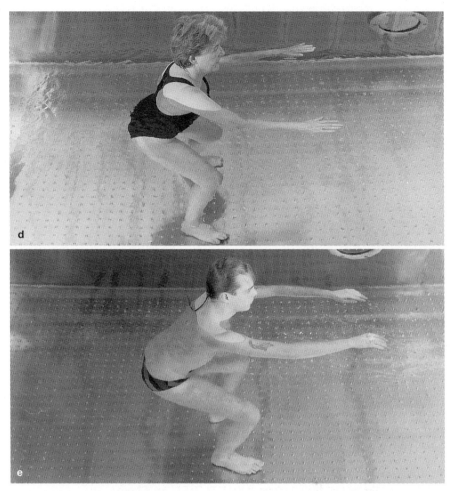

Abb. 3.4 a–e. Die Sitzhaltung bei **a** einer Patientin mit Morbus Bechterew und teilweiser Beweglichkeit in der LWS und HWS, **b** einem Patienten mit Morbus Bechterew und fehlender Beweglichkeit der LWS, **c** einer Patientin mit chronischen Rückenschmerzen, **d** einer Patientin mit einer Koxarthrose links, **e** einem Patienten mit einem Beugedefizit des rechten Knies im Zustand nach einer Femurfraktur und einer derzeitigen Belastbarkeit von 50 kg

3.6.2 Sicherung der Sitzhaltung

Zu einem sicheren Aufenthalt im Wasser gehört die automatische Atmung. Der Therapeut überprüft zunächst, wie der Patient das Atmen in das Wasser durchführt. Er erhält damit einen Eindruck davon, wie sicher der Patient ist. Durch die Schulung der Atmung kommt es zu Gleichgewichtsveränderungen. Das Kinn wird auf die Brust gezogen, und mit einer Flexion der Halswirbelsäule nähert sich das Gesicht der Wasseroberfläche. Es wird Gewicht vorgebracht, wobei sich die Auftriebs-

46 Die Behandlung im Wasser unter Berücksichtigung der Hydromechanik

verhältnisse verändern können. Damit wird bereits auf die sensible Reaktion des Auftriebs hingewiesen, die den Übenden zu einer verbesserten Ausgangsstellung veranlaßt. Die Sitzhaltung ist stabil, wenn durch die Bewegung des Kopfes die Ausgangsstellung unverändert bleibt.

Durch den Wechsel von Stand und Sitzhaltung erfährt der Übende, daß sich der Druck auf die Füße mit zunehmender Eintauchtiefe verringert. Das Auftreiben der Arme vor dem Körper wirkt sich in einem spürbaren Nachlassen der Spannung der Schulter-Nacken-Muskulatur aus. Die Arme sind im Ellenbogengelenk leicht flektiert (Abb. 3.5a, b).

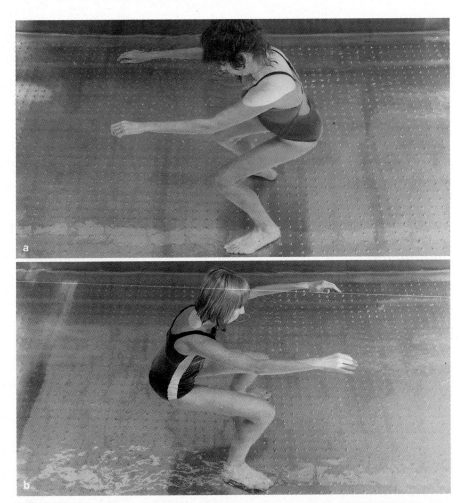

Abb. 3.5 a, b. Schulung der Atmung **a** durch Vorneigen des Kopfes (HWS-Flexion) bei einer Patientin mit Rückenproblemen, **b** durch Eintauchen in das Wasser bei eingeschränkter HWS-Flexion

Die so vorbereitete Sitzhaltung wird durch Turbulenzen, die der Therapeut nahe am Körper des Übenden ausführt, gefestigt. Mit dem Auftrag an den Patienten, die Beine breit oder eng aufzustellen, werden Gleichgewichtsreaktionen ausgelöst, mit denen der Übende die für ihn optimale Ausgangsstellung herausfinden kann.

3.6.3 Maßnahmen in der Sitzhaltung

In der Sitzhaltung ist es möglich, unter Mithilfe des Auftriebs Muskeln zu dehnen und Gleichgewichtsreaktionen zu veranlassen. Darüber hinaus können die Wirbelsäule sowie die Hüftgelenke in den vertikalen Ebenen hubarm mobilisiert werden. Diese Bewegungen werden zunächst manuell vom Therapeuten geführt und später vom Patienten übernommen, der sie dann auch selbständig und ohne Kontrolle ausführt.

Verbesserung der Beweglichkeit der Lendenwirbelsäule und des Hüftgelenks

Wiederholtes Üben der Bewegungen
Zunächst erfolgt das Üben im Sinne des wiederholten Bewegens, das vom Therapeuten im Tempo und im Bewegungsausschlag manuell unterstützt wird.
 Der Therapeut steht entweder hinter dem Patienten, seine Hände liegen seitlich an dessen Becken (Abb. 3.6), oder er steht neben dem Patienten, seine Hände liegen am Kreuzbein und Bauch. Der Patient wird aufgefordert, die Beinstellung unverändert zu lassen und die Bewegung durch den Therapeuten zuzulassen:
– Mit der Bewegung des Beckens nach ventral/dorsal erfolgt ein Bewegungsausschlag der LWS in die Extension/Flexion mit gleichzeitiger Flexion/Extension der Hüftgelenke (Abb. 3.7a, b).

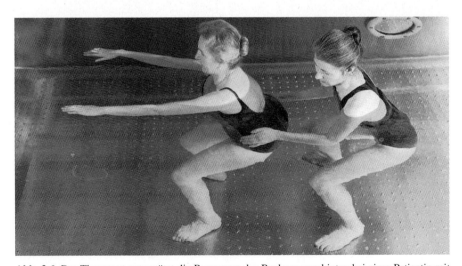

Abb. 3.6. Der Therapeut unterstützt die Bewegung des Beckens von hinten bei einer Patientin mit Rückenproblemen

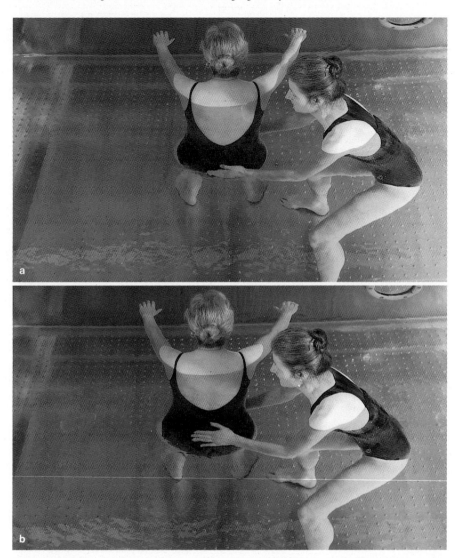

Abb. 3.7 a, b. Der Therapeut führt die Bewegung des Beckens, um in der LWS **a** eine Flexion, **b** eine Extension zu erreichen

- Mit der Führung des rechten Beckenkamms nach kranial, des linken nach kaudal erfolgt ein Bewegungsausschlag der LWS in die Lateralflexion mit gleichzeitiger Außenrotation des rechten und Innenrotation des linken Hüftgelenks (Abb. 3.8a, b).
- Wird die rechte Beckenseite nach ventral, die linke nach dorsal geführt, so erfolgt die mögliche Rotation in der LWS bei gleichzeitiger Stabilisation in der BWS. In den Hüftgelenken kommt es rechts zu einer Adduktion, links zu einer Abduktion.

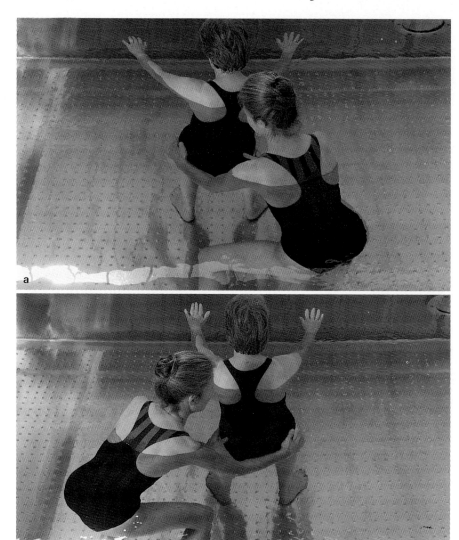

Abb. 3.8 a, b. Bei einer Patientin mit einer Koxarthrose links wird mit der Bewegung des Beckens in der LWS die Lateralflexion, in den Hüftgelenken die Innen- und Außenrotation unterstützt (**a**). Der Übende kontrolliert sich über den unveränderten Wasserspiegel (**b**)

Eine Rückmeldung über die korrekte Ausführung der hier beschriebenen Übungen erhält der Patient über den *unveränderten Wasserspiegel* in Schulterhöhe sowie über die während der Bewegung in Ruhe und entspannt auf dem Wasser liegenden Arme. Ein leichter Kontakt des Therapeuten am Sternum oder an den Schultern des Patienten in Höhe des Wasserspiegels unterstützt vorübergehend die korrekte Bewegungsausführung (Abb. 3.9).

50 Die Behandlung im Wasser unter Berücksichtigung der Hydromechanik

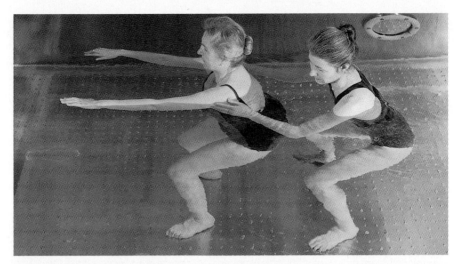

Abb. 3.9. Der Patient übernimmt die Bewegung des Beckens. Die Hilfen des Therapeuten gewährleisten eine korrekte Ausführung

Hinweis: Werden die beschriebenen Übungen im Stand bei weitestgehender Entlastung der Gelenke durchgeführt, ist dazu eine Wassertiefe Voraussetzung, die die Schultern bedeckt. Die korrekte Ausführung wird jedoch erschwert, da der Übende die Kontrolle über sein Gleichgewicht verliert. Wenn diese Bewegungen über den Hebel Bein veranlaßt werden, muß der Übende den Strömungswiderstand bzw. bei langsamer Bewegung nur die laminare Strömung überwinden. Es entstehen Erschwernisse, die der Übung nicht gerecht werden.

Anwendung des 3. Bewegungsgesetzes von Newton
Mit der Bewegung der Hände von der Wasseroberfläche nach hinten wird die Bewegung des Rumpfes in die entgegengesetzte Richtung veranlaßt.

Der Übende drückt das Wasser mit seinen Handflächen seitlich am Körper vorbei nach unten und hinten. Als Reaktion entsteht eine Bewegung des Rumpfes nach vorn oben. Soll er diese Bewegung nur im Rumpf zulassen, so ist die reaktive Bewegung eine Extension der Brust- und Lendenwirbelsäule sowie eine Flexion der Hüftgelenke.

Durch die Armbewegung von hinten nach vorn oben in Richtung Wasseroberfläche kommt es zu einer Flexion der Wirbelsäule und einer Extension der Hüftgelenke.

Der Therapeut wird zunächst die Bewegung des Rumpfes und Beckens führen, sie manuell unterstützen, bis der Patient diese Aktivität selbst übernimmt (Abb. 3.10 a, b). Eine Kontrolle über die richtige Ausführung der Bewegung erhält der Patient dadurch, daß sich der Wasserspiegel an seinem Körper nicht verändert.

Soll die Extension/Flexion ausschließlich in der Lendenwirbelsäule stattfinden und die Brustwirbelsäule stabil bleiben, berührt der Therapeut das Brustbein des

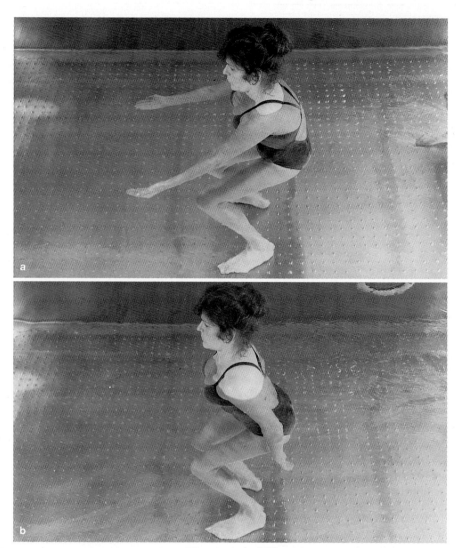

Abb. 3.10 a, b. Durch die Aktivität der Hände gegen den Strömungswiderstand erfolgt die reaktive Bewegung der Wirbelsäule, bei einer Patientin mit Rückenproblemen. **a** In Flexion. **b** In Extension

Patienten in Höhe des Wasserspiegels. Diese Hilfe dient der vorübergehenden Kontrolle.

Anwendung von Turbulenzen
Die wie ein Sog wirkende turbulente Strömung wird durch den Therapeuten hergestellt. Um die Flexion der Lendenwirbelsäule zu veranlassen, werden die Turbulenzen am Rücken des Patienten in Höhe des lumbosakralen Übergangs durchgeführt.

Der Patient erhält den Auftrag, die Bewegung zuzulassen, ohne die Beinstellung zu verändern.

Die in Höhe der unteren BWS produzierten Turbulenzen bewirken eine Flexion der LWS und der BWS. Dabei bleiben die Füße am Boden, die HWS wird flektiert.

Bei seitlich am Körper in Hüfthöhe ausgeführten Turbulenzen wird die Lendenwirbelsäule in die Lateralflexion gezogen. Diese Maßnahme sollte in labiler Ausgangsstellung, mit einer engeren Beinstellung, durchgeführt werden, da sonst die Wirkung des Sogs nicht ausreicht, um eine Lateralflexion zu erreichen.

Verbesserung der statischen und dynamischen Kraft der Rumpfmuskulatur

Betrachtet man die vielen unterschiedlichen, sehr komplexen Bewegungsabläufe, die wir während der Verrichtungen des täglichen Lebens durchführen, so benötigen wir für den jeweiligen Bewegungszweck unterschiedliche Arbeitsformen der Muskulatur. Bei fast allen Bewegungen werden die Muskeln dynamisch beansprucht. Die Kontraktionsform ist auxotonisch, eine Kombination aus isometrischer (haltender) und isotonischer (bewegender) Kontraktion, die sowohl konzentrisch wie exzentrisch sein kann. Für eine zweckgebundene Aktivität setzen wir Muskeln ein, die speziell auf die Haltearbeit oder auf Bewegungsarbeit ausgerichtet ist. Um eine Handlung durchführen zu können, müssen wir Teile des Körpers gegen die Unterlage stabilisieren. Dabei wird reine statische Muskelarbeit geleistet, die die dynamische Arbeit, die zielgerichtete Bewegung erst ermöglicht. Wie schwierig eine gezielte Bewegung ohne stabilisierende Arbeit ist, sehen wir an den im schwerelosen Zustand arbeitenden Astronauten. Die Bewegungsqualität im Wasser ist der ihren im Tempo und im Präzisionsgrad sehr ähnlich. Die Bewegungen sind langsam und finden kein Ende, sie laufen im Körper weiter. Statische Arbeit kann im Wasser nur bei Widerlagerung gegen den Boden, eine Wand oder gegen den Strömungswiderstand erfolgen. Schnelle Bewegungen, wie die Schwimmbewegungen, werden an der Strömung widergelagert und im Rumpf stabilisiert.

Für die verschiedenen Kontraktionsformen benötigt der Muskel Energie, die auf aerobem oder anaerobem Weg, je nach Belastungsintensität und Dauer, bereitgestellt wird (De Marées 1981; De Marées u. Mester 1982). Die Energiebereitstellung und -nachlieferung sind leistungsbestimmende Faktoren für die Muskeltätigkeit. Auf anaerobem Weg kann die Energie nur für kurze Zeit verfügbar sein. Auf aerobem Weg wird die Energie in kleinen Mengen, jedoch für längere Zeit bereitgestellt. Die statische Muskelarbeit wird bei isometrischer Kontraktion geleistet, mit dem Kriterium der raschen Ermüdbarkeit. Abhängig von der Intensität des Krafteinsatzes kann die Kontraktion nur für begrenzte Zeit aufrechterhalten werden. Mit steigendem Krafteinsatz wächst der Muskelinnendruck, so daß die Kapillaren gedrosselt werden. Durch den Anstieg des peripheren Gefäßwiderstands verändern sich die hämodynamischen Parameter, der Blutdruck und die Pulsfrequenz steigen (Ehrenberg 1989). Bei einem Krafteinsatz von 50 % der maximalen Leistung ist der Organismus bereits gezwungen, den Energiebedarf auf anaerobem Weg zu decken. Dazu ist der Organismus nur für begrenzte Zeit in der Lage. Die Folge ist, daß sich die Haltezeit verkürzt. Bei geringer Belastung ist die Haltezeit unbegrenzt, da die Versorgung der Muskulatur auf aerobem Weg, d. h. mit Sauerstoff, möglich ist.

Es besteht also bei statischer Muskelarbeit eine enge Beziehung zwischen der Haltezeit und der Haltekraft: mit steigender Haltekraft nimmt die mögliche Haltezeit ab.

Die physiologischen Gesetzmäßigkeiten des Trainings sind auch für den Ungeübten gültig, und ein positiver Trainingseffekt wird durch entsprechende Maßnahmen im Wasser erreicht, wenn

1. die Belastungsintensität – die Stärke der Anspannung – bei 50–70 % der maximalen Haltekraft liegt;
2. die Dauer der Belastung – die Zeit der einmaligen muskulären Anspannung – 20–30 % der maximal möglichen Haltezeit beträgt.
Für das Verhältnis zwischen Haltekraft und Dauer der Anspannung gilt: je höher die maximale Kraft, um so kürzer ist die Haltezeit (De Marées 1981);
3. die Häufigkeit der Belastung für Untrainierte bei 30 Reizen pro Woche liegt; d. h. 3–5 Kontraktionen täglich genügen, um eine Verbesserung der statischen Kraft zu erzielen.

Diese Trainingsprinzipien zur Verbesserung der statischen Muskelkraft lassen sich nur in der Sitzhaltung optimal verwirklichen. Über den Einsatz der Arme und der Widerlagerung am Schwimmbadboden wird die Stabilisation der Rumpfmuskulatur durch das Prinzip von *actio–reactio* isoliert erarbeitet und trainiert.

Mit der Bewegung der Arme gegen den Strömungswiderstand erfolgt eine dynamische Beanspruchung der Schultergürtel-Arm-Muskulatur. Deren Kraftausdauer wird je nach Tempo der Bewegung verbessert, und auf die Schultergelenke wird ein mobilisierender Effekt ausgeübt.

Übungen
Nach vorgenommener Haltungskorrektur wird der Patient aufgefordert, seine Haltung nicht zu verändern, während er das Wasser mit seinen Händen in Hüfthöhe schnell nach vorn und nach hinten bewegt. Die Bewegung beider Arme gegen den Strömungswiderstand erfolgt gleichzeitig oder wechselseitig bei Stabilisation des Rumpfes.

Mit der großräumigen, schnellkräftigen Bewegung der Arme von der Wasseroberfläche nach hinten wird die Rückenmuskulatur, bei der Gegenbewegung die Bauchmuskulatur statisch beansprucht.

Befinden sich die Arme seitlich in Abduktion und werden sie schnellkräftig zur Hüfte heruntergezogen, so wird die seitliche Rumpfmuskulatur im Sinne einer isometrischen Anspannung beansprucht. Zieht ein Arm aus Hüfthöhe in die Abduktion, wobei die Hand das Wasser nach oben drückt, wird mit einer isometrischen Kontraktion der seitlichen Rumpfmuskulatur die Lateralflexion verhindert.

Die schnellkräftige, kurze Auf- und Abbewegung eines Arms oberhalb des Knies bewirkt eine maximale statische Beanspruchung aller an der Rotationsbewegung des Rumpfes beteiligten Muskeln. Je schneller und kürzer die Bewegung des Arms, um so stabilisierender die Wirkung auf den Rumpf.

Mit dem Tempo der Armbewegung wird der Widerstand variiert. Die Dosierung richtet sich nach der Fähigkeit des Übenden, die korrigierte Ausgangsstellung des Rumpfes zu erhalten.

Um die Rumpfmuskulatur dynamisch zu verbessern, werden die Bewegungen des Rumpfes aller bisher vorgestellten Übungen zugelassen und langsam ausgeführt. Sie werden vom Übenden bewußt unterstützt, gegebenenfalls vom Therapeuten manuell begleitet.

Unsere Bewegungen im Wasser sind dynamisch und bei Arbeit gegen den Strömungswiderstand immer mit einer auxotonischen Kontraktionsform, einem ständigen Wechsel zwischen Kontraktion und Erschlaffung, verbunden. Die in der Trainingslehre beschriebene schnelle Wirkung eines dynamischen Krafttrainings ist zunächst auf eine Verbesserung der Koordination zurückzuführen. Schon nach wenigen Tagen zeigt sich ein exakterer Bewegungsablauf, bei dem der hemmende Einfluß der antagonistischen Muskeln nachläßt und die bis dahin nicht tätigen Muskelfasern aktiviert werden. Ein objektiv nachweisbarer Kraftzuwachs eines dynamisch tätigen Muskels erfolgt jedoch erst, wenn entsprechend trainingsmethodisch gearbeitet wurde, d. h. nach mehreren Trainingswochen.

Verbesserung der Beweglichkeit des Hüftgelenks durch Dehnung einzelner Muskelgruppen

Hollmann und Hettinger (1976) betrachten die Gelenkigkeit, auch Flexibilität genannt, als motorische Beanspruchungsform. Sie ist der willkürlich mögliche Bewegungsbereich in einem oder in mehreren Gelenken, der durch passive Bewegungen erweitert werden kann. Durch passive Dehnungen verlängern sich die kontraktilen Strukturen eines Muskels, wenn die Zugbelastung mehrere Sekunden (20 s nach dem Streching-Verfahren) anhält. Erst dann erfolgt eine Beeinflussung des kollagenen Bindegewebes (Müllemann 1987).

Der Einfluß des Auftriebs erlaubt es, verschiedene Muskelgruppen passiv zu dehnen. Voraussetzung ist, daß der Patient ein Gefühl für die Wirkung des Auftriebs erworben hat. Mit der Änderung der Körperhaltung unter der Wasseroberfläche verändert sich die Lage des KSP und des VSP; es kommt zu Gleichgewichtsreaktionen. Aus der rein passiven Dehnung wird eine aktive Dehnung, die nach ausreichender Kontrolle vom Patienten selbständig durchgeführt werden kann.

Dehnung der ischiokruralen Muskelgruppe
Der Übende erhält den Auftrag, sein rechtes Bein langsam nach vorn auszustrecken. Es bedarf einer kurzen Zeit des Abwartens, bis spürbar wird, daß das Bein vom Wasser getragen wird und der Auftrieb das Bein an die Wasseroberfläche treibt. Wie weit, ist abhängig von dem Gewicht des Beins im Verhältnis zum verdrängten Volumen und der Beweglichkeit im Hüftgelenk und in der Lendenwirbelsäule.

Um das Bein auszustrecken, ist Aktivität notwendig; der weitere Bewegungsweg erfolgt jedoch passiv. Die Dehnung wird nun aktiv verstärkt, wenn der Übende das Absinken nach hinten mit einer Hüftflexion und Rumpfextension ausgleicht (Abb. 3.11 u. 3.12).

Dehnung der Flexoren des Hüftgelenks
Der Übende bringt sein rechtes Bein aus der Sitzhaltung nach hinten. Sobald sich das Bein hinter der KLA befindet, übernimmt der Auftrieb den weiteren Bewegungsweg. Der Übende würde mit zunehmendem Auftrieb nach vorn fallen. Verhin-

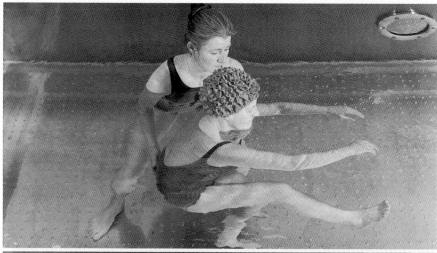

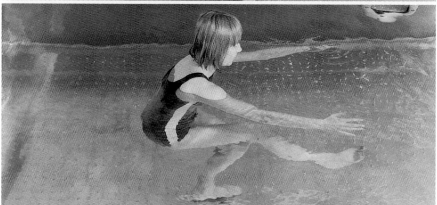

Abb. 3.11. (*Oben*) Dehnung der ischiokruralen Muskelgruppe durch den Auftrieb bei einer Patientin mit Koxarthrose rechts
Abb. 3.12. (*Unten*) Dehnung der ischiokruralen Muskelgruppe bei einer Patientin mit Morbus Bechterew, die einen Ausgleich über die LWS vornehmen kann

dert er diesen Impuls, so aktiviert er die Extensoren des Hüftgelenks des nach hinten aufgetriebenen Beins. Es folgt eine aktive Streckung der LWS und BWS, die Dehnung der Hüftgelenksflexoren verstärkt sich (Abb. 3.13). Eine Rückmeldung über die exakte Ausführung erhält der Patient durch den unveränderten Wasserspiegel. In dieser Ausgangsstellung wird die Flexion des Kniegelenks aktiv durch den Übenden selbst oder passiv durch den Therapeuten vorgenommen. Es erfolgt eine Dehnung des M. quadriceps. Mit der Stellungsänderung des aufgetriebenen Beins verringert sich die Auftriebsfläche; der Übende sinkt tiefer in das Wasser (Abb. 3.14).

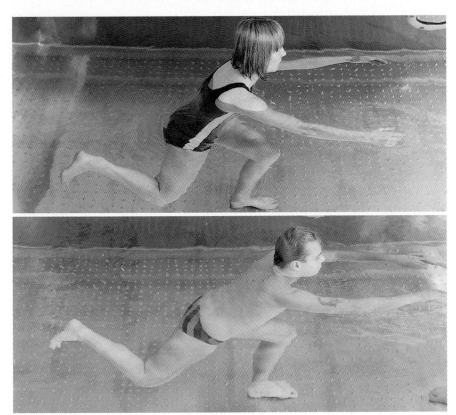

Abb. 3.13. (*Oben*) Dehnung der Flexoren des Hüftgelenks durch den Auftrieb bei einer Patienten mit Morbus Bechterew
Abb. 3.14. (*Unten*) Dehnung des M. quadriceps bei einem Patienten mit einem Flexionsdefizit des rechten Knies

Dehnung der Adduktoren
Aus der Sitzhaltung heraus hebt der Übende das rechte Bein seitlich an und läßt es bei unveränderter Rumpfhaltung vom Auftrieb in die Abduktion tragen. Um ein Umfallen zur linken Seite zu vermeiden, aktiviert er die rechte seitliche Rumpfmuskulatur im Sinne einer Lateralflexion (Abb. 3.15). Diese Übungen können vorübergehend mit Hilfe des Therapeuten durchgeführt werden, bis die Selbständigkeit erreicht ist (Abb. 3.16).

Hinweis: Es ist wenig sinnvoll, im Wasser die gleichen Dehnungsübungen, wie sie in der bekannten „Stretching-Methode" vorgestellt werden, durchzuführen. Diese Übungen erzielen ihre ausgezeichnete Wirkung durch Verlagerung des eigenen Körpergewichts oder durch Ausgangsstellung mit Halt an festen Gegenständen. Bei Anwendung im Wasser wäre der Übende auf einen sicheren Stand angewiesen und müßte im flachen, hüfthohen Wasser arbeiten. Damit entfällt die gelenkentlastende Wirkung des Auftriebs.

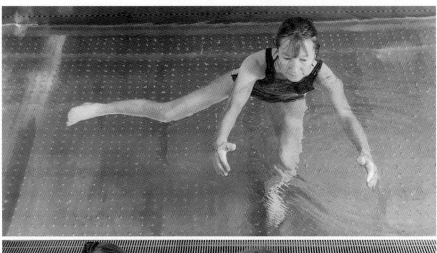
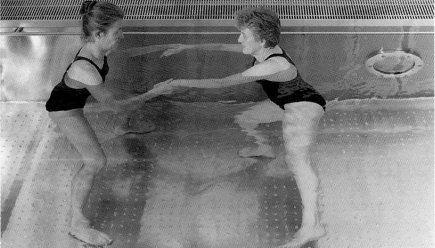

Abb. 3.15. (*Oben*) Dehnung der Adduktoren durch den Auftrieb bei einer Patientin mit Morbus Bechterew
Abb. 3.16. (*Unten*) Dehnung der Adduktoren bei einer Patientin mit einer Koxarthrose links. Der Therapeut kontrolliert, inwieweit der Auftrieb wahrgenommen wird

3.6.4 Lagewechsel

Die vorher beschriebenen Übungen sind koordinative Leistungen, die selektiv oder ganzheitlich erbracht werden. Der Auftrieb oder der Strömungswiderstand veranlassen den Übenden immer wieder zu ganz differenzierten Gleichgewichtsreaktionen.

Nach Hollmann und Hettinger (1976) wird die Koordination definiert als das Zusammenwirken von Zentralnervensystem und Skelettmuskulatur innerhalb eines gezielten Bewegungsablaufs. Die Qualität einer koordinierten Bewegung ist dadurch gekennzeichnet, daß sie gezielt, geradlinig, mühelos und zeitlich richtig durchgeführt und gestoppt wird. Mit zunehmendem Können verringert sich der Sauerstoffbedarf bei einer gegebenen Aktivität, so daß eine Ermüdung bei grober Bewegung früh, bei gekonnter Bewegung erst spät auftritt. Eine koordinierte Bewegung hängt von der Beweglichkeit der Gelenke, der vorhandenen Kraft, der Ausdauerleistungsfähigkeit und dem neuromuskulären Zusammenspiel ab. Eine Verbesserung wird durch wiederholte, variable Übung des Bewegungsablaufs erreicht.

Der Auftrieb unterstützt die Bewegungen, für die bei langsamer Ausführung wenig Energie benötigt wird. Der Krafteinsatz im Wasser ist gering und ein Gelenk kann aktuell schmerzfrei und beweglicher sein als an Land.

Die Ausführung des Bewegungübergangs von der Sitzhaltung in die Bauchlage oder in die Rückenlage kann bei einem behinderten Menschen eine hohe Anforderung an die Koordination darstellen. Im übrigen ist der Lagewechsel, der ohne Bodenkontakt bewältigt wird, eine wichtige Fertigkeit für das Schwimmen. Nach McMillan geschieht der Lagewechsel über die vertikale oder laterale Rotation (s. Kap. 4).

Für diese wasserspezifischen Geschicklichkeiten sind folgende Voraussetzungen zu erarbeiten:

1. Erfahrungen mit dem Auftrieb; Der Übende weiß, daß durch Änderung seiner Haltung Bewegung entsteht, die mühelos und ohne Kraftaufwand durchführbar ist. Die Bewegung, durch den Auftrieb veranlaßt, erfolgt langsam und ist daher sehr gut vom Übenden zu kontrollieren.
2. Die Fähigkeit automatisch in das Wasser auszuatmen.

Lagewechsel aus dem Sitz in die Bauchlage und zurück
Wir sind es gewöhnt, uns vom Boden abzudrücken, wenn wir im Wasser einen Lagewechsel vornehmen wollen. Wir springen hoch und fallen mit der gleichen Kraft des Abdrucks in das Wasser zurück. Um nicht einzusinken, setzen wir unseren Erfahrungen entsprechend sofort die Arme für die Fortbewegung ein (dynamischer Auftrieb, *Actio – Reactio*). Hier wird deutlich, wie sehr unser Bewegungsverhalten mit den Bedingungen der Schwerkraft verknüpft ist.

Ein auf natürliche Weise ausgeführter Lagewechsel geschieht ebenfalls nach dem Prinzip von *Actio – Reactio,* nämlich durch Druck der Hände gegen das Wasser. Um aus der Bauchlage zum Sitz oder Stand zu kommen, wird der Übende das Wasser mit seinen Händen schnellkräftig auf den Schwimmbadboden und nach hinten drücken. Gleichzeitig werden beide Knie zum Bauch hin unter den KSP gezogen, so daß die Füße auf den Boden gelangen. Auch wenn der Kopf über Wasser bleibt, erfolgt dieser Lagewechsel automatisch – wir denken darüber nicht nach.

Ein Patient, der aufgrund des Verlusts seiner Muskelkraft solche Aktivitäten nicht ausführen kann, wird diesen elementaren Bewegungsablauf unter Zuhilfenahme des Auftriebs bewerkstelligen.

Die Bauchlage ist, bedingt durch die Form des Brustkorbs, generell die stabilere Lage, der KSP liegt im Vergleich zur Rückenlage tiefer am VSP. Für die Einatmung muß der Patient einen Wechsel in die Rückenlage vornehmen können. Bei fehlenden Beinfunktionen – d. h. Stehen ist nicht möglich – erfolgt der Lagewechsel durch Druck der Hände gegen das Wasser mit einer Drehung um die KLA (nach McMillan „laterale Rotation"). Fehlt auch die dafür notwendige Armkraft, ist die Rückkehr in die Rückenlage durch Änderung der Körperhaltung unter der Wasseroberfläche zwar möglich, aber doch außerordentlich erschwert.

Methodische Hilfen: Eine stabile Bauchlage setzt voraus, daß der Kopf in das Wasser eintaucht. Im methodischen Ablauf wird sie erst bei sicherer Ausatmung angewandt.

Für den Übenden, der die Füße auf den Boden bringen kann, ist es zunächst leichter, aus der Sitzhaltung in die Bauchlage zu gleiten, da er eine gute Orientierung nach vorn hat. Die Füße behalten lange Bodenkontakt, der Kopf taucht spät in das Wasser ein.

Vom Sitz zur Bauchlage
Der Patient befindet sich in der Sitzhaltung, der Therapeut steht neben ihm und fixiert, um das Wegspringen vom Boden zu verhindern, den Fuß des Patienten am Boden. Der Übende gleitet auf den Arm des Therapeuten. Wenn er in der Lage ist, den Einfluß des Auftriebs wahrzunehmen, erfolgt dieser Kontakt ohne Druck und Halt. Die Knie- und Hüftgelenke sowie die Wirbelsäule sind in dieser Schräglage gestreckt (Abb. 3.17).

Taucht der Übende den Kopf ausatmend in das Wasser, so verändert sich der Auftrieb, das Becken und die Beine treiben weiter auf.

Aus der Bauchlage zum Sitz bzw. Stand
Erfolgt die Bewegung langsam, unter Mithilfe des Auftriebs, so muß der Übende aus der Bauchlage zur Päckchenlage kommen. Diese Ausgangsstellung ist durch die Lage des KSP stabil, die Füße befinden sich unter dem Körper und können mühelos auf den Boden aufgesetzt werden.

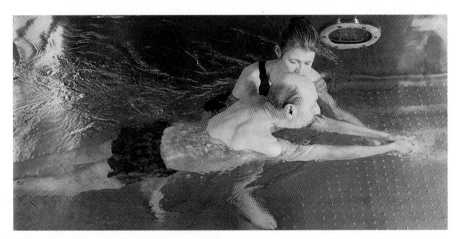

Abb. 3.17. Gleiten aus der Sitzhaltung in die Bauchlage durch Unterstützung des Therapeuten bei einem Patienten mit einer Hemiplegie links

Für diesen Bewegungsablauf steht der Therapeut neben dem in Bauchlage befindlichen Patienten. Dessen Hände berühren, wenn nötig, den Arm des Therapeuten.

Der Übende wird aufgefordert, den Kopf in das Wasser einzutauchen und gleichzeitig die Knie unter den Bauch zu ziehen, um die Füße auf dem Boden aufsetzen zu können. Das allmähliche Anbeugen beider Beine kann vom Therapeuten unterstützt oder geführt werden. Dabei ist die Flexion der Lendenwirbelsäule zu beachten und evtl. zu üben. Die Arme des Übenden lösen sich vom Therapeuten oder ziehen schnellkräftig nach unten auf den Schwimmbadboden.

Bei diesem zunächst unterstützten Bewegungsablauf kann der Kopf noch über Wasser gehalten und das Ausatmen allmählich geübt werden.

Maßnahmen in der Bauchlage zur Mobilisation des Hüftgelenks

Der Therapeut steht seitlich an der betroffenen (z. B. der linken) Hüfte des Patienten. Er fixiert mit seinem rechten Fuß die linke Fußspitze des Patienten auf dem Schwimmbadboden. Der Patient gleitet aus dem Sitz auf den Arm des Therapeuten, der die betroffene Hüfte nach vorn unten in die Extension führt (Abb. 3.18).

Bei gleicher Ausgangsstellung und Fixation durch den Therapeuten erhält der Übende den Auftrag, sein rechtes Bein vom Boden zu lösen und langsam gebeugt unter den Bauch zu ziehen. Mit dieser Bewegung ändert sich der Auftrieb. Die linke Hüfte treibt in Flexion auf, und durch den Bodenkontakt verstärkt sich die Innenrotation im linken Hüftgelenk. Der Therapeut führt das linke Hüftgelenk in die Extension und Außenrotation. Mit dem Eintauchen des Gesichts in das Wasser verstärken sich Innenrotation und Flexion des Hüftgelenks nochmals, die passiv durch den Therapeuten oder aktiv durch den Patienten verhindert werden. Die Übung wird im Atmungsrhythmus mehrmals wiederholt, wenn der Patient ohne Angst in das Wasser ausatmen kann. Bei unsicheren Patienten wird auf das Eintauchen des Kopfes zunächst verzichtet (Abb. 3.19).

Lagewechsel aus dem Sitz in die Rückenlage und zurück

Der Lagewechsel vom Stand oder Sitz in die Rückenlage erfolgt auf natürliche Weise mit einem besonders kräftigen Abdruck vom Schwimmbadboden. Dagegen wird die Bauchlage behutsamer, eher durch Gleiten eingenommen. Der erfahrene Schwimmer wird sofort mit dem Eintauchen in das Wasser die Arme für die Fortbewegung einsetzen.

Die natürlichste Art, sich aus der Rückenlage in den Stand zu begeben, erfolgt durch das Prinzip von *Actio* und *Reactio*. Der Übende zieht seine Hände schnellkräftig von hinten nach vorne durch das Wasser. Er nützt den Strömungswiderstand, um seine Ausgangsstellung im Wasser zu verändern (Abb. 3.20a, b).

Der unerfahrene Patient springt vom Boden weg und fällt mit der gleichen Kraft, mit der er sich vom Boden abdrückt, rückwärts in das Wasser. Er gerät in Panik, wenn er bis dahin nicht gelernt hat, mit der Atmung auf das Wasser zu reagieren.

Will dieser Patient aus der Rückenlage in den Stand oder in die Sitzhaltung zurückkehren, wird er zunächst mit seinen Füßen den Schwimmbadboden zu erreichen versuchen. Selbst durch kräftigen Abdruck mit seinen Händen gegen das Was-

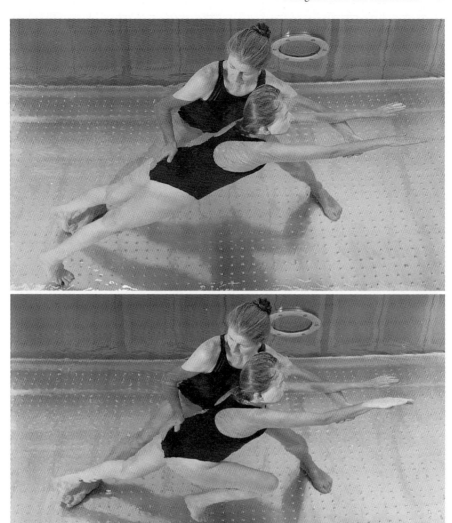

Abb. 3.18. (*Oben*) Dehnung der Flexoren des linken Hüftgelenks bei einer Patientin mit einer Koxarthrose links. Der Therapeut fixiert den Fuß des betroffenen Beins am Boden
Abb. 3.19. (*Unten*) Mobilisation des Hüftgelenks in Extension und Außenrotation bei einer Patientin mit Koxarthrose links

ser gelingt es ihm nicht, da ihn der starke Auftrieb am Rumpf an der Wasseroberfläche hält. Der ungeübte, unsichere Patient sollte lernen, wie er unter Ausnutzung des Auftriebs diesen Lagewechsel vornehmen kann. Das ist besonders mit den Patienten zu erarbeiten, die aufgrund ihrer Erkrankung oder Behinderung nicht die nötige Muskelkraft aufbringen können, um den Abdruck gegen den Strömungswiderstand zu bewerkstelligen.

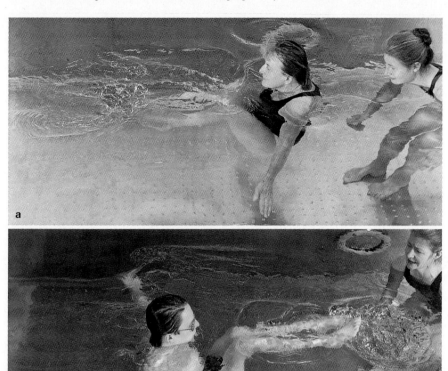

Abb. 3.20 a, b. Lagewechsel aus der Rückenlage in die Bauchlage. **a** Bei einer Patientin mit Koxarthrose links, die aus der Rückenlage zum Stand kommt. **b** Bei einem Patienten mit einer Paraplegie (L1 inkompl., L4 kompl.), der durch Abdruck der Hände gegen das Wasser seine Ausgangsstellung ohne Bodenkontakt verändern muß

Methodische Hilfen: Der Bewegungsablauf erfolgt unter Mithilfe des Auftriebes langsam und kontrolliert. Der Übende hat Zeit wahrzunehmen, daß durch Änderung seiner Körperhaltung Bewegung entsteht.

Die Hilfen des Therapeuten garantieren dem Übenden einen schnellen Erfolg. Für den Anfänger sind sie eine wichtige Information, die ihm die nötige Sicherheit vermittelt, die gewünschte Aktivität auszuführen. Dabei sind die Handhabungen des Therapeuten so verhalten wie möglich und werden mit zunehmender Bewegungserfahrung abgebaut.

Aus dem Sitz in die Rückenlage
Der Patient taucht mit seinen Schultern in das Wasser ein. Der Therapeut steht seitlich vom Patienten, eine Hand liegt an seinem Rücken in Höhe des angenommenen KSP, ungefähr bei S1. Die andere Hand hält durch Druck auf das Knie den Fuß des Patienten am Boden. Diese Hilfestellung am Knie ist für den Anfang notwendig, da der Patient sich aus Gewohnheit vom Boden abdrücken möchte (Abb. 3.21 a–c). Der Patient erhält den Auftrag, sich mit den Schultern auf das Wasser zu legen, dabei treiben Becken und Hüftgelenke an die Wasseroberfläche. Die Hand des Therapeuten löst sich vom Knie des Patienten, sobald dieser das Auftreiben der Beine spürt. Die einzige, vom Auftrieb unterstützte Aktivität des Übenden ist das Strecken der Hüfte. Der therapeutische Aspekt dieser Hilfe ist die Dehnung der Flexoren des Hüftgelenks.

Ein Patient mit einer Hemiplegie erlernt diesen Bewegungsübergang, um seine Selbständigkeit für das Schwimmen zu erarbeiten. Die Handhabungen des Therapeuten sind hier unerläßliche taktile Hilfen, um den Lagewechsel ökonomisch zu gestalten. Dabei hält der Patient die Arme spastikhemmend für den hemiplegischen Arm vor dem Körper (s. Abb. 7.15).

Aus der Rückenlage zum Sitz
Der Bewegungsübergang erfolgt durch den Auftrieb; der Übende verändert seine Körperhaltung zunehmend unter der Wasseroberfläche zur Päckchenlage. Voraussetzung ist, daß der Übende den Kopf in das Wasser eintauchen und automatisch in das Wasser ausatmen kann. Der gesamte Bewegungsablauf erfolgt sehr langsam und behutsam und ist Folge der sich verändernden Auftriebsverhältnisse (Abb. 3.22 a–c).

Der Therapeut steht neben dem Übenden, eine Hand berührt seinen Rücken in Höhe des KSP. Mit dem Auftrag, das Kinn auf die Brust zu ziehen (Flexion der HWS), sinkt der KSP (Hüftgelenk bzw. Beckenbereich sind potentiell beweglich) tiefer – das muß abgewartet werden –, die Arme bleiben vorne an der Wasseroberfläche, die Beine werden angebeugt. Durch die allmähliche Änderung der Körperhaltung unter Wasser entsteht Bewegung, d. h. der Übende rollt, die Füße gelangen unter den KSP und werden auf den Boden aufgesetzt.

Eine Variante, den Stand einzunehmen, ist das Herausheben beider Arme aus dem Wasser (Bewegung durch Reduzierung der Auftriebsfläche), dadurch sinken die Beine sehr schnell auf den Boden. Durch rechtzeitiges Anbeugen in den Hüft- und Kniegelenken sowie gleichzeitige Flexion der HWS wird dieser Bewegungsablauf beendet.

Der Therapeut führt den Bewegungsübergang bei den Patienten, die große Probleme haben, sich aus der Rückenlage zur Päckchenlage einzurollen. Er steht neben dem in Rückenlage befindlichen Patienten. Ein Arm liegt unter den Oberschenkeln, der andere am Rücken in Höhe der oberen Brustwirbelsäule.

Er fordert den Patienten auf, das Kinn auf die Brust zu ziehen. Der Therapeut unterstützt oder führt das Einrollen zur Päckchenlage. Durch den Kontakt an Rücken und Beinen erfährt der Übende die nötige Sicherheit, mit dem er, bei langsamer Bewegung, ein Gefühl für die korrekte Ausführung entwickelt. Die mühelose Handhabung gibt dem Therapeuten die Gewißheit, daß seine Maßnahmen

64 Die Behandlung im Wasser unter Berücksichtigung der Hydromechanik

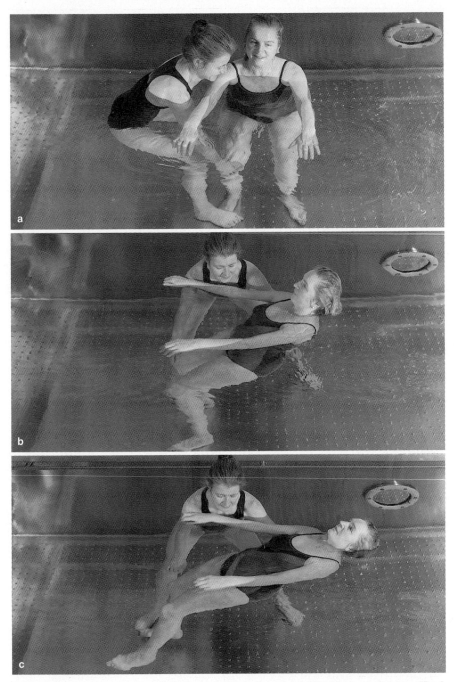

Abb. 3.21 a–c. Lagewechsel aus dem Sitz in die Rückenlage durch Mithilfe des Auftriebs. **a** Handhabung des Therapeuten. **b** Zurücklegen auf das Wasser durch Streckung der Hüften. **c** Auftreiben der Beine

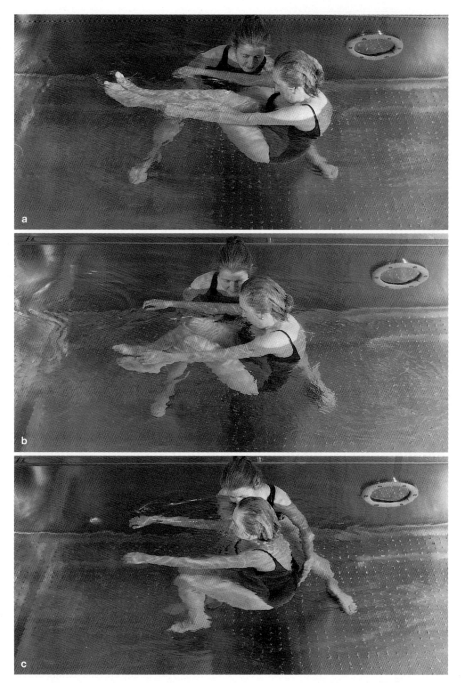

Abb. 3.22 a–c. Lagewechsel aus der Rückenlage zum Sitz durch Mithilfe des Auftriebs. **a** Während der Patient sich einrollt, liegt die Hand des Therapeuten etwa am Körperschwerpunkt des Patienten. **b** Der Patient beugt die Beine. **c** Der Patient bringt die Füße auf den Boden

richtig sind. Er darf den Übenden niemals heben; die Bewegung, die durch den Auftrieb erfolgt, muß abgewartet werden können.

Die Unterstützung des Bewegungsablaufs wird über mehrere Übungseinheiten solange wiederholt, bis sowohl für den Patienten als auch für den Therapeuten ein deutlicher Fortschritt an Sicherheit eintritt. Der Therapeut kontaktet nur noch am Körperschwerpunkt, bis er später seine Hilfen ganz aufgibt.

Führt ein Patient mit einer Hemiplegie diesen Bewegungsablauf selbständig unter Ausnutzung des Auftriebs durch, wird er bereits in der Rückenlage den hemiplegischen Arm hemmen. Durch diese Armhaltung bringt er Gewicht zur Körpermitte, der KSP sinkt tiefer. Während er sich zur Päckchenlage einrollt, zieht er das nichtbetroffene Bein über das hemiplegische Bein, um mit einer rechtzeitigen Flexion im Kniegelenk beide Füße auf den Boden zu bringen.

Dem Hemiplegie-Patienten können für diesen Bewegungsübergang auch noch umfassendere Hilfen gegeben werden: Der Therapeut steht auf der hemiplegischen Seite des Patienten und bahnt, wie bereits beschrieben, die Bewegung aus der Rückenlage in die Päckchenlage. Mit zunehmender Rumpf- und Hüftflexion des Patienten bringt der Therapeut das hemiplegische Bein in die Knieflexion, damit die Ausgangsstellung Sitz möglich wird (s. Abb. 7.16).

3.6.5 Aspekte der Rückenlage

Übt der Patient in der Sitzhaltung, befindet er sich in einer ihm bekannten Situation. Er hat, wenn auch unter erschwerten Bedingungen, eine gute Orientierung im Raum und an seinem Körper. Liegt der Patient in der Rückenlage auf dem Wasser, so ist er sehr verunsichert. Das Hören ist erschwert, denn die Ohren befinden sich unter der Wasseroberfläche. Seine optischen Informationen sind reduziert auf den großen weiten Raum über ihm. Darüber hinaus hat er seine Unterstützung aufgegeben und muß mit seinem Gleichgewicht ringen. Er verhält sich nun so wie unter Schwerkraftverhältnissen, d. h. er sucht mit seinen Händen nach einem Halt. Zu beobachten ist ein ständiges Bewegen der Hände, er rudert oder schlägt mit den Armen. Gleichzeitig spannt er seine Muskulatur an, erkennbar u. a. an einer starken Hüftflexion. Der Therapeut tastet eine hohe Bauchmuskelaktivität, die der Patient trotz Unterstützung nicht aufgeben kann. Arme und Beine können abduziert gehalten werden.

Das Schlagen der Arme würde den Patienten weiter unter die Wasseroberfläche bringen. Sein Ziel, über Wasser zu bleiben, erreicht er auf diese Weise nie. Die Anspannung der Muskulatur, besonders der Hüftbeuger, hält seinen KSP tief, das Drehmoment verstärkt sich. Auch mit dieser unbewußten Aktion sinkt er tiefer in das Wasser.

Die meisten Menschen kennen die Wirkung des Auftriebs nicht, sie wissen nicht, daß sie durch entsprechende Maßnahmen sehr behaglich, ruhig und entspannt in der Rückenlage liegen können. Es ist die Aufgabe des Therapeuten, den Patienten diese wunderbare Erfahrung machen zu lassen.

Hinweis: Maßnahmen in der Rückenlage, die mit Auftriebskörpern durchgeführt werden, geben dem Patienten Sicherheit, aber er kann damit die wichtige wasserspezifische Erfahrung des Auftriebs nicht machen. Er wird stets von der Hilfe des Therapeuten und den Auftriebskörpern abhängig sein und spezielle Übungen in einem öffentlichen Schwimmbad sicher nicht durchführen können. Die Absicherung durch stark mit Luft gefüllte Auftriebskörper wie Reifen und/oder Halskrausen, haben außerdem den Nachteil, daß sich dadurch die Körperlage des Patienten im Wasser verändert: Die Halswirbelsäule ist flektiert, die Hüften sinken ab. Diese Stellungsänderung muß bei der Behandlung berücksichtigt werden. Es erscheint daher sinnvoll, auf *Auftriebskörper zu verzichten* und in einer achsengerechten Ausgangsstellung zu üben, bei der die Wirkung des Auftriebs als ein methodisches Mittel eingesetzt wird.

Um in der Rückenlage arbeiten zu können, sollte zunächst der Übergang von der Sitzhaltung in die Rückenlage und zurück erarbeitet werden. Es ist eine Übung, bei der der Patient in hohem Maße erfahren kann, wie leicht und mühelos das Bewegen im Wasser ist, daß es langsam und daher für den Übenden kontrollierbar erfolgen kann. Dieser Lagewechsel kann oder muß evtl. auch weiterhin durch den Therapeuten unterstützt oder je nach Zielsetzung mit Druck gegen den Wasserwiderstand durchgeführt werden.

Die Rückenlage ist eine Ausgangsstellung für weitere Maßnahmen. Sie selbständig zu erhalten oder mit Hilfe des Therapeuten als sicher zu erfahren, ist die Voraussetzung für eine Behandlung sowie für das Schwimmen.

Ziel der Erarbeitung der Rückenlage sollte es sein, daß sich der Patient auf dem Wasser liegend wohlfühlt. Für den Therapeuten ist das an der entspannten Mimik sowie der ruhig und rhythmisch verlaufenden Atmung erkennbar.

Die selbständige Rückenlage ist davon abhängig, wie KSP und VSP zueinander liegen. In dieser Lage ist bei vielen Menschen, besonders bei Männern, ein Drehmoment fußwärts zu beobachten (Abb. 3.23). Die Beine sinken, wenn ihr Auftrieb geringer als der des Rumpfes ist. Sie treiben wieder auf, sobald der Übende seine Arme unter der Wasseroberfläche langsam in Flexion bringt (Stabilität durch Änderung der Körperhaltung unter Wasser). Würde er die Arme schnellkräftig bewegen, so würde der Körper nach dem Prinzip von *Actio – Reactio* fußwärts treiben. Bei gleicher Armbewegung an Land würde der Mensch nur seine Armaktivität erleben und die Lage des Körpers im Raum würde unverändert bleiben.

Die Arme verdrängen wenig Wasser im Verhältnis zu ihrem Gewicht. So wird in erster Linie Gewicht an den auftriebsstarken Rumpf gebracht, so daß er hier tiefer in das Wasser eintaucht. Der KSP und der VMP verändern ihre Lage zueinander, sie nähern sich, und die Beine treiben auf. Wenn nötig, wird das Drehmoment weiter ausgeglichen, indem die Fingerspitzen aus dem Wasser gehoben werden (Stabilität durch Reduzierung der Auftriebsfläche).

Im Wasser wird die stabile oder labile Rückenlage von den konstitutionellen Voraussetzungen eines jeden Menschen bestimmt. Darüber hinaus ist aufgrund der Erkrankung oder Behinderung vorauszusehen, wie der Patient in der Rückenlage liegen wird.

Beispiel: Ein Patient mit einer Skoliose wird ein Drehmoment zur konkaven Seite zeigen, da die konvexe Rumpfseite eine größere Auftriebsfläche bietet. Das gleiche Phänomen wird bei einem Patienten mit einer Hemiplegie auftreten. Dieser Patient dreht zur hemiplegischen Seite (Abb. 3.24). Befindet sich der hemiplegische Arm im pathologischen Flexionsmuster, verschiebt sich der KSP nach lateral, und das Rollen um die KLA verstärkt sich zur hemiplegischen Seite.

Bei intakter Oberflächen- und Tiefensensibilität wird dieser Patient der Drehbewegung spontan mit einer Kopfbewegung zur nichtbetroffenen Seite entgegenwirken. Bei Verlust der Sensorik aber rollt der Patient weiter.

Ein Patient mit einer Paraplegie wird oft, abhängig von seiner Konstitution, ein Drehmoment fußwärts ausgleichen müssen. Nur wenige Patienten mit dieser Behinderung werden ohne Hilfe die Rückenlage halten können. Der in Abbildung 3.25 gezeigte Patient mit einer inkompletten Läsion unterhalb des 1. Lendenwirbelsegments und einer kompletten unterhalb L 4 liegt aufgrund einer Körperlänge entspannt in Rückenlage auf dem Wasser.

Ein Patient mit einer Koxarthrose und dem Befund eines Streckdefizits wird durch die Fehlstellung auf dieser Beckenseite tiefer in das Wasser sinken. Eine asymmetrische Wasserlage ist bereits in einem frühen Stadium der Erkrankung erkennbar. Die Auftriebsveränderung kann sowohl auf eine leicht atrophierte als auch kontrakte Muskulatur zurückzuführen sein (Abb. 3.26).

Vorgehensweise bei Übungen in der Rückenlage
In dieser Ausgangsstellung ist die verbale Kommunikation außerordentlich erschwert. Es passiert immer wieder, daß der auf dem Rücken liegende Patient den Kopf aus dem Wasser hebt, um die Ansage des Therapeuten hören und verstehen zu können. Er stellt fest, daß er durch diese Aktivität tief in das Wasser sinkt, seine Unsicherheit verstärkt sich wieder. Um das zu verhindern, erhält der Patient die nötigen Informationen, *bevor* er die Rückenlage einnimmt. Die Instruktion beinhaltet lediglich die vom Therapeuten durchzuführenden Aktivitäten geschehen zu lassen. Die Übungssequenz ist bei einem unsicheren Patienten noch kurz; sie wird verlängert, sobald er sich in dieser Ausgangsstellung wohler fühlt. Erst wenn er ausreichende Erfahrungen gesammelt hat, kann er sich akustisch orientieren und taktile Informationen erkennen. Dann kann er auch in der Rückenlage liegend angesprochen werden, ohne seine Lage im Wasser zu verändern. Die Lautstärke, die der Therapeut für seine Ansage einsetzt, hängt davon ab, wie unruhig das Umfeld durch andere im Wasser tätige Patienten und Therapeuten ist. Bei ruhigem Wasser kann in normaler Lautstärke gesprochen werden; der Therapeut kann sich außerdem zum Ohr des Übenden neigen.

3.6.6 Sicherung der Rückenlage

Der noch unsichere Patient hält, solange er keine anderen Erfahrungen macht, die muskuläre Spannung, besonders die der Bauchmuskulatur und der Flexoren der Hüftgelenke, aufrecht (Abb. 3.27). Sie muß zunächst abgebaut werden, um aus hydromechanischer Sicht eine verbesserte Wasserlage zu erreichen. Unter physiolo-

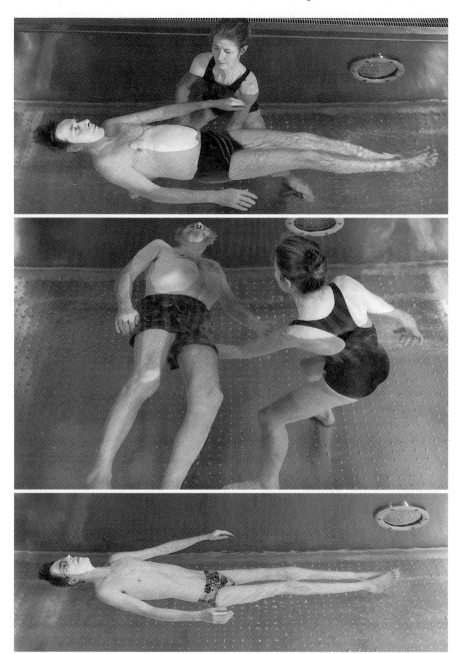

Abb. 3.23. (*Oben*) Der Patient (Morbus Bechterew) befindet sich in einer instabilen Lage, die Beine sinken ab
Abb. 3.24. (*Mitte*) Der Patient (Hemiplegie links) rollt zur hemiplegischen Seite
Abb. 3.25. (*Unten*) Der Patient (Paraplegie, L1 inkompl., L4 kompl.) befindet sich in einer stabilen Rückenlage

gischen Gesichtspunkten vermeiden die Maßnahmen zur Senkung des Muskeltonus eine unnötige Herz-Kreislauf-Belastung. Das sensomotorische Ziel ist erreicht, wenn der Patient die Entspannung der Muskulatur wahrnimmt. Bei einem Patienten mit einer spastischen Parese dienen diese Maßnahmen dazu, den pathologischen Muskeltonus herabzusetzen, um ökonomische Bewegungen zu veranlassen.

Maßnahmen zur Senkung des Muskeltonus
1. Der Therapeut bewegt den Patienten *schlängelnd* durch das Wasser. Seine Bewegungen, die die Lateralflexion des Rumpfes bewirken, können großräumig und langsam oder kurz und schnell sein:
   – Der Therapeut steht seitlich vom Patienten, seine Hände liegen dabei rechts und links an dessen Becken. Die schlängelnde und schwingende Bewegung des Rumpfes und der Beine erfolgt vom Becken aus. Befinden sich die Arme in Flexion, vergrößert sich die Widerstandsfläche, und die Dehnung der seitlichen Rumpfmuskulatur wird intensiviert (Abb. 3.28).
   – Der Therapeut steht hinter dem Kopf des Patienten, seine Hände liegen rechts und links an dessen Rumpf. Sehr ängstliche Patienten berühren zunächst mit ihrem Kopf die Schulter des Therapeuten (Abb. 3.29).
   – Der Therapeut steht zwischen den abduzierten Beinen des Patienten, seine Hände liegen rechts und links an dessen Becken, die schwingende Bewegung erfolgt nur im Rumpf (Abb. 3.30).
2. James McMillan beschreibt die Drehung des Körpers um seine Längsachse als *laterale Rotation*. Um sie passiv auszuführen, steht der Therapeut seitlich vom Patienten, seine Hände liegen rechts und links an dessen Becken. Ohne den Patienten aus dem Wasser zu heben, dreht er ihn langsam nach rechts/links in die Seitlage.

Hydromechanischer Aspekt: Die Auftriebsverhältnisse ändern sich, und der Patient wird bei gleichzeitiger Rotation und Lateralflexion der Halswirbelsäule in die Lateralflexion bewegt. Da das Gesicht für die Atmung automatisch über Wasser gehalten wird, kommt es gleichzeitig zur Kopf- und Atmungskontrolle. Die dem Schwimmboden zugewandte seitliche Rumpfmuskulatur wird gedehnt (Abb. 3.31).

Methodische Hinweise: Bei allen Maßnahmen ist der Blick des Therapeuten dem Patienten zugewendet. Er muß ihn beobachten, um ein Untertauchen des Gesichts zu vermeiden.

Der Therapeut darf den Patienten niemals heben. Ihm selbst muß stets die Wahrnehmung des Auftriebs erhalten bleiben. Die Hände des Therapeuten bieten dem Übenden ausschließlich eine Orientierung für seine Lage im Wasser, die er sonst nur erkennen kann, wenn er sich anspannt, was für die weitere Arbeit nicht wünschens-

---

Abb. 3.26. (*Oben*) Die Patientin (Koxarthrose links) rollt geringfügig nach links
Abb. 3.27. (*Mitte*) Die Patientin (chronische Rückenbeschwerden) versucht durch Anspannung der Bauchmuskulatur und durch Abduktion der Arme die Ausgangsstellung zu stabilisieren
Abb. 3.28. (*Unten*) Entspannung der Rumpfmuskulatur durch Bewegen gegen den Strömungswiderstand von der Rumpfmitte aus

Übungsauswahl und Maßnahmen 71

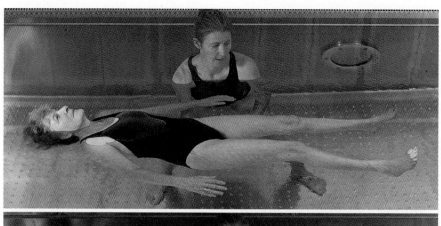

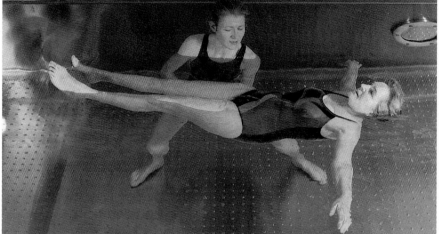

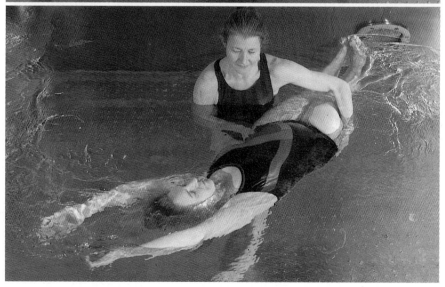

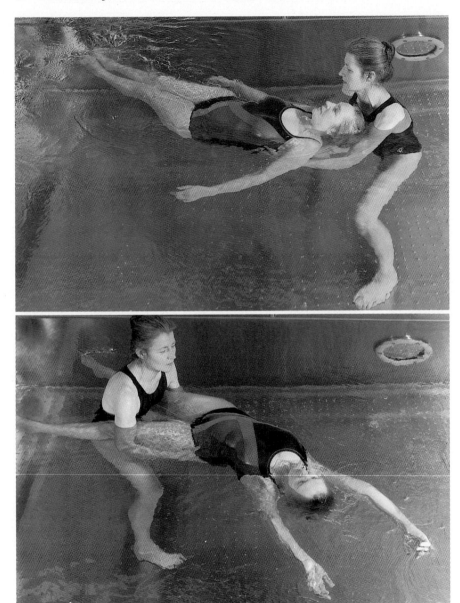

Abb. 3.29. (*Oben*) Die Dehnung der seitlichen Rumpf- und Beinmuskulatur erfolgt durch eine schwingende Bewegung aus Höhe der Schulterblätter
Abb. 3.30. (*Unten*) Die Dehnung der Rumpfmuskulatur erfolgt durch eine schwingende Bewegung aus Höhe des Beckens

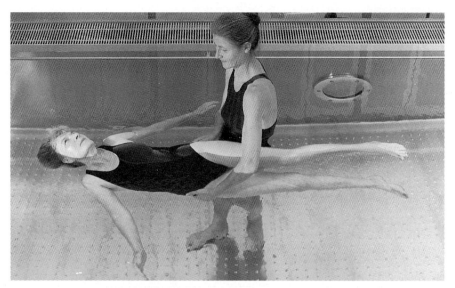

Abb. 3.31. Durch Drehung um die Körperlängsachse erfolgt eine Dehnung der seitlichen Rumpfmuskulatur bei einer Patientin mit einer Koxarthrose links

wert ist. Die Aktivität erfolgt langsam, um dem unsicheren Patienten die Möglichkeit der Kontrolle zu geben.

Maßnahmen zur Verbesserung des Gleichgewichts
Ist der Patient entspannt, so wird der Therapeut seinen Kontakt vom KSP in die Peripherie verlagern, um das Gefühl des Patienten für das Gleichgewicht zu verbessern. Der Therapeut berührt die Kniekehlen, dann die Fersen, bis der Patient schließlich ohne Hilfe auf dem Wasser liegen kann (Abb. 3.32–3.34). Befinden sich die Arme dabei in Abduktion, so hat der Übende eine zusätzliche Stabilität. Er sichert sein labiles Gleichgewicht um die Körperlängsachse und verhindert ein Absinken nach rechts oder links. Abhängig von der Konstitution und den damit verbundenen Auftriebsverhältnissen, kann der Mensch sehr stabil in der Rückenlage auf dem Wasser liegen, wenn sich die Arme neben dem Körper oder in Flexion befinden. Die Labilität um die Körperlängsachse bleibt je nach Körperbreite oder durch die krankheitsbedingten Asymmetrie bestehen.

Methodische Hinweise: Die selbständige Wasserlage muß nicht in der ersten Übungseinheit erlernt werden. Falls der Patient dies doch erreicht, kann es durchaus sein, daß diese Lage in der folgenden Behandlungseinheit wieder erarbeitet werden muß, bis schließlich die Erfahrung automatisiert ist. Bei vielen Patienten bleibt das Drehmoment fußwärts oder seitwärts trotz Überprüfung und Übung bestehen. Bei allen weiteren Maßnahmen wird der Therapeut durch seinen Kontakt im KSP ein Absinken verhindern (Abb. 3.35a, b).

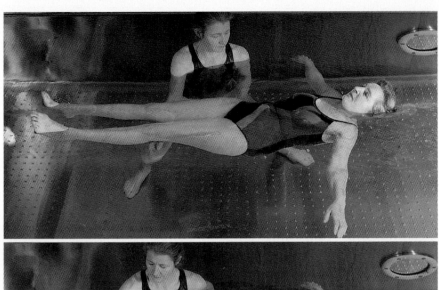
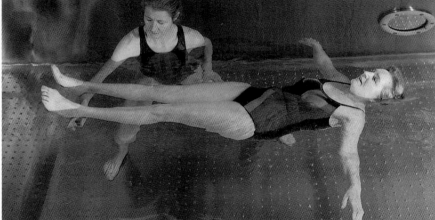
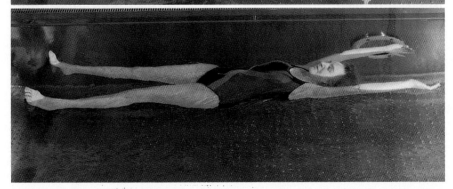

Abb. 3.32. (*Oben*) Der Kontakt wird an die Kniekehlen verlegt; das führt zu einer Verbesserung des Gleichgewichts in der Rückenlage
Abb. 3.33. (*Mitte*) Die Patientin stabilisiert ihre Rückenlage zunehmend, je weiter der Kontakt in die Peripherie gelegt wird
Abb. 3.34. (*Unten*) Die Patientin hat ihr Gleichgewicht bei flektierten Armen gefunden

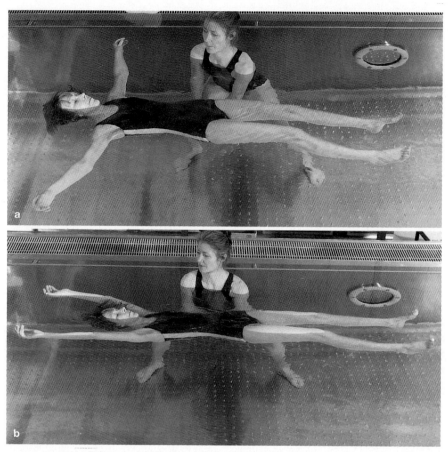

Abb. 3.35 a, b. Sicherung der Wasserlage durch Abduktion der Arme (**a**), durch Flexion der Arme (Patientin mit Morbus Bechterew) (**b**)

Es kommt immer wieder vor, daß Patienten bei längerem Liegen auf dem Rücken über ein unangenehmes Gefühl, auch über Schmerzen in der Halswirbelsäule klagen. Dieses Unbehagen ist auf eine sehr starke Anspannung des M. sternocleidomastoideus zurückzuführen und erklärbar durch die insgesamt noch angespannte Muskulatur in dieser Lage. Mit den Maßnahmen zur Senkung des Muskeltonus und Verbesserung der Rückenlage entspannt sich auch die Nacken- und Halsmuskulatur. Schmerzen treten in der bereits vorgeschädigten Halswirbelsäule meistens dann auf, wenn der Kopf aufgrund seines Gewichtes, oft auch durch lange schwere Haare bedingt, sehr tief in das Wasser einsinkt und die Halswirbelsäule hyperextendiert (Abb. 3.36).

Die Stellung der Halswirbelsäule verbessert sich sofort durch eine bewußte *Bauchmuskelaktivität* (Abb. 3.37). Es wäre ein therapeutisches Ziel, diese mangelnde Bauchmuskelspannung, die auch in den Verrichtungen des täglichen Lebens

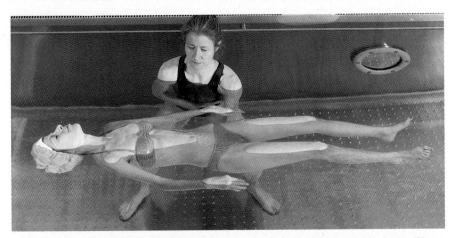

Abb. 3.36. Stellung der Halswirbelsäule in Extension durch Einsinken des Kopfes in das Wasser (Patientin mit einer primär chron. Polyarthritis)

fehlt, aufzubauen. Erhält der Patient eine geringe Unterstützung der Halswirbelsäule durch einen Luftballon, werden alle weiteren Maßnahmen unter Schonung der Halswirbelsäule in einer guten Ausgangsstellung durchgeführt (Abb. 3.38). Auf dieses Hilfsmittel kann sofort verzichtet werden, sobald sich die Stellung der Halswirbelsäule aufgrund verbesserter Bauchmuskelaktivität stabilisiert.

Als besonders hilfreich hat sich diese Abstützung bei Patienten mit einem Morbus Bechterew erwiesen, die insgesamt über Schmerzen in der Halswirbelsäule klagen. Dieser „gerade" Luftballon ermöglicht eine schmerzfreie Entlastung der Halswirbelsäule ohne die Wasserlage zu beeinträchtigen. Er wird nicht befestigt oder um den Hals geschlossen, so daß er bei einem Lagewechsel auf dem Wasser zurückbleibt. Die Widerstandsfläche ist bei Arbeit gegen den Strömungswiderstand unverändert (Abb. 3.39), und die Bewegungsfreiheit für Kopf und Halswirbelsäule bleibt bei Drehbewegungen erhalten (Abb. 3.40).

3.6.7 Maßnahmen in der Rückenlage

Verbesserung der Beweglichkeit der Wirbelsäule
In der Rückenlage kann die Wirbelsäule insgesamt unter Anwendung des Strömungswiderstands in die Lateralflexion nach rechts und links mobilisiert werden.

Abb. 3.37. (*Oben*) Korrektur der Stellung der Halswirbelsäule durch die Aktivität der Bauchmuskulatur
Abb. 3.38. (*Mitte*) Korrektur der Stellung der Halswirbelsäule durch einen Luftballon
Abb. 3.39. (*Unten*) Arbeit gegen den Strömungswiderstand mit einem Luftballon als Unterstützung der Halswirbelsäule

Übungsauswahl und Maßnahmen 77

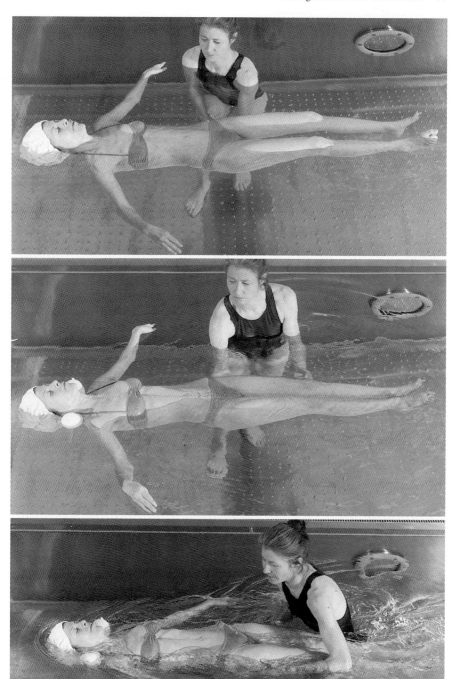

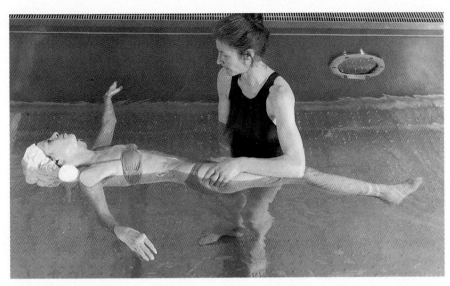

Abb. 3.40. Drehung um die Körperlängsachse auf dem Luftballon

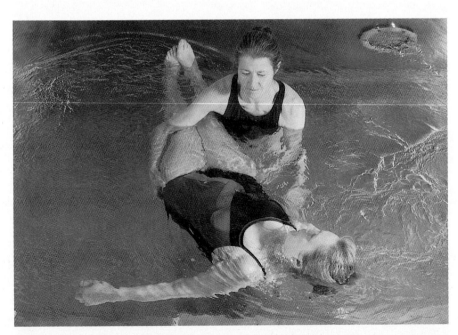

Abb. 3.41. Mobilisation der Wirbelsäule in Lateralflexion durch forciertes Bewegen des Rumpfes gegen den Strömungswiderstand (Patientin mit chron. Rückenbeschwerden)

Die in den Abbildungen 3.28–3.30 gezeigten Maßnahmen zur Senkung des Muskeltonus bewirken, behutsam und langsam ausgeführt, eine Dehnung der seitlichen Rumpfmuskulatur. Um eine Verbesserung der Beweglichkeit der Wirbelsäule zu erreichen, müssen diese Übungen forcierter, mit einem hohen Tempo erfolgen.

Beispiel: Der Drehpunkt der Rumpfbewegung in die Lateralflexion befindet sich in Höhe des Beckens. Während sich der Therapeut rückwärts um die eigene Achse dreht, wird der Patient in kurzen Intervallen kraftvoll gegen das Wasser bewegt (Abb. 3.41). Nach einer schnellen 1/4-Drehung des Therapeuten entsteht eine Pause, in der der Übende automatisch, aufgrund des Nachlassens der Strömung wieder eine „gerade Haltung" einnimmt. Die Lateralflexion verstärkt sich, sobald sich die Arme des Patienten in Flexion befinden.

Durch eine Rumpfbewegung gegen die Halswirbelsäule erfolgt eine hubfreie Mobilisation der Halswirbelsäule. Dazu dreht der Therapeut den Patienten vorsichtig um die KLA und fordert ihn auf, den Blick zur Decke zu richten. In der Halswirbelsäule erfolgt eine Rotation und Lateralflexion. Die Drehbewegung, vom Becken ausgeführt, wird mehrmals nach rechts und links wiederholt (Abb. 3.42 a, b). Diese passive Mobilisation ist bei Patienten mit einem Morbus Bechterew sehr effektiv; sie erfolgt unter der Wirkung des Auftriebs ohne Schmerzen.

Verändert der Übende die Körperhaltung unter der Wasseroberfläche, d. h. zieht er ein Bein über das andere, so mobilisiert er die Rotation in der Brustwirbelsäule (s. Abb. 3.43). Der Therapeut verhindert durch seinen Kontakt am oberen Rumpf das Rollen um die Körperlängsachse. Durch diese Widerlagerung erhält der Übende eine Rückmeldung über die mögliche schmerzfreie und zunehmende Bewegung in die Rotation. Die Beinbewegung nach rechts und links erfolgt langsam, sie wird erweitert oder am Bewegungsende ständig wiederholt. Die Intensität und Dauer der Bewegung bestimmt der Übenden selbst; so ist gewährleistet, daß kein Schmerz provoziert wird.

Mit der gleichen Übung erfolgt bei abduzieren Armen eine Dehnung des M. pectoralis, die forciert wird, sobald der Therapeut seine rechte Hand von oben auf das Schultergelenk legt.

Stabilisation und Verbesserung der dynamischen Kraft der Rumpfmuskulatur

Um die Halteleistung der seitlichen Rumpfmuskulatur zu üben, wird der Therapeut den Patienten gegen die Strömung bewegen, wobei dieser seine achsengerechte Rückenlage erhalten sollte. Eine dem Befund entsprechende Dosierung erfolgt durch kurze, schnelle bis lang anhaltende, ruhige und langsame Bewegung gegen das Wasser.

Um die dynamische Kraft der Rumpfmuskulatur zu üben, führt der Therapeut den Patienten gegen die Strömung in die Lateralflexion. Der Patient wird aufgefordert, sich gegen den Wasserwiderstand in die Mittelstellung der Wirbelsäule aufzurichten. Der Therapeut hält das Becken des Patienten, um so die exakte Ausführung dieser Bewegung zu gewährleisten und um die Intensität der einzubringenden Kraft jeweils unterschiedlich zu dosieren.

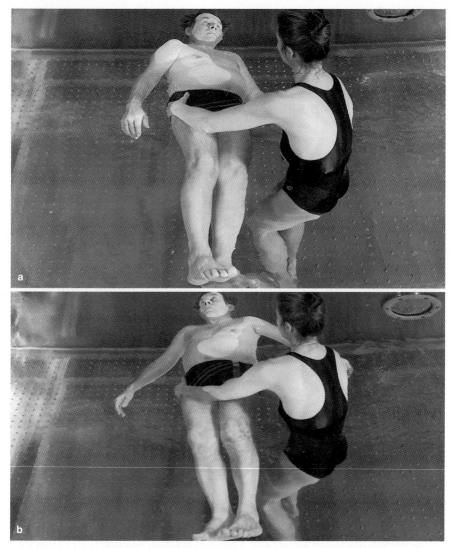

Abb. 3.42 a, b. Mobilisation der Halswirbelsäule durch Drehung um die Körperlängsachse bei einem Patienten mit Morbus Bechterew nach rechts (**a**), nach links (**b**)

In der Rückenlage werden stabilisierende Übungen schwieriger, wenn sie ausschließlich durch die Wirkung des Auftriebs geschehen sollen. Will der Übende die Drehbewegung, die durch Auftriebsveränderung entsteht, verhindern, gelingt ihm dies nur mit einer Gegenbewegung, die im Rumpf weiterläuft. Er findet seinen Halt nur in sich selbst; die Bewegung wird durch die Gelenkbewegung begrenzt.

Der durch die Änderung des Auftriebs entstehenden Bewegung kann der Mensch nur entgegenwirken, wenn die Drehbewegung geringfügig ist. Sie erfolgt entweder

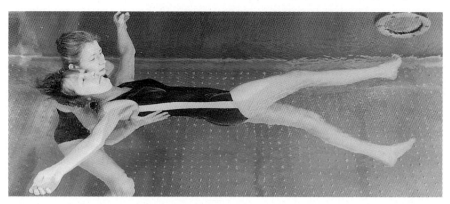

Abb. 3.43. Mobilisation der Brustwirbelsäule in Extension und Rotation durch Veränderung der Körperhaltung unter der Wasseroberfläche bei einer Patientin mit Morbus Bechterew

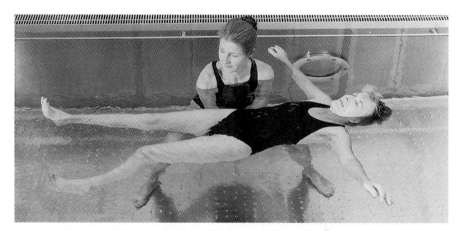

Abb. 3.44. Die rechte Fußspitze wird aus dem Wasser gehoben (Reduzierung des Auftriebs), die Drehbewegung zu dieser Seite wird durch eine Extension im linken Hüftgelenk verhindert

um die KLA oder um die transversale Achse, durch Auftriebsverlust oder durch Änderung der Körperhaltung unter der Wasseroberfläche.

Beispiele für Auftriebsverlust: Führt der Übende die rechte Fußspitze aus dem Wasser, so stoppt er die Drehbewegung zu dieser Seite durch eine Extension der linken Hüfte (Abb. 3.44). Hebt der Übende die linke Hand in der Nähe des KSP aus dem Wasser, erfolgt die Drehung zu dieser Seite in die Lateralflexion. Sie wird gebremst und widergelagert durch eine Extension und Innenrotation des rechten Beins.

Wird der Arm aus dem Wasser gehoben, ist der Auftriebsverlust so groß, daß die folgende schnelle Drehung vom Übenden nicht mehr gebremst werden kann.

Beispiele zur Änderung der Körperhaltung unter Wasser: Der Übende zieht langsam das rechte Beine gestreckt über das linke Bein. Damit rollt er um die KLA nach links und widerlagert im Rumpf, die Arme ziehen gleichzeitig in Abduktion (Abb. 3.45 a, b). Zieht der Übende den rechten Arm langsam über seinen Rumpf, so rollt er nach links. Er bremst die Bewegung im rechten Bein mit einer Extension und Innenrotation.

Verbesserung der Beweglichkeit der Schultergelenke

Die Arme des Patienten befinden sich in Abduktion. Die Hände des Therapeuten liegen rechts und links an dessen Becken in Hüfthöhe. Durch die Bewegung des Rumpfes um die Körperlängsachse zum Therapeuten hin wird das ihm zugewandte Schultergelenk in Außenrotation und das ihm abgewandte in Innenrotation geführt. Die sich wiederholende Bewegung des Rumpfes gegen den Arm nach rechts und links ist eine behutsame und kontrollierte Mobilisation der Schultergelenke (Abb. 3.46).

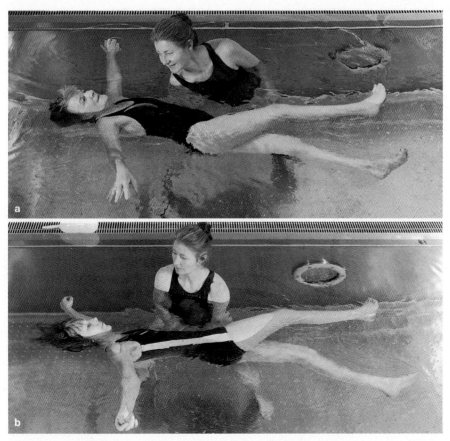

Abb. 3.45 a, b. Durch Änderung der Beinstellung unter der Wasseroberfläche **a** Aktivierung der Extensoren des Hüftgelenks bei einer Patientin mit einer Koxarthrose links, **b** Aktivierung der Extensoren und Rotatoren der Brustwirbelsäule bei einer Patientin mit Morbus Bechterew

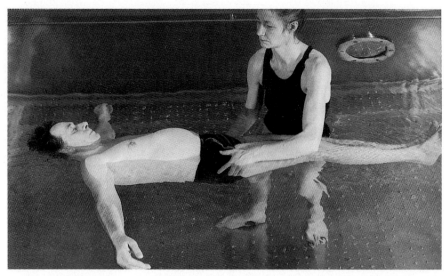

Abb. 3.46. Mobilisation der Schultergelenke in Innen- und Außenrotation durch Drehung des Rumpfes gegen die Arme (Patient mit Morbus Bechterew)

Die *Mobilisation der Schultergelenke* ist sehr effektiv, wenn sie gegen die Strömung des Wassers erfolgt. Der Therapeut steht neben dem Patienten und umfaßt mit beiden Händen dessen Becken. Die Arme des Patienten befinden sich nahezu in Abduktion. Der Therapeut bewegt sich rückwärts und zieht den Patienten mit sich. Durch die auftretende Strömung werden beide Arme in Abduktion bis Flexion gebracht. Schiebt der Therapeut den auf dem Rücken liegenden Patienten kopfwärts, werden seine Arme durch die Strömung aus der Flexion in die Extension und Adduktion bewegt (Abb. 3.47 a, b). Die Mobilisation durch die Strömung wirkt um so intensiver, je schneller die Bewegung durch den Therapeuten erfolgt. Hier muß besonders darauf geachtet werden, daß die Strömung nicht unvorbereitet über das Gesicht des Patienten läuft.

Sowohl die bilaterale als auch die unilaterale Mobilisation der Schultergelenke wird je nach Befund und in Abhängigkeit von Schmerzen des Patienten sehr sorgfältig dosiert vorgenommen. Das Bewegungsausmaß kann sehr klein bis großräumig sein, und die Größe des Widerstands wird durch die Bewegungsgeschwindigkeit des Therapeuten bestimmt. Die Mobilisation *eines* Schultergelenks erfolgt über die Lateralflexion des Rumpfs. Der Arm des zu mobilisierenden Schultergelenks befindet sich in leichter Abduktion auf der vom Therapeuten abgewandten Seite (Abb. 3.48 a). Er bewegt den Patienten in die Lateralflexion, indem er sich rückwärts um seine eigene Achse dreht. Durch die Strömung wird der Arm in die Abduktion und Flexion geführt.

Eine Änderung der Gelenkstellung nimmt der Therapeut über die Bewegungsrichtung vor. Zieht er den Übenden fußwärts, treibt der Arm in die Abduktion; wird der Patient in die Lateralflexion bewegt, treibt der Arm in die Außenrotation und

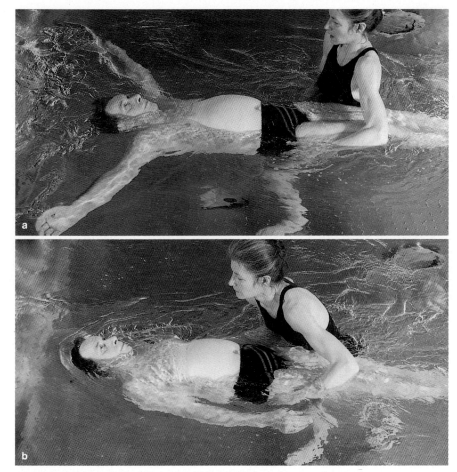

Abb. 3.47 a, b. Mobilisation beider Schultergelenke durch die Strömung **a** in die Abduktion durch Bewegen nach fußwärts, **b** in die Adduktion durch Bewegen nach kopfwärts

Flexion (Abb. 3.48 b). Eine gezielte passive Mobilisation des Schultergelenks ist mit der Bewegung des Rumpfs gegen den Arm gewährleistet. Bei einem Patienten mit einer Hemiplegie wird durch diese Maßnahme das retrahierte Schulterblatt des hemiplegischen Arms aktuell gelöst, die Beweglichkeit des Schultergelenks verbessert und eine symmetrische Wasserlage gefördert.

Der Therapeut hält den hemiplegischen Arm in schmerzfreier Außenrotation und Abduktion etwa an seiner Taille in Höhe des Wasserspiegels (Abb. 3.49). Mit seiner freien Hand unterstützt er den Patienten am KSP. Die Stellung des Arms bleibt unverändert, während der Patient zum Therapeuten hin um die KLA in die Lateralflexion bewegt wird (Abb. 3.50). Bei gleicher Ausgangsstellung des hemiplegischen Arms führt er den Patienten am KSP von sich weg, um das Bewegungsausmaß des Schultergelenks in die Abduktion bzw. Flexion zu vergrößern (Abb. 3.51).

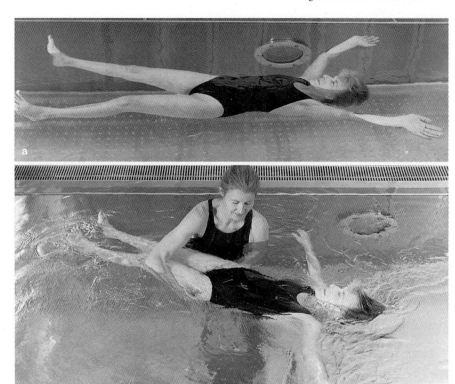

Abb. 3.48 a, b. Mobilisation eines Schultergelenks bei einer Patientin mit einem beidseitigen Flexionsdefizit (**a**); Durch Bewegen gegen den Strömungswiderstand wird der Rumpf in die Lateralflexion und ein Arm in die Flexion und Außenrotation getrieben (**b**)

Verbesserung der Kraft der Schultergürtel-Arm-Muskulatur
Die Verbesserung der Halteleistung der Schultergürtel-Arm-Muskulatur sowie der seitlichen Rumpfmuskulatur wird erreicht, wenn der Patient die Arme in der funktionell möglichen Ausgangsstellung, z. B. in Abduktion und Innen- oder Außenrotation, unverändert hält, während der Therapeut den Patienten vom Becken aus gegen den Strömungswiderstand fuß- oder kopfwärts bewegt. Eine Verbesserung der dynamischen Kraft wird durch Bewegen der Arme gegen den Strömungswiderstand erzielt. Der Therapeut dosiert die Höhe des Widerstands durch das Tempo. Andererseits ist die Handstellung des Patienten ein Maß für den Widerstand. Werden die Hände senkrecht zur Strömung eingesetzt, so ist der Widerstand im Vergleich zur flachgehaltenen Hand sehr viel größer.

Diese Maßnahmen, noch mit Unterstützung und Kontrolle des Therapeuten durchgeführt, dienen u. a. dazu, die Armbewegung für eine Schwimmtechnik einzuüben.

86   Die Behandlung im Wasser unter Berücksichtigung der Hydromechanik

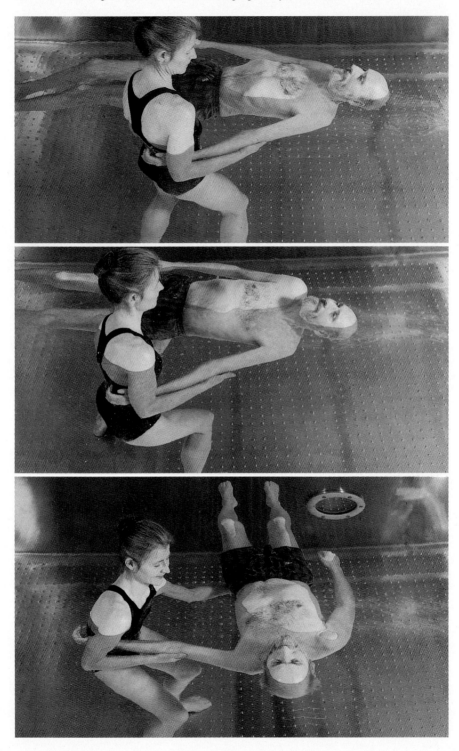

Verbesserung der Beweglichkeit der Hüftgelenke

Durch die Maßnahmen in der Rückenlage, bei der die Wirbelsäule mobilisiert wurde, kommt es bereits zur Dehnung der Ab- und Adduktoren der Hüftgelenke.

Um sich neben dem bestehenden Befund einen Eindruck über die Beweglichkeit der Hüftgelenke zu verschaffen, bewegt der Therapeut beide Beine an den Füßen in Außen- bzw. in Innenrotation. Wie in Abbildung 3.52 a und b gezeigt, bleibt bei dieser Maßnahme die Wasserlage bei beiden Testbewegungen stabil. Bei der Bewegung in die Innenrotation kann die Flexion in den Hüftgelenken zunehmen. Der Therapeut vergleicht die Mobilität beider Hüftgelenke hinsichtlich Innen- und Außenrotation.

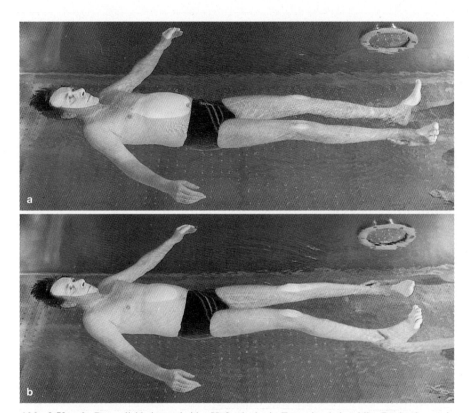

Abb. 3.52 a, b. Beweglichkeitstest beider Hüftgelenke in Extension bei stabiler Rückenlage **a** in die Außenrotation, **b** in die Innenrotation

◄─────────────────────────────────

Abb. 3.49. (*Oben*) Ausgangsstellung und Handhabung durch den Therapeuten, um das linke Schultergelenk bei einem Patienten mit einer Hemiplegie links zu mobilisieren
Abb. 3.50. (*Mitte*) Mobilisation des Schultergelenks durch passives Bewegen des Rumpfes um die Körperlängsachse gegen den hemiplegischen Arm
Abb. 3.51. (*Unten*) Bewegen des Rumpfes gegen den Arm zur Verbesserung der Abduktion und Flexion des Arms

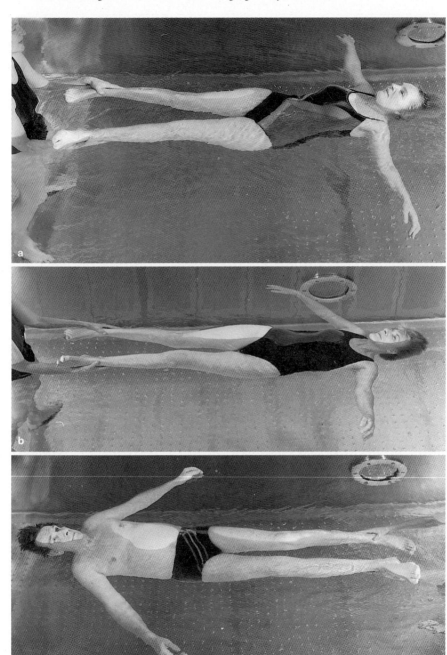

Abb. 3.53 a–c. Beweglichkeitstest beider Hüftgelenke in Extension, bei dem durch die Innenrotation im rechten und Außenrotation im linken Hüftgelenk die Bewegung in den Rumpf weiterläuft **a** in die untere BWS bei einer Patientin mit chronischen Rückenbeschwerden, **b** in die HWS bei einer Patientin mit einer Koxarthrose links, **c** bei einem Patienten mit Morbus Bechterew

Werden beide Beine gegeneinander rotiert, läuft die Bewegung in den Rumpf weiter, der Übende rollt zum außenrotierten Bein. Bei beweglicher Wirbelsäule bleibt der Kopf in Mittelstellung, die Drehbewegung wird in der unteren Brustwirbelsäule (Abb. 3.53 a) oder in der Halswirbelsäule (Abb. 3.53 b) gebremst. Bei totaler Einschränkung der Beweglichkeit der Wirbelsäule ist das Rollen kaum noch zu verhindern (Abb. 3.53 c).

Dehnung der Adduktoren durch den Strömungswiderstand
Der Therapeut steht seitlich auf der nicht betroffenen Seite des Patienten. Eine Hand liegt unter dem KSP, die andere hält den Fuß in Mittelstellung. Während der Therapeut sich in Intervallen rückwärts um die eigene Achse dreht, wird das betroffene Beine durch die Strömung in Abduktion getrieben (Abb. 3.54). Es erfolgt eine anhaltende, behutsame Dehnung der Adduktoren. Gleichzeitig wird die Abduktion des nicht betroffenen Beins forciert. Es ist vom Befund abhängig zu machen von welchem Bein aus die Dehnung der Adduktoren erfolgen soll.

Beispiel: Bei einer Patientin mit einer Koxarthrose links (der Befund ergab eine Bewegungseinschränkung des linken Hüftgelenks hinsichtlich Abduktion und Außenrotation, sowie eines Genu valgum beiderseits (Abb. 3.55)) konnte die Dehnung der Adduktoren am betroffenen Hüftgelenk direkt aus vorgenommen werden. Um die Innenbänder des Knies zu schonen, erfolgt das Ziehen vom Oberschenkel des Patienten aus. Die Hand des Therapeuten liegt oberhalb des Knies (Abb. 3.56).

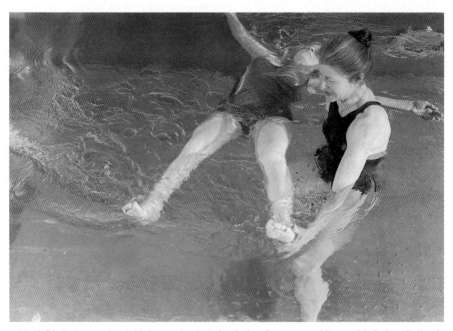

Abb. 3.54. Dehnung der Adduktoren (rechts) durch den Strömungswiderstand bei einer Patientin mit Koxarthrose rechts

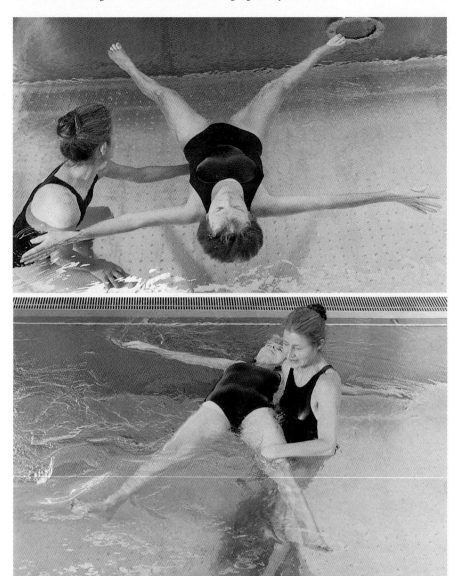

Abb. 3.55. (*Oben*) Abduktionsdefizit links mit einem Genu valgum beidseitig bei einer Patientin mit Koxarthrose links
Abb. 3.56. (*Unten*) Dehnung der Adduktoren links bei einer Koxarthrose links und einem Genu valgum bds.

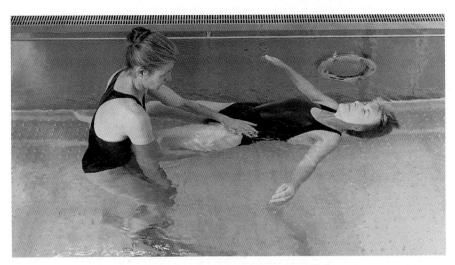

Abb. 3.57. Dehnung der Flexoren des Hüftgelenks bei Koxarthrose links

Dehnung der Flexoren des Hüftgelenks, des M. quadrizeps
Der Patient mit einer Koxarthrose (z. B. linksseitig wie in Abb. 3.57) befindet sich in der Rückenlage. Der Therapeut fixiert den Fuß des betroffenen Hüftgelenks zwischen seinen Knien. Das Knie des Patienten befindet sich in Flexion, die Hüfte in der möglichen Extension. Der Therapeut bewegt nun das Knie rhythmisch in Flexion, indem er selbst seine Knie wechselweise beugt und streckt. Seine rechte Hand liegt unter der betroffenen Hüfte, die er gleichzeitig mit dem Eintauchen in das Wasser nach oben führt. Um die Dehnung zu intensivieren, wird mit der Hüftbewegung in die Extension das Becken ebenfalls in die Extension geführt (Abb. 3.57). Die Dehnung der Flexoren des Hüftgelenks verstärkt sich, sobald die Arme in die Flexion gebracht werden. In der freien Rückenlage – der Therapeut kontaktet evtl. am KSP – wird kontrolliert, ob sich die Extension des Hüftgelenks verbessert hat. Es wird festgestellt, ob das Absinken der Hüfte aufgehoben ist. Die Ursache für die asymmetrische Wasserlage ist bei Patienten mit einer Koxarthrose im Stadium I oder II auf eine angespannte bis leicht verkürzte Muskulatur des betroffenen Hüftgelenks zurückzuführen.

Ein Patient mit einem Beugedefizit des rechten Knies erfährt in der Rückenlage durch die Fixation des Therapeuten eine Dehnung des M. quadriceps (Abb. 3.58). Zur Mobilisation des Kniegelenks wird der Unterschenkel des betroffenen Beins behutsam in Innenrotation sowie Außenrotation bewegt (Abb. 3.59). Die verbesserte Bewegung des Kniegelenks bleibt bei flektierten Armen erhalten (Abb. 3.60).

Mobilisation der Hüftgelenke aus der Rückenlage
Bei einer Patientin mit einem Morbus Bechterew (Abb. 3.61) ist es u. a. das Ziel, die Beweglichkeit des Hüftgelenks und der Lendenwirbelsäule in Extension zu erhalten.

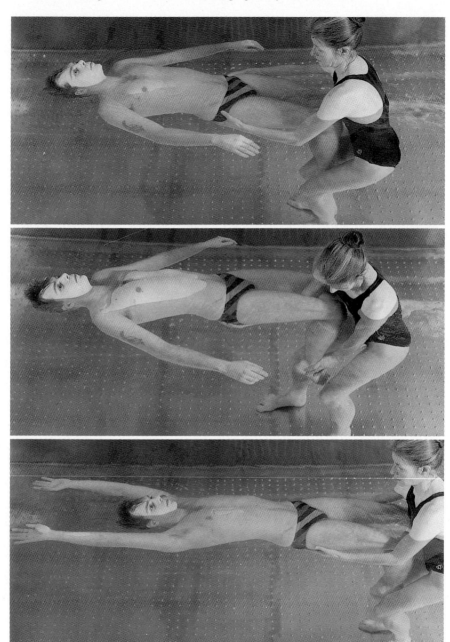

Abb. 3.58. (*Oben*) Dehnung des M. quadriceps bei einem Patienten mit einem Beugedefizit des rechten Knies
Abb. 3.59. (*Mitte*) Mobilisation des rechten Knies durch Bewegen des Unterschenkels gegen den Oberschenkel
Abb. 3.60. (*Unten*) Erhalt der Beweglichkeit des rechten Kniegelenks bei flektierten Armen

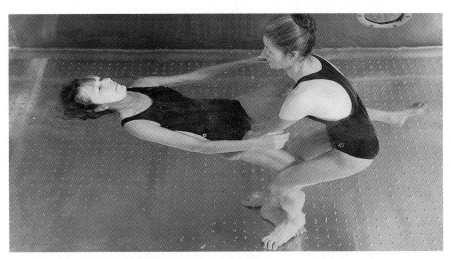

Abb. 3.61. Mobilisation des Hüftgelenks und der Lendenwirbelsäule durch Fixation des Beins am Schwimmbadboden bei einer Patientin mit einem Morbus Bechterew und teilweiser Beweglichkeit in der Lendenwirbelsäule

Aus der Sitzhaltung heraus legt sich der Übende rücklings auf das Wasser, behält jedoch die Füße am Boden. Der Therapeut fixiert den Fuß des zu mobilisierenden Hüftgelenks am Boden, das flektierte Knie des Patienten zwischen seinen Knien.

Während der Patient sich auf das Wasser legt, erhält der Therapeut die Extension im Hüftgelenk. Hier ist besonders auf die Stellung der Lendenwirbelsäule zu achten! Der Auftrieb hält den Rumpf an der Wasseroberfläche, und durch die am Boden fixierten Beine kann die Extension der Lendenwirbelsäule zunehmen.

Treten in dieser fixierten Dehnstellung keine Schmerzen auf und wird sie vom Patienten toleriert, verstärkt sich die Extension im Hüftgelenk, sobald die Arme aus der Abduktion in die Flexion geführt werden. Mittels Kontakt des Therapeuten unter der Hüfte des Patienten spürt dieser die Extension bzw. Flexion des Hüftgelenks durch Abnahme bzw. Zunahme des Drucks. Durch langsame, rhythmische Bewegung seiner Arme unter der Wasseroberfläche bestimmt der Übende die Intensität der Mobilisation von Hüftgelenk und Lendenwirbelsäule selbst.

Die Mobilisation des Hüftgelenks wird in der Rückenlage vorgenommen, wenn die Extension der Lendenwirbelsäule vermieden werden muß. Der Therapeut fixiert durch Flexion des betroffenen Beins den Fuß des Patienten zwischen seinen Knien und umfaßt dessen Becken. Eine dosierte Mobilisation des Hüftgelenks in die jeweilige Bewegungsrichtung ist durch die Bewegung des Beckens gegen den in Mittelstellung befindlichen Oberschenkel gewährleistet. Das Hüftgelenk wird sowohl in Abduktion und Adduktion (Abb. 3.62 a, b) als auch in Innen- und Außenrotation mobilisiert (Abb. 3.63 a, b).

Mobilisation des Hüft- und Kniegelenks an der Treppe
Eine kontrollierte Mobilisation des Hüft- und Kniegelenks ist mit der Fixation des betroffenen Beins am Boden zu erreichen. Um gleichzeitig eine Entlastung der

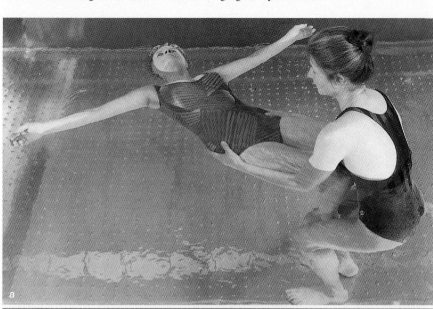

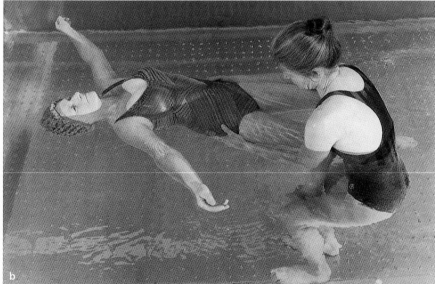

Abb. 3.62 a, b. Mobilisation des Hüftgelenks bei entlasteter Lendenwirbelsäule, das Becken wird gegen den fixierten Oberschenkel bewegt (Patientin mit einer Koxarthrose rechts) in Adduktion (**a**), in die Abduktion (**b**)

Übungsauswahl und Maßnahmen 95

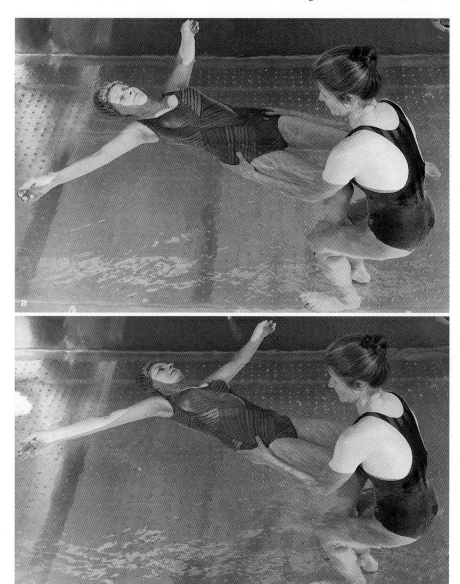

Abb. 3.63 a, b. Mobilisation des Hüftgelenks in die Innenrotation (**a**), Außenrotation (**b**)

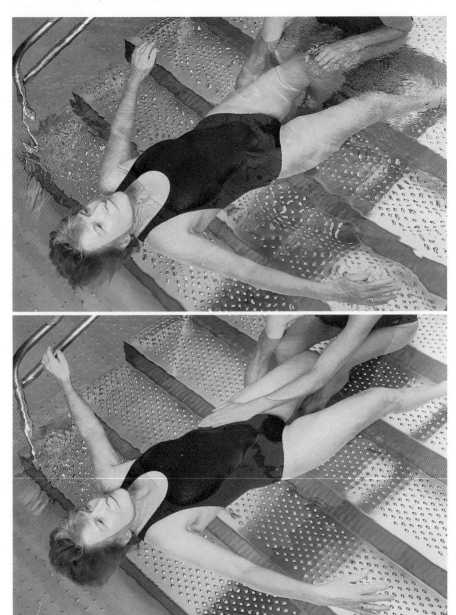

Abb. 3.64. (*Oben*) Dehnung der Flexoren des linken Hüftgelenks in Rückenlage bei fixiertem Fuß auf der Schwimmbadtreppe
Abb. 3.65. (*Unten*) Mobilisation des Hüftgelenks in Extension durch bewegen des Beckens

Abb. 3.66. Mobilisation des Hüftgelenks in Extension und Außenrotation durch Herausheben des rechten Knies aus dem Wasser

Lendenwirbelsäule zu gewährleisten, sollte in einer Wassertiefe gearbeitet werden, die der Unterschenkellänge des Patienten entspricht. Da es Bewegungsbäder mit einer Wassertiefe von ca. 50 cm nicht gibt, werden die folgenden Maßnahmen an der Schwimmbadtreppe durchgeführt. Dazu befindet sich der Patient in der Rückenlage und mit seinen Füßen auf der entsprechenden Stufe, das Wasser bedeckt bei flektiertem Knie seinen Oberschenkel.

Nimmt der Patient diese Ausgangsstellung aus der Hockstellung ein, fixiert der Therapeut mit seinen Knien das Knie des Patienten. Seine Hände liegen rechts und links am Becken, und mit dem Auftrag an den Patienten, sich auf das Wasser zurückzulegen, hält er seine Hüften an der Wasseroberfläche (Abb. 3.64). Das nicht fixierte Bein treibt auf. Die Wirkung des Auftriebs bleibt erhalten, obwohl der Fuß des betroffenen Beins am Boden und Knie sowie Oberschenkel durch den Therapeuten in Mittelstellung fixiert sind.

In dieser Ausgangsstellung erfolgt eine Dehnung einzelner Muskelgruppen, wie die der Flexoren des Hüftgelenks, des M. quadriceps sowie des M. triceps surae. Durch die rhythmische Bewegung des Beckens gegen den Oberschenkel verstärkt sich die Extension des Hüftgelenks und Flexion der Lendenwirbelsäule (Abb. 3.65).

Mit der Anwendung des *„Thoma'schen-Handgriffs"* entsteht ein Auftriebsverlust. Je weiter das nicht betroffene Bein, im Knie flektiert, aus dem Wasser geführt wird, um so tiefer sinkt das Becken auf dieser Seite ab. Die betroffene Hüfte ist achsengerecht in Extension fixiert, so daß sich hier gleichzeitig die Innenrotation verstärkt.

Der Therapeut spürt den Widerstand durch Zunahme des Drucks des betroffenen Hüftgelenks auf seiner Hand. Durch vorsichtiges, wiederholtes Bewegen des nicht betroffenen Beins wird eine behutsame Mobilisation der betroffenen Hüfte in Extension und Außenrotation erreicht (Abb. 3.66).

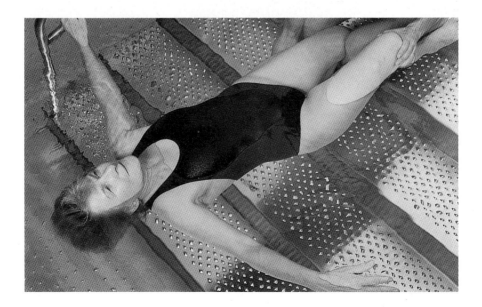

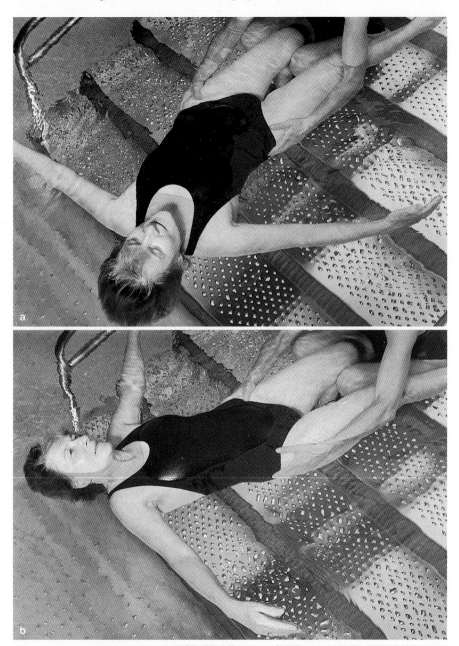

Abb. 3.67 a, b. Mobilisation des Hüftgelenks (links) bei Koxarthrose links durch Bewegen des Beckens gegen den fixierten Oberschenkel in die Adduktion (**a**), in die Abduktion (**b**)

Mit einer Bewegung des Beckens gegen den Oberschenkel nach rechts und links erfolgt eine Abduktion bzw. Adduktion in dem betroffenen Hüftgelenk (Abb. 3.67 a, b). Die Drehung der rechten Beckenseite zur bzw. von der betroffenen Hüfte weg bewirkt die Innenrotation bzw. Außenrotation in diesem Hüftgelenk (Abb. 3.68 a, b).

Um in der beschriebenen Ausgangsstellung (s. S. 93) eine Mobilisation des Kniegelenks durchzuführen, bewegt der Therapeut den Oberschenkel gegen den fixierten Unterschenkel. Er umfaßt den Oberschenkel in Höhe der Kondylen und

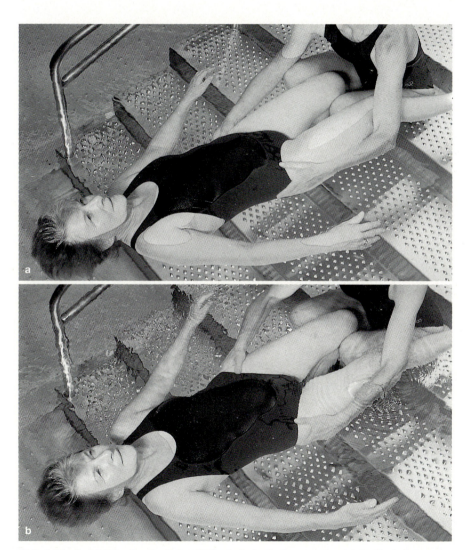

Abb. 3.68 a, b. Mobilisation des linken Hüftgelenks in die Innenrotation (**a**), in die Außenrotation (**b**)

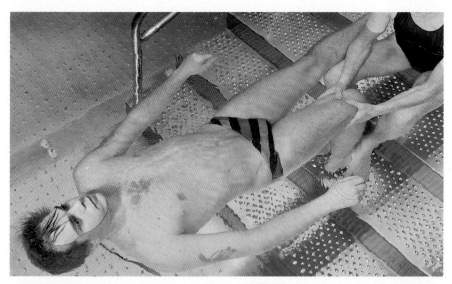

Abb. 3.69. Mobilisation des Kniegelenks in Flexion durch Bewegen des Oberschenkels gegen den fixierten Unterschenkel

zieht ihn vorsichtig rhythmisch bewegend auf sich zu (Abb. 3.69). Es sind kleine, sich ständig wiederholende, ruhige Bewegungen. Die Arbeit des Therapeuten ist durch die Mithilfe des Auftriebs mühelos.

Verbesserung der Kraft der Bauchmuskeln sowie der Extensoren der Hüftgelenke

Der Patient befindet sich in der Rückenlage und mit beiden Füßen auf der entsprechenden Schwimmbadstufe, auf der sie vom Therapeuten fixiert werden (Abb. 3.70).

Er wird aufgefordert, seine Bauchmuskeln anzuspannen. Die Rippen ziehen in Richtung Bauchnabel nach unten. Während der Patient seine Arme langsam unter der Wasseroberfläche in Abduktion und Flexion bewegt, darf sich diese Stellung nicht verändern.

Werden die Arme schnellkräftig aus der Abduktion in Flexion und Extension bei gleichzeitigem Halt des Rippenrandes hin- und herbewegt, verstärkt sich die statische Kraft der Bauchmuskeln (Abb. 3.71).

Hebt der Übende den Kopf, indem er mit einer Flexion der Halswirbelsäule das Kinn auf die Brust zieht, kommt es durch den Auftriebsverlust zu einer Flexion der Hüftgelenke. Der Übende wird nun aufgefordert, das Absinken der Hüfte zu vermeiden. Eine Rückmeldung über die korrekte Ausführung dieser Aktivität erhält der Übende, wenn der Druck auf die Hände des Therapeuten unverändert bleibt. Die Leistung des Patienten besteht in einer statischen Beanspruchung der Bauchmus-

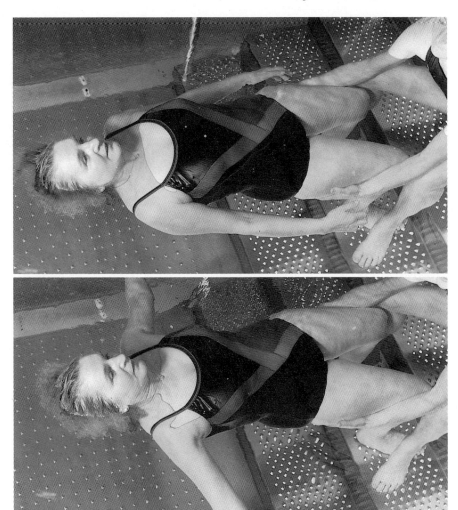

Abb. 3.70. (*Oben*) Ausgangsstellung für die Schulung der statischen Kraft der Bauchmuskeln bei extendierten Hüftgelenken
Abb. 3.71. (*Unten*) Erhalt der Bauchmuskelaktivität bei Bewegen der Arme in Abduktion

keln bei gleichzeitiger Aktivität der Extensoren des Hüftgelenks (Abb. 3.72 a, b). Um die Bauchmuskeln und die Flexoren dynamisch zu beanspruchen, befinden sich beide Füße des Patienten auf der Schwimmbadtreppe, die Knie werden vom Therapeuten fixiert. Der Übende wird aufgefordert, sich einzurollen. Ohne die Fixation der Beine wäre diese Aufgabe für den Übenden mit Hilfe des Auftriebs mühelos zu bewältigen. Er bringt mit einer Flexion der Halswirbelsäule das Kinn auf die Brust, die Arme befinden sich neben dem Körper. Durch die Widerlagerung der Beine

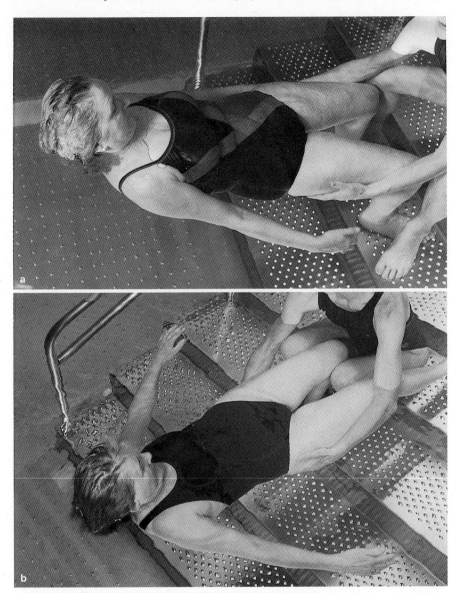

Abb. 3.72. Erhalt der Bauchmuskelaktivität und der Extension der Hüftgelenke durch Heben des Kopfes (Auftriebsverlust). **a** Beide Beine befinden sich als Widerlager auf der Treppe. **b** Ein Bein befindet sich auf der Treppe

kann er jedoch nur mit einer extremen Rumpf- und Hüftlexion in die Päckchenlage gelangen.

Um im Wasser bestimmte Muskelgruppen in ihrer dynamischen (isotonischen) Kraft zu verbessern, ist das gezielte Anwenden der Schwimmtechniken die erfolgreichste Maßnahme (s. Kap. 6, Schwimmen als Grundfertigkeit). Mit der Arbeit gegen den Strömungswiderstand durch Schwimmen werden gezielt bestimmte Muskelgruppen zur Aktivität veranlaßt. Es ist eine funktionelle, wasserspezifische Aktivität.

4 Die Halliwick-Methode nach J. McMillan

4.1 Entstehung und Entwicklung

James McMillan, Schiffbauingenieur und ehemaliger Trainer von Wettkampfschwimmern, begann 1949 zusammen mit einem Arzt, einer Krankengymnastin und vielen ehrenamtlichen Helfern an der Londoner Halliwick-Schule, körperbehinderten Kindern Schwimmunterricht zu erteilen.

Er erkannte bald, daß die üblichen Methoden des Anfängerschwimmens, deren Ziel es ist, daß die Schüler sich möglichst sicher in der komplexen Schwimmbewegung fortbewegen können, nicht ausreichten.

In der Unterweisung von vorwiegend zerebral bewegungsgestörten Kindern fand er einen anderen Zugang. Er ließ sie die vielfältigen Reize des Wassers spielerisch erleben, um so allmählich ein Körperbewußtsein zu entwickeln, das sie befähigte, sich frei und ohne Hilfsmittel zu bewegen.

Auf der Grundlage der physikalischen Gesetzmäßigkeiten arbeitete McMillan die Halliwick-Methode aus, einen Lernweg, mit dem behinderte Kinder an die selbständige Fortbewegung im Wasser herangeführt werden. Der Zeitraum, in dem diese Fertigkeiten erlangt werden, spielt eine sekundäre Rolle. Das Erlernen der eigentlichen Schwimmbewegung tritt also zunächst in den Hintergrund.

Dieser Lernweg orientiert sich zum einen an den physikalischen Gesetzmäßigkeiten, die ein anderes Bewegungsverhalten als an Land verlangen, zum anderen entspricht er der motorischen Entwicklung des Menschen.

Nach Cools (1986) ist das Bewegungsverhalten im Wasser auf eine frühe Phase der Entwicklung zurückzuführen. Er nennt 3 wesentliche Unterschiede im Bewegungsverhalten an Land und im Wasser. Die Wirkung des Auftriebs stellt hohe Anforderungen an das Gleichgewicht, die nicht wie unter Schwerkraftverhältnissen zu bewerkstelligen sind, da im Wasser die Unterstützungsfläche fehlt.

1. An Land ist unser Gleichgewicht im Stand besonders labil. Ein Ausgleich erfolgt über die vertikale (Raum-)Achse. Im Wasser – in Rückenlage – ist nach McMillan das Gleichgewicht in der horizontalen (Raum-)Achse sehr labil, d. h. geringste Abweichungen von der Symmetrie führen zu Gleichgewichtsreaktionen. Die Fähigkeit, um die horizontale Raum-Achse, die KLA, zu rotieren ist ontogenetisch die Vorstufe der Bewegung auf der vertikalen Raumachse, der Aufrichtung. Mit dem Üben der einzelnen Lernschritte der Halliwick-Methode aktiviert der Patient nach Cools die tieferen Befehlsebenen der hierarchisch aufgebauten Gehirnstruktur, um

so nach und nach neue Fertigkeiten und Bewegungsmuster auf höherer Ebene einzuüben.

2. An Land fällt es einer aufrechtstehenden Person nicht schwer, im Gleichgewicht zu bleiben, während sie mit geschlossenen Augen den Kopf leicht dreht. Die gleiche Aufgabe im Wasser, auf dem Rücken liegend durchgeführt, ist mit großen Gleichgewichtsreaktionen verbunden. Es kommt zu einer Gegenbewegung des Kopfes, da die Person zur Seite drehen würde. Im Wasser werden bei dieser Bewegung besonders die dynamischen und/oder phasischen Propriozeptoren aktiviert, die nach Cools eine Vorstufe für die Innervation der statischen und tonischen Propriozeptoren sind. Die Gleichgewichtsreaktionen, die über den Kopf vorgenommen werden, bedeuten Rückkehr zu früheren Phasen der motorischen Entwicklung. Sie bilden die Basis für die Aktivitäten, die von höheren Hirnzentren gesteuert werden.

3. An Land gleichen wir unsere Balance im Stand zunächst über die Füße aus, das gelingt nicht im tieferen Wasser. Hier können wir die Balance nur über den Kopf, evtl. noch mit Schultern und Armen ausgleichen. In der motorischen Entwicklung wird ein Ausgleich der Balance zunächst vom Kopf her vorgenommen, dann folgen Nacken und Schultern, sehr viel später sind in die Balancereaktion auch der Rumpf, das Becken und die Beine eingebunden.

Auch dieses Beispiel verdeutlicht, daß das Bewegungsverhalten im Wasser zunächst von tieferen Ebenen des Gehirns aus gesteuert wird, das Üben aber die Möglichkeit schafft, der hierarchisch aufgebauten Hirnstruktur folgend, neue Bewegungsmuster auf höherer Ebene zu schulen.

In den langen Jahren seines erfolgreichen Schaffens hat McMillan mit seiner Methode internationale Anerkennung gefunden. Weltweit unterrichten heute speziell ausgebildete Therapeuten behinderte Menschen.

Durch die internationale Verbreitung der Halliwick-Methode befassen sich zunehmend interdisziplinäre Fachbereiche mit diesem Lernweg, wie Motopäden, Sportpädagogen, Neurologen und Neurobiologen. Ihnen allen gemeinsam ist, daß sie die therapeutische Bedeutung des Wassers besonders für behinderte Kinder und Erwachsene erkennen und in ihren Forschungsansätzen nach einer wissenschaftlichen Begründung suchen.

Waren es am Anfang in erster Linie zerebral bewegungsgestörte Kinder, die mit diesem Lernweg Zugang zum Wasser gefunden haben, so ist diese Methode heute wesentlicher Bestandteil auch in der Unterweisung von geistig behinderten Menschen sowie allgemein von Kindern und Erwachsenen.

Der Schlüssel dieser Methode ist das Erlebnis, vom Wasser getragen zu werden, so daß der angstfreie Aufenthalt und die Fortbewegung im Wasser außerordentlich schnell und mühelos gelingen. Dem nicht behinderten Schwimmanfänger erspart dieser Lernweg viele aufregende Schwimmstunden. Selbst ältere Menschen erlangen innerhalb von 2–3 Übungseinheiten die Fähigkeit, sich im Wasser fortzubewegen .

In der Arbeit mit behinderten Menschen steht der therapeutische Aspekt stets im Vordergrund; wenn das methodische Vorgehen am Befund orientiert ist, wird das Beherrschen einer Schwimmtechnik nicht das erste Ziel sein. Mit dem Einüben einzelner Lernschritte erarbeitet sich der Behinderte Funktionen, die ihn in den Handhabungen des täglichen Lebens geschickter und ausdauernder werden lassen.

Innenmoser (1978) spricht von einem positiven Transfer von Fertigkeiten, die im Wasser erworben werden. Die Reize des Wassers wirken intensiv auf das taktil-kinästhetische System, die dann zu einer Verbesserung der Gleichgewichtsreaktionen und damit zu einer verbesserten Stabilität im Bewegungsablauf des Gehens führen.

Der rehabilitative Aspekt der selbständigen Fortbewegung im Wasser bedeutet, daß sich der Aktionsradius des Übenden erweitert. Er kann etwa in der Freizeit und im Urlaub zusammen mit Freunden oder der Familie öffentliche Schwimmbäder aufsuchen oder Mitglied eines Schwimmvereines werden. Er erwirbt die Fähigkeit, Eigenverantwortung für die Erhaltung oder Verbesserung seiner Leistungsfähigkeit zu übernehmen.

4.2 Voraussetzungen

Für die Halliwick-Methode werden keine Auftriebskörper, wie Schwimmflügel oder Halskrausen, benutzt. Diese häufig verwendeten Hilfsmittel verändern die Lage des Körpers im Wasser und lassen keine Gleichgewichtsreaktionen zu. Eine wesentliche Erfahrung, auf das bewegte Wasser bewußt zu reagieren, wird damit verhindert.

Findet der Unterricht in der Gruppe statt, wird jeder Übende am Anfang mit einem Helfer arbeiten, der ihm die nötige Sicherheit gibt. Die Helfer können die Eltern oder auch weniger schwer behinderte Menschen sein. Abhängig ist diese Form der Organisation von der Struktur und Größe der Gruppe, von den baulichen Gegebenheiten des Schwimmbads und von der Art und Schwere der Behinderung.

Der hohe personelle Aufwand ist nur in wenigen Institutionen zu realisieren. Deshalb wird dieser Lernweg oft als nicht praktikabel abgetan, und es wird schnell zu Auftriebshilfen gegriffen. Der Erfolg liegt nicht im schnellen Erwerb einer optimalen Schwimmbewegung, sondern in dem selbständigen Bewegen im Wasser. Auch hat die Erfahrung gezeigt, daß Schwimmhilfen die anfängliche Furcht des Übenden vor dem Medium Wasser kaum mindern. Darüber hinaus muß er diese Hilfsmittel später wieder aufgeben, und die Erfahrungen mit dem Wasser beginnen von Neuem.

4.3 Ziele

Die Halliwick-Methode umfaßt 10 Lernschritte, die am wirksamsten in einer Gruppe von Behinderten weitergegeben werden, zumal hier auch das soziale Element zum Tragen kommt.

Das 10-Punkte Programm verfolgt gleichermaßen motorische, kognitive und soziale Ziele, wobei die Art und Schwere der Behinderung Berücksichtigung finden. So sollten in der Unterweisung und Handhabung des Übenden die Kriterien einer Behandlungsmethode, z. B. die des Bobath-Konzepts, auch im Wasser mit einbezogen werden.

Unter didaktischen Überlegungen erfolgt die Einteilung in:
– *Grobziele.* Der Übende ist in der Lage, sich im Wasser selbständig über eine längere Zeit, mindestens aber 5 min, fortzubewegen. Er ist dabei von Hilfspersonen unabhängig.
– *Feinziele.* Sie beziehen sich zunächst auf die allgemeine Wassergewöhnung – der Übende wird mit der Wirkung des Wassers vertraut gemacht – und danach auf die spezielle Wassergewöhnung, die verbunden ist mit der Bewegungshemmung. Der Übende kann das Gleichgewicht in verschiedenen Ausgangsstellungen, bei ruhigem und bei bewegtem Wasser halten. Er macht die Erfahrung, daß er in der Rückenlage frei atmen kann. Das Gleichgewicht zu halten, beinhaltet die Fähigkeit zur Kontrolle des Körpers.

Unter dem Aspekt der Bewegungsbahnung führt der Übende gezielte, ökonomische Bewegungen durch, mit denen er in eine Lage gelangt, in der das Atmen möglich ist. Andererseits lernt er sich fortzubewegen, womit neue Bewegungsmuster gebahnt und kontrolliert über eine längere Zeit durchgeführt werden.

4.4 Inhalt des 10-Punkte-Programms der Halliwick-Methode

1. *Psychische Anpassung.*
   Der Übende lernt, sich durch spielerische Elemente auf das Wasser einzustellen. Diese ersten allgemeinen Erfahrungen sollen Angst, Furcht und Unsicherheiten mit Hilfe des Betreuers so schnell wie möglich mindern und allmählich Vertrauen in die eigenen Fähigkeiten aufbauen.
2. *Selbständigkeit.*
   Der anfängliche direkte Kontakt und die Unterstützung des Helfers werden durch entsprechende Aufgaben zunehmend verringert.
3. *Vertikale Rotation.*
4. *Laterale Rotation.*
5. *Kombinierte Rotation.*
   Alle 3 Rotationen sind gezielte Bewegungsabläufe, die ein Behinderter systematisch erlernen muß, um immer wieder eine Gleichgewichtslage zu erreichen, in der er mühelos atmen kann. Diese Bewegungsfertigkeiten machen den Übenden von Hilfspersonen unabhängig.
6. *Auftrieb.*
   Der Übende erfährt, daß er nicht untergehen kann, weil er durch Veränderung seiner Körperposition und seiner Atmung immer wieder an die Wasseroberfläche gelangt.

7. *Gleichgewicht in Ruhe.*
   Der Übende lernt, in verschiedenen Ausgangsstellungen zu verharren, seinen Körper zu kontrollieren.
8. *Gleiten.*
   Der Übende erfährt, daß bei gleichzeitiger Kontrolle seines Körpers Kraft notwendig ist, um in Bewegung zu kommen.
9. *Elementare Schwimmbewegung.*
   Der Übende lernt, sich auch mit geringem Krafteinsatz fortzubewegen.
10. *Erster Schwimmstil.*
    Der Übende verfeinert und festigt seine Schwimmbewegungen, um sich über längere Zeit fortzubewegen.

Das in Abbildung 4.1 dargestellte Schema gibt eine Übersicht über die zu erarbeitenden 10 Punkte, die ein stetiger Anpassungsprozeß an die physikalischen Eigen-

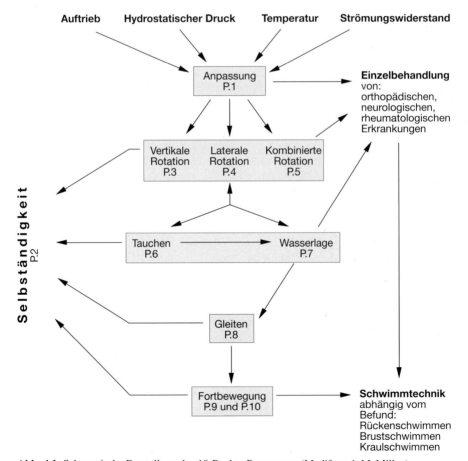

Abb. 4.1. Schematische Darstellung des 10-Punkte-Programms (Modif. nach McMillan)

schaften des Wassers sind. Mit jedem Lernschritt nimmt die Sicherheit im Umgang mit dem Wasser zu und führt über die Selbständigkeit zum Schwimmen. Können die bekannten Schwimmtechniken mit einbezogen werden, so ist die Fortbewegung sehr variabel zu gestalten. Das Schema verdeutlicht, daß einzelne Punkte auch Grundlage einer Einzelbehandlung sind.

4.5 Vorgehensweise

4.5.1 Psychische Anpassung

Der Übende lernt, sich auf das Wasser einzustellen. Er fühlt und erlebt das Wasser mit seinen vielfältigen Reizen. Diese allgemeine Wassergewöhnung beginnt bereits mit dem Duschen und erstreckt sich über viele Übungseinheiten. Spielerisches Tun gewöhnt den Übenden daran, das Wasser im Gesicht zu ertragen. Durch wiederholtes Üben mit unterschiedlichen Aufgabenstellungen in veränderten Situationen kann er schließlich auf das Wasser reagieren. Er hat gelernt, den Kopf in das Wasser einzutauchen und unter Wasser auszuatmen, das Wasser wegzublasen. Das befähigt den Behinderten, seine Angst und Unsicherheit abzubauen. Er erfährt Stabilität und Labilität, Aspekte des Gleichgewichts, auf die er bewußt reagieren kann.

Die Helfer verhindern das Auftreten von pathologischen Bewegungsmustern durch entsprechende Maßnahmen und gezielte Handhabungen.

In dieser anfänglichen Phase besteht die Aufgabe des Helfers darin, dem Übenden die notwendige Sicherheit zu geben, ihm aber zugleich den Bewegungsspielraum zu ermöglichen, damit er die Wirkung des Wassers angemessen erfahren kann. Nur so wird er das Wasser als Erweiterung seiner Bewegungsfähigkeit erleben.

Sicherheit und Kontrolle bietet der Helfer dem Übenden dadurch, daß sich beide gegenüberstehen, also Blickkontakt und direkte Ansprache möglich sind.

In der Arbeit mit Erwachsenen stehen sich Übender und Therapeut in einer Wassertiefe gegenüber, die einen optimalen Auftrieb gewährleistet.

Patienten, die ihre Beine nicht auf den Boden bringen können, hält der Therapeut am Rumpf unter den Achseln (Abb. 4.2). In solchen Fällen muß in einer Wassertiefe gearbeitet werden, in der die Beine den Boden nicht berühren. Das ist besonders wichtig bei Patienten, deren Sensibilität an den unteren Extremitäten gestört ist. Hier kann die Berührung mit dem Beckenboden u. U. zu Verletzungen führen.

Das Halten des Patienten, auch des Erwachsenen, ist für den Therapeuten wegen des Auftriebs mühelos. Der Übende darf niemals gehoben, geklammert oder festgehalten werden.

4.5.2 Selbständigkeit und Loslösung vom Therapeuten

Die Erlangung der Selbständigkeit bei allmählicher Loslösung vom Therapeuten ist *ein Prinzip im methodischen Vorgehen.* In dem Maße, in dem die Sicherheit in der

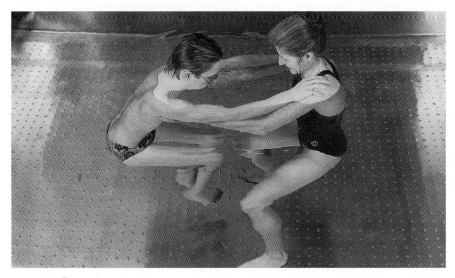

Abb. 4.2. Überprüfung der Ausatmung ins Wasser bei Unterstützung eines Patienten mit einer Querschnittlähmung (L1 inkompl., L4, kompl.)

Ausführung zunimmt, wird die Unterstützung verringert und wieder aufgenommen, sobald eine neue Aufgabe erarbeitet wird.

Das Ziel, ohne Hilfe des Therapeuten auszukommen, ist erst über einen langen Zeitraum zu erreichen. In der Anfangsphase gibt der Helfer dem Behinderten die Unterstützung, die er für seine Sicherheit benötigt. Nach und nach zieht er sich jedoch zusück und ermutigt den Patienten, Übungen auch ohne Hilfe durchzuführen.

Ein erster Schritt zur Selbständigkeit ist erreicht, wenn der Therapeut den Blickkontakt aufgeben und hinter dem Übenden stehen kann.

4.5.3 Vertikale Rotation

Die vertikale Rotation ist ein Bewegungsübergang aus der Waagerechten in die Senkrechte, aus dem Stand in die Rückenlage oder Bauchlage und zurück.

Der Übende lernt, sich gezielt zu bewegen, um jederzeit eine Lage oder Ausgangsstellung einzunehmen, in der er gut atmen kann.

Die vertikale Rotation ist eine ganz natürliche Bewegung, die eine körperlich gesunde Person ohne Schwierigkeiten ausführen kann. Der Behinderte jedoch muß – je nach Art und Schwere der Behinderung – die vertikale Rotation oft mühsam und über eine lange Zeit erarbeiten.

Dieser Bewegungsablauf erlaubt es ihm, die Ausgangsstellung aus dem Stand oder der sitzenden Position zu ändern. Darüber hinaus kann er während der späteren Fortbewegung in eine andere Schwimmlage oder aus der Schwimmlage zurück in den Stand gelangen. Das Schwimmen beginnt oder endet mit dieser Bewegung. Will er das Schwimmen aus der Rückenlage in der Bauchlage fortsetzen, seine Schwimmrichtung ändern, so kann er das mit Hilfe der vertikalen Rotation erreichen. Sie verlangt Kopfkontrolle und hinsichtlich Extension und Flexion eine gewisse Beweglichkeit in den Hüftgelenken. Ein Patient mit einer traumatisch erworbenen Paraplegie wird, um aus der Rückenlage in die Bauchlage zu gelangen, seine Arme schnellkräftig von hinten nach vorne durch das Wasser ziehen. Dabei wird der Kopf vorgebracht und Rumpf und Beine ziehen nach hinten, der Übende rollt sich ein (Abb. 4.3 a, b). Dieser Bewegungsablauf ist begründet durch das 3. Bewegungsgesetz von Newton, nach dem die Aktion der Arme in Verbindung mit der Kopfbewegung die Reaktion des Rumpfes und der Beine ermöglicht. Wichtig für diesen Lagewechsel ist die Flexion der Hüftgelenke, mit der die Päckchenstellung angedeutet oder eingenommen werden kann.

Methodisch wird dieser Bewegungsablauf in Phasen erarbeitet. Das Ziel ist es, die vertikale Rotation ohne Bodenkontakt im tiefen Wasser durchzuführen.

Therapeutische Gesichtspunkte
Der Bewegungsübergang aus der sitzenden Position in die Rückenlage oder Bauchlage und zurück ist eine koordinative Leistung. Sie beinhaltet im einzelnen:
– Kopfkontrolle,
– dosierten Krafteinsatz von Bauch- und Rückenmuskulatur sowie der Schultergürtel-Arm-Muskulatur, wenn die Arme schwungvoll für diese Lagewechsel eingesetzt werden,
– Gleichgewichtsreaktionen und die Fähigkeit, den Auftrieb wahrzunehmen,
– eine gewisse Beweglichkeit der Wirbelsäule und der Hüftgelenke, um die Päckchenlage einnehmen zu können,
– die Bewegung in den verschiedenen Ausgangsstellungen abstoppen zu können, zur Ruhe zu kommen,
– die Atmung in Verbindung mit der Bewegung kontrolliert einsetzen zu können,
– eine Verbesserung des Bewegungsablaufs durch das wiederholte Üben in unterschiedlichen Situationen,
– Unabhängigkeit von Hilfspersonen durch zunehmende Sicherheit.

4.5.4 Laterale Rotation

Die laterale Rotation ist nach McMillan eine Bewegung, die mit einer Drehung aus der Rückenlage in die Bauchlage und zurück um die Körperlängsachse erfolgt. Dieser Bewegungsübergang ist im Wasser sehr labil.

Die laterale Rotation ist wie die vertikale Rotation eine natürliche Bewegung, die wir im Wasser und an Land immer wieder automatisch ausführen, wenn wir ein Ziel erreichen, eine Bewegungsrichtung ändern wollen. Eine körperlich gesunde Person wird diese Bewegung stets vom Kopf her einleiten und mit Abdruck der Hände am Wasser schwungvoll durchführen. Die Arme und Beine folgen automatisch nahe am Körper.

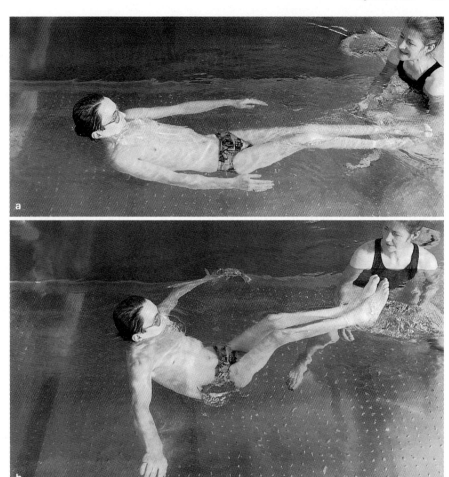

Abb. 4.3 a, b. Die vertikale Rotation nach McMillan. **a** Der Übende bringt den Kopf vor (Auftriebsverlust). **b** Durch Abdruck der Hände gegen das Wasser gelangt er in die Bauchlage

Mit der lateralen Rotation lernt der Übende, sich in eine Lage zurückzubringen, in der er gut atmen kann. Zusammen mit der vertikalen Rotation hat der Übende ein Bewegungspotential zur Verfügung, mit dem er angemessen auf differenzierte Situationen im Wasser reagieren kann.

Je nach Art und Schwere der Behinderung kann die Drehung um die Körperlängsachse auf verschiedenen Wegen erarbeitet werden:
1. durch den schwungvollen Einsatz der Arme: der Übende stößt sich mit seinen Händen am Wasser ab;
2. durch Verringerung der Auftriebsfläche: ein Bein oder Arm wird aus dem Wasser gehoben; der Übende rollt zu der Seite, an der Arm oder Bein aus dem Wasser ragt;

3. durch Änderung der Körperposition unter Wasser: ein Arm oder Bein zieht unter der Wasseroberfläche zur gegenüberliegenden Körperseite, über die der Übende dann in die Bauchlage rollt.

Um seine Schwimmlage ändern zu können, muß der Schwimmer eine Drehung um 180 Grad durchführen. Er muß sowohl aus der Rückenlage in die Bauchlage kommen als auch aus der Bauchlage in die Rückenlage zurückkehren können.

Die zielgerichtete Bewegung ist die Drehung um 180 Grad, bei der der Übende automatisch in das Wasser ausatmet. Das ist mit kurzer Übungsdauer leicht zu erlernen, wenn die Arme schwungvoll eingesetzt werden können. Ist die Unterstützung durch die Arme nicht ausreichend oder unmöglich, dann muß die Drehung aus der Bauchlage zurück in die Rückenlage wiederholt und u. U. sogar lange geübt werden, denn diese Drehung erfolgt gegen die Trägheit des Körpers. Die Lage ist sehr stabil, da der Körperschwerpunkt tief liegt.

Methodisch kann dieser Bewegungsablauf in Teilschritten erarbeitet werden.
– Die Drehung erfolgt zunächst um 90 Grad, später um 360 Grad zunächst zum Therapeuten hin (Abb. 4.4 a, b).
– Die Teildrehungen werden zunächst mit Hilfe des Therapeuten erarbeitet.
– Der Kopf kann, solange die Atmung noch nicht sicher ist, über Wasser gehalten werden. Mit zunehmender Sicherheit wird der Übende während der Rollbewegung in das Wasser ausatmen und die Drehung weg vom Therapeuten oder in jeder beliebigen Situation selbständig durchführen.

Therapeutische Gesichtspunkte
Der Bewegungsablauf – Drehung um die Körperlängsachse – ist eine differenzierte koordinative Leistung und beinhaltet folgende Fähigkeiten:

– Kopfkontrolle,
– Raumorientierung,
– Gleichgewichtsreaktionen,
– die Bewegung in der Rückenlage abstoppen können,
– die Atmung in Verbindung mit der Bewegung kontrolliert einsetzen zu können,
– Verbesserung der Vitalkapazität,
– Selbständigkeit, d. h. Unabhängigkeit von Hilfen.

4.5.5 Kombinierte Rotation

Die kombinierte Rotation ist ein Bewegungsablauf, in dem die vertikale und die laterale Rotation miteinander verbunden werden. Differenzierte und ökonomische Bewegungen für diese beiden Rotationen vollziehen sich je nach Ziel sowohl an Land als auch im Wasser nacheinander oder übergangslos.

Der Übende steht im Wasser und will sich auf das Wasser legen. Er kann sich also z. B. nach vorn fallen lassen und im Fallen in die Rückenlage drehen, um so das Gesicht für die Atmung frei zu haben. Viele Patienten können aber aufgrund ihrer Behinderung und den damit verbundenen unterschiedlichen Auftriebsverhältnissen diese bei einer gesunden Person automatisch ablaufenden Bewegungen nur

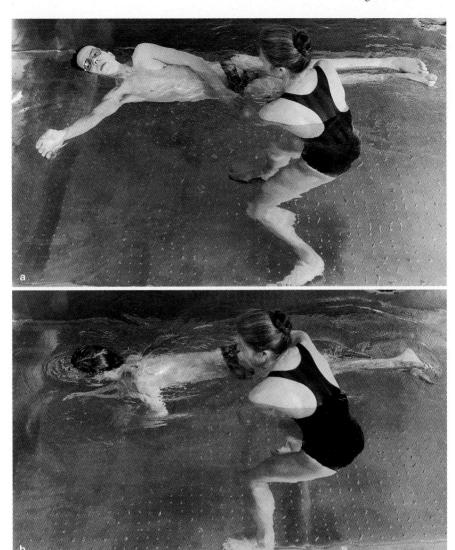

Abb. 4.4 a, b. Die laterale Rotation ist nach McMillan eine Drehung um die Körperlängsachse, die zunächst mit Hilfe des Therapeuten erarbeitet wird. **a** Drehung um 90 Grad. **b** Drehung um 360 Grad

mühsam oder gar nicht durchführen. Ein Behinderter lernt diese gezielte Bewegung nur, indem er mit Hilfe des Auftriebs eine Drehung nach der anderen vollzieht. Für ihn bedeutet die Beherrschung dieses Bewegungsablaufs, daß er selbständig aus jeder beliebigen Situation in eine Lage zurückkehren kann, in der er gut atmen kann.

Die kombinierte Rotation ist in bestimmten Situationen eine nützliche Bewegung. So muß der Behinderte, der allein über den Beckenrand in das Wasser gelangen will, die kombinierte Rotation beherrschen (Kap. 5; Einstieg in das Wasser). Außerdem ist, je nach Schwimmstil, das Landen am und der Abstoß vom Beckenrand mit der kombinierten Rotation durchzuführen.

4.5.6 Erfahren des Auftriebs

Die Erkenntnis, vom Wasser getragen zu werden, ist wohl die wichtigste Erfahrung beim Erlernen der Fortbewegung im Wasser. Angst oder Unsicherheit des Schwimmanfängers im Wasser sind durch die Vorstellung begründet, mangels Halt unterzugehen. Unsere Gleichgewichtsreaktionen sind darauf ausgerichtet, an der Wasseroberfläche zu bleiben, um atmen zu können. Sie haben ihren Ursprung im Überlebensdrang.

In der Methodik des 10-Punkte-Programms macht der Übende fortlaufend Erfahrungen mit dem Auftrieb, so daß dieser Aspekt schon früh in sein Bewußtsein gelangt. Im Wasser spürt der Behinderte je nach Tiefe die Leichtigkeit seiner Bewegungen.

Der Abdruck vom Boden oder das Fehlen von festen Gegenständen, die an Land seine Orientierung sind, mögen Ursache für das unsichere Gefühl für behinderte wie für nichtbehinderte Menschen sein.

Hat der Übende gelernt, mit Hilfe des Auftriebs zum Stand zu kommen oder seine Lage zu verändern, erfährt er durch variable Tauchübungen, daß er nicht untergehen kann. Durch Änderung seiner Körperform, verbunden mit der Atmung, wird er immer wieder an die Wasseroberfläche gelangen. Hier eine Lage einzunehmen, in der er gut atmen kann, hat er bereits gelernt. Die Hilfe des Therapeuten ist nun nicht mehr nötig, der Übende ist selbständig.

Therapeutische Gesichtspunkte:
Das Untertauchen ist eine Übung, mit der der Behinderte seine Unsicherheit dem Element Wasser gegenüber ablegt. Er hat Vertrauen in sein Können gewonnen, da er bewußt die Reaktionen des Wassers erlebt hat. So werden mit diesem Lernschritt erreicht:

– Selbständigkeit und Unabhängigkeit von Hilfen,
– Atemkontrolle,
– Verbesserung der Vitalkapazität,
– die Erfahrung der entspannenden Wirkung des Wassers.

4.5.7 Gleichgewicht in Ruhe – die Wasserlage

Durch die Wahrnehmung des Auftriebs die vertikale wie die laterale Rotation durchzuführen und in verschiedenen Ausgangsstellungen zu stoppen, sind Erfahrungen, die der Übende bereits gefestigt hat. Er hat in diesen Ausgangsstellungen nur dann ausreichend Zeit zu atmen, wenn er auch in der Lage verharren kann. Er muß also in der Rückenlage ein stabiles Gleichgewicht erhalten.

Unter dem methodisch-didaktischen Gesichtspunkt werden die Erfahrungen mit dem Auftrieb bis zu den Fertigkeiten des Tauchens bereits mit dem Erlernen der vertikalen und lateralen Rotation erarbeitet. Diese Bewegungsübergänge werden mit der Rückenlage beendet.

Ein Körper kann in Ruhe wie in Bewegung im Gleichgewicht sein. Sowohl Ruhe als auch Bewegung beinhalten den Aspekt des Gleichgewichts.

Die 3 aus der Mechanik bekannten Arten des Gleichgewichts, nämlich stabil, labil und indifferent, sind, da sie sich auf den starren Körper beziehen, auf den menschlichen Körper nicht ohne weiteres anwendbar. Der Mensch besitzt die Fähigkeit, Störungen des Gleichgewichts aktiv entgegenzuwirken. Durch Form- und Lageveränderungen sowie Anspannung der Muskulatur kann er seine Ausgangsstellung beibehalten oder wiederherstellen und eine Veränderung des Gleichgewichts durch Bewegungen kompensieren. Unter physikalischen Bedingungen erfolgt die Beurteilung des Gleichgewichts bei starren Körpern sowie beim Menschen immer nach der Lage des Körperschwerpunkts zu seiner Unterstützungsfläche.

Der auf dem Wasser in Rückenlage liegende Mensch ist einerseits der Schwerkraft, andererseits dem Auftrieb ausgesetzt, er hat keine Unterstützungfläche. Er kommt zur Ruhe, wenn der Auftrieb die von außen angreifende Kraft überwiegt. Bleibt die Wirkung der Schwerkraft erhalten, so versucht der Übende, durch Bewegungen seine Lage zu stabilisieren. Auf die Rollbewegung zur Seite oder auf die Kippbewegung fußwärts reagiert er mit einer feinabgestimmten Gegenbewegung. Ängstliche, hastige Reaktionen bewirken Turbulenzen, das Wasser wird unruhig und eine ausgleichende Bewegung wird schwieriger, wenn nicht gar unmöglich!

Voraussetzung für die Fortbewegung ist die stabile Bauch- oder Rückenlage. Um dieses Ziel zu erreichen, muß zunächst das Gleichgewicht in Rückenlage bei ruhigem Wasser gefunden werden.

Der Helfer unterstützt den Übenden im KSP, bis dieser in der Lage ist, die Rückenlage ohne Hilfe zu halten (Abb. 4.5 a, b). Das Gleichgewicht in Rückenlage und in Bauchlage zu erlangen ist das Schlüsselerlebnis. Der Übende hat erfahren, daß der Auftrieb ihn immer wieder an die Wasseroberfläche treibt. Hier nun in der gewünschten Lage zur Ruhe zu kommen, ist die Voraussetzung für die Fortbewegung ohne Angst.

Die Wasserlage in Ruhe halten zu können, ist in besonderem Maße abhängig von der Art der Behinderung und den damit verbundenen individuellen Auftriebsverhältnissen. Ein Ausgleich des Drehmoments ist nicht in jedem Fall möglich. Eine schwere Person mit muskulösen Beinen wird stets ein Drehmoment fußwärts zeigen, also die Rückenlage in Ruhe nicht selbständig halten können.

Der Patient, der mit Hilfe des Therapeuten das Gleichgewicht in Rückenlage ohne Angst und Unsicherheit gefunden hat, wird sofort den nächsten Lernschritt erarbeiten. Er lernt zu gleiten und sich durch Schwimmbewegungen fortzubewegen. Der dynamische Auftrieb wird dazu beitragen, die Beine in eine strömungsgünstigere Lage zu bringen.

Im Rahmen der klinischen Rehabilitation von Patienten mit einer Querschnittlähmung ist das Schwimmen ein wichtiger Bestandteil der therapeutischen Maßnah-

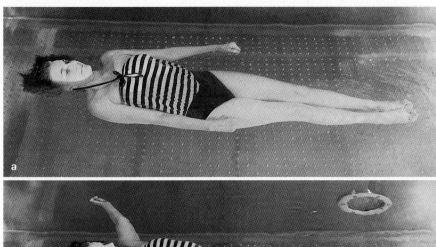
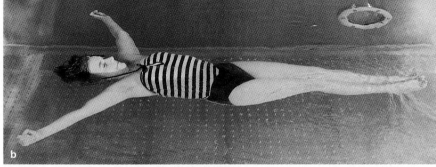

Abb. 4.5 a, b. Die stabile Wasserlage bei einem Patienten mit einer motorisch und sensibel inkompletten Tetraplegie unterhalb C6 und komplett unterhalb C7. **a** Die Arme befinden sich neben dem Körper. **b** Die Rückenlage wird stabiler, sobald sich die Arme in Flexion befinden

men. Die meisten Patienten mit dieser Behinderung sind nicht in der Lage, die Rückenlage ohne Hilfe zu halten. Hier zeigt sich unabhängig von den Körperproportionen und den damit verbundenen Auftriebsverhältnissen ein Drehmoment fußwärts. Zu beobachten ist, daß in der Rückenlage das Absinken der Beine mit einer Flexion der Kniegelenke verbunden ist. In der Bauchlage zeigt sich mit dem Drehmoment fußwärts eine Flexionsstellung der Hüftgelenke.

Wären die mechanischen Kräfte Auftrieb und Schwerkraft beim Erlangen der Wasserlage allein ausschlaggebend, würden mehr Patienten mit einer motorisch und sensibel kompletten Lähmung ihre optimale Wasserlage finden, als es die Praxis zeigt. Es ist zu überlegen, inwieweit ein intaktes taktil-kinästhetisches Wahrnehmungssystem die Wasserlage gewährleistet. Ein Patient mit einer Hemiplegie kann ein Drehmoment sowohl fußwärts als auch zu seiner hemiplegischen Seite zeigen. Abhängig von seiner Wahrnehmungsfähigkeit auf der betroffenen Körperseite, stellt er sein Gleichgewicht durch Drehung des Kopfes weg von der hemiplegischen Seite her. Eindeutig erwiesen ist auch hier nicht, ob die Kopfbewegung eine ökonomische Reaktion im Sinne einer Gleichgewichtsreaktion ist oder ein Schutzmechanismus, um das Wasser nicht ins Gesicht zu bekommen. Ein Patient mit einer gestörten

Wahrnehmung auf der hemiplegischen Seite wird diese notwendigen Gleichgewichtsreaktion nicht vornehmen, er rollt über seine KLA weiter.

Damit ein Hemiplegie-Patient lernt, sich im Wasser fortzubewegen, sind also Maßnahmen erforderlich, die ihm zu einer verbesserten Wahrnehmung für sein Gleichgewicht und damit zu einer symmetrischen Wasserlage in Rücken- wie in Bauchlage verhelfen.

Dazu führt der Therapeut folgende Maßnahmen durch:
1. Er bewegt den Patienten schlängelnd durch das Wasser. Die damit erreichte Lateralflexion des Rumpfes wird zur hemiplegischen Seite hin betont.
2. Er bewegt den Patienten wiederholt um die KLA zur hemiplegischen Seite (nach McMillan laterale Rotation).

Therapeutische Gesichtspunkte
Das Gleichgewicht in verschiedenen Ausgangsstellungen zu halten oder es während der Bewegung zu verlieren, ist eine koordinierte Leistung und beinhaltet im einzelnen:

- Kopfkontrolle,
- Rumpfkontrolle
- sich in Ruhe und Bewegung kontrollieren zu können und
- sich konzentrieren zu können.

4.5.8 Gleiten

Der Übende hat durch die Erfahrung mit dem Auftrieb gelernt, selbständig und ruhig auf dem Wasser zu liegen. Nun muß er sein Gleichgewicht bei bewegtem Wasser halten können. Er erfährt, daß Kraft notwendig ist, um in Bewegung zu kommen. Andererseits gewährleistet das Gleiten in Rückenlage und in Bauchlage die nötige Anfangsgeschwindigkeit für das Schwimmen. Ein Behinderter, der in der Lage ist, seine Beine für den Anstoß einzusetzen, wird sich mit beiden Füßen von der Beckenwand wegdrücken. Mit diesem Impuls gelangt er aus der totalen Flexion (Hockstellung) über die Rückenlage in die Vorwärtsbewegung, d. h. er gleitet.

Der Abstoß wird vom Kopf her eingeleitet; um die Widerstandsfläche so gering wie möglich zu halten, erfolgt die Bewegung parallel zur Wasseroberfläche.

Der Übende gleitet zunächst auf die Hände des Therapeuten, der in einer vom Patienten festgelegten Entfernung zu ihm steht. Zeigt sich eine gewisse Sicherheit in der Ausführung, wird der Übende mit nachlassender Gleitgeschwindigkeit über die vertikale Rotation zum Stand oder mittels lateraler Rotation in die Bauchlage drehen.

Um die Ausgangsstellung am Beckenrand einnehmen zu können, benötigt der Übende eine gewisse Beweglichkeit in den Hüftgelenken und Kraft in den Armen und Händen, um sich halten zu können. Darüber hinaus muß er Kraft für das Abstoßen aufbringen, und er muß fähig sein, die Hände zu lösen. Ein Patient, der sich wegen fehlender Muskelkraft den Impuls für den Abstoß in das Gleiten nicht geben kann, löst sich vom Beckenrand, um in die Rückenlage zu gelangen. Durch intensiven Einsatz seiner möglichen Armkraft wird er sofort in die Vorwärtsbewegung kommen müssen.

Bei diesem Patienten ist das Gleiten mit Unterstützung des Therapeuten ein methodisches Mittel, um aus einem angemessenen Tempo heraus die Schwimmbewegung fortzusetzen. Dazu zieht er den Übenden in Bauchlage (Abb. 4.6) oder in Rückenlage durch Rückwärtsgehen durch das Wasser. Die Unterstützung wird in der Phase des Gleitens aufgegeben, dann wieder aufgenommen. Gleitet der Übende durch die vom Therapeuten hergestellten Turbulenzen, muß dieser, um eine gewisse Anfangsgeschwindigkeit zu erzielen, den Übenden eine kurze Strecke in Rückenlage durch das Wasser ziehen. Dazu befindet er sich am Kopfende des Übenden, und während er schnell rückwärts geht, erzeugt er gleichzeitig mit seinen Händen unter dem Kopf oder den Schulterblättern Turbulenzen. Der Übende gleitet durch den so erzeugten Sog mit. Diese Form des Gleitens erfolgt in der Art, wie die Entenmutter ihre Jungen in ihrem Strömungsschatten mitzieht oder mitgleiten läßt.

Therapeutische Gesichtspunkte
Die Fähigkeit, gleiten zu können, beinhaltet im einzelnen:

– Rumpfkontrolle,
– dosierten Krafteinsatz der Beine, wenn der Abstoß vom Beckenrand erfolgen kann.

4.5.9 Elementare Schwimmbewegungen

Der Übende setzt Arme und Beine gezielt ein, um aus dem Gleiten heraus die Vorwärtsbewegung in Tempo und Rhythmus beizubehalten. Die Schwimmge-

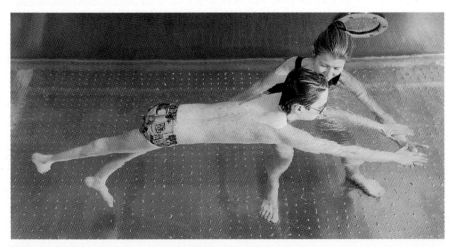

Abb. 4.6. Gleiten in Bauchlage mit Unterstützung des Therapeuten

schwindigkeit wird von der Beweglichkeit der Gelenke in Armen und Beinen, deren Muskelkraft und Tonus sowie der Lage des Körpers im Wasser bestimmt. Er lernt, sich mit einfachen Paddelbewegungen der Arme und/oder der Beine selbständig fortzubewegen.

Werden nur die Arme eingesetzt, so müssen diese Paddelbewegungen unter der Wasseroberfläche mit beiden Händen gleichzeitig in Hüfthöhe erfolgen. Die Arbeit der Hände oder Beine unter der Wasseroberfläche bewirkt, daß die Lage des Körpers stabil bleibt (Abb. 4.7).

Ein Patient mit einer kompletten Paraplegie der unteren Extremitäten, der durch ein Drehmoment fußwärts seine Wasserlage nicht halten kann, muß die Arme und Hände schnell einsetzen, damit die Beine durch den dynamischen Auftrieb an die Wasseroberfläche gelangen.

Patienten mit einer Läsion des 5.–7. Halswirbelsäulensegments können ihre Hände als wichtige Widerstandsfläche nicht einsetzen. Bei stabiler Wasserlage wird der Schwimmer ein langsames Tempo mittels Armbewegung, die unter der Wasseroberfläche stattfindet, halten können.

Ist der Vortrieb nur durch Einsatz der Beine zu gewährleisten, so wird das Tempo bei einer wechselseitigen Beinbewegung, die dem Kraulen sehr ähnlich ist, aus hydromechanischen Gründen langsam sein. Um eine Rollbewegung um die KLA zu vermeiden, muß der Schwimmer darauf achten, daß die Beinarbeit unter der Wasseroberfläche stattfindet.

Je nach Art und Schwere der Behinderung wird die Bewegung der Arme und Beine zunächst vom Therapeuten gebahnt. Der Therapeut begleitet die Bewegung durch manuellen Kontakt an den Armen oder Beinen, um dem Übenden möglichst schnell ein Gefühl für die Bewegung einschließlich des Rhythmus und Tempos zu geben. Diese vorübergehende Unterstützung kann wichtig sein, wenn Arm- und Beinbewegung koordiniert werden müssen.

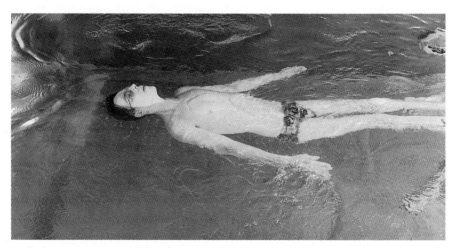

Abb. 4.7. Der elementare Schwimmstil nach McMillan erfolgt durch kleine Paddelbewegungen in Hüfthöhe

Therapeutische Gesichtspunkte
Arme und Beine gleichzeitig und koordiniert zur Fortbewegung einzusetzen, beinhaltet die Fähigkeiten:

- Rumpf und Kopf zu kontrollieren, das Gleichgewicht bei bewegtem Wasser zu halten,
- die Atmung mit der Bewegung zu verbinden,
- ausdauernd zu sein, d. h. die koordinierte Bewegung über eine vorgegebene Strecke durchzuhalten,
- Selbständigkeit,
- die Kraftausdauer der Schultergürtel-Arm-Muskulatur zu schulen,
- die Gelenke von Schultern und Hüften zu mobilisieren.

4.5.10 Erster Schwimmstil

Das Ausmaß der Arm- und Beinbewegung ist abhängig von der Art und Schwere der Behinderung.

So kann es sein, daß ein Kind mit einer progressiven Muskeldystrophie lernt, allein auf dem Wasser zu liegen, aber nicht in der Lage ist, sich selbständig fortzubewegen. Um diesem Kind die Freude an den gelernten Fähigkeiten zu erhalten, wird es mit Hilfe des Therapeuten durch Turbulenzen durch das Wasser gleiten.

Ist zu erwarten, daß sich durch wiederholtes Üben die für die Schwimmbewegung notwendigen Funktionen verbessern, so sollte der Übende den von McMillan beschriebenen ersten Schwimmstil durchführen. Er lernt, Beine und Arme gleichzeitig einzusetzen, um sich über eine längere Zeit zunächst in Rückenlage fortzubewegen. Dazu werden die Beine unter der Wasseroberfläche im Sinne des Kraulbeinschlags auf und ab bewegt.

In der Armarbeit kann nun eine Überwasserphase und eine Druckphase unterschieden werden. Dabei werden die gestreckten Arme aus dem Wasser herausgehoben und etwas über Schulterhöhe wieder in das Wasser eingetaucht. In der Druck- oder Unterwasserphase ziehen beide Arme gestreckt an den Körper heran. Je nachdem, wie weit der Einzelne seinen Rumpf stabilisieren und ein Einsinken während der Überwasserphase kontrollieren kann, werden die Arme nur kurz ca. 10 cm über die Wasseroberfläche gehoben. Durch ein schnelles, kräftiges Heranziehen der gestreckten Arme an den Körper entsteht die Vorwärtsbewegung mit einer anschließenden Gleitphase. Abhängig von der Beweglichkeit in den Schultergelenken und der vorhandenen Kraft in den Armen wird aus der kurzen schnellen Überwasserphase ein längerer Bewegungsweg, die gestreckten Arme ziehen an den Ohren vorbei und tauchen dann in das Wasser ein.

Aus diesen ersten, einfachen Schwimmbewegungen kann sich in Abhängigkeit von der jeweiligen Erkrankung oder Behinderung ein bekannter Schwimmstil entwickeln (s. Kap. 6, Schwimmen als Grundfertigkeit).

Therapeutische Gesichtspunkte

– Schulung und Verbesserung der Kraftausdauer der Schultergürtel-Arm-Muskulatur und der Beinmuskulatur,
– Mobilisation der Schulter- und/oder Hüftgelenke,
– Stabilisation des Rumpfes,
– Verbesserung der Koordination
– Verbesserung der allgemeinen Ausdauerleistungsfähigkeit und der Vitalkapazität.

5 Techniken des Einstiegs in das Wasser und des Ausstiegs

Ein Patient mit einer erworbenen Behinderung lernt in Fachkliniken während seiner Rehabilitation den Alltag mit größtmöglicher Selbständigkeit zu bewältigen. Das Ziel aller Maßnahmen ist es, in Alltagssituationen Hilfspersonen nicht in Anspruch nehmen zu müssen und Hilfsmittel nur dann einzusetzen, wenn sie die Aktivitäten erleichtern.

Der Aufenthalt im Wasser ist für viele Menschen, die mit einer angeborenen oder erworbenen Behinderung leben müssen, einer der wenigen Bereiche, in denen sie sowohl ohne Hilfspersonen als auch ohne Hilfsmittel auskommen können. Hilfe benötigen diese Menschen lediglich für den Einstieg ins Wassers und für den Ausstieg.

Wie ein Patient in das Wasser gelangt und wie er den Ausstieg bewältigt, wird von der Schwere der Behinderung abhängig sein. Zusammen mit dem Therapeuten werden ihm Wege gezeigt, auf welche Art die Selbständigkeit zu erreichen ist, die er dann in öffentlichen Schwimmbädern anwenden kann. Ist eine Hilfestellung auf Dauer erforderlich, so erfährt der Behinderte darüber hinaus, welche Instruktionen er einem nicht geschulten Helfer geben muß, um z. B. in das Wasser zu gelangen.

5.1 Einstieg ins Wasser mit Hilfe

Ausgangsstellung des Patienten: Der Patient gelangt mit Hilfe an den gepolsterten Beckenrand. Er muß sehr nahe an der Kante sitzen, um nach vorn in das Wasser kippen zu können.

Ausgangsstellung des Helfers: Er befindet sich im Wasser unmittelbar vor und rechts zum Patienten in Schrittstellung. Um das Sitzen des Patienten gegebenenfalls abzusichern, umfaßt er mit beiden Händen den Rumpf des Patienten unter den Achseln (Abb. 5.1).

Hinweis: Die Wassertiefe muß dem Helfer einen sicheren Stand gewährleisten.

Bewegungsablauf: Der Patient legt seine Arme auf die Schultern, und seinen Kopf auf die rechte Schulter des Helfers (Abb. 5.2). Während der Patient nach vorn fällt, zieht der Helfer ihn vom Beckenrand weg (Abb. 5.3). Bereits im Fallen dreht sich

126 Techniken des Einstiegs in das Wasser und des Ausstiegs

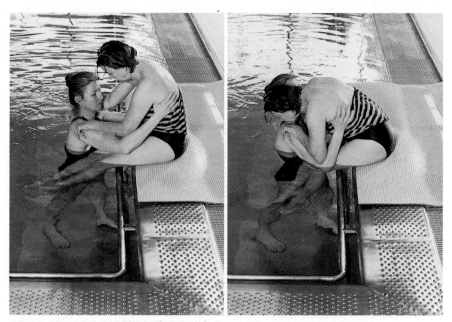

Abb. 5.1. (*links*) Ausgangsstellung der Patientin sowie des Helfers am Beckenrand
Abb. 5.2. (*rechts*) Einstieg in das Wasser bei einer Patientin mit einer Tetraplegie (C6–C7); sie neigt sich auf die Schulter des Helfers vor

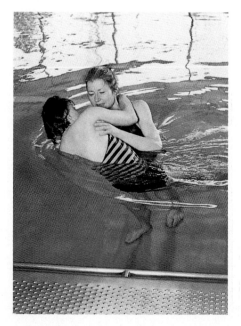

Abb. 5.3. Die Patientin fällt nach vorn und dreht sich mit Hilfe des Therapeuten um die Körperlängsachse (nach McMillan die kombinierte Rotation)

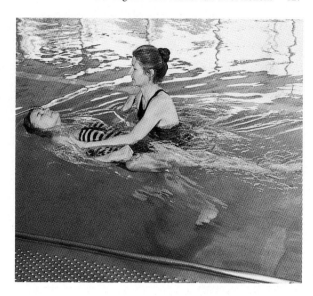

Abb. 5.4. die Patientin gleitet in die Rückenlage

der Helfer um seine rechte Schulter, und der Patient gleitet in die Rückenlage (Abb. 5.4).

Hinweis: Dieser Bewegungsablauf muß zügig und rhythmisch durchgeführt werden, der Therapeut muß sich schnell von der Beckenwand lösen, um für das Fallen und Drehen des Patienten ausreichend Platz zu schaffen. Der Bewegungsablauf endet mit einem Gleiten weit in das Schwimmbad hinein.

Dieser Vorgang ist später ohne Hilfe aus fast jeder Beckenrandhöhe durchführbar. Der Patient hat dazu die vertikale und laterale Rotation erlernt. Der Bewegungsablauf wird wie oben beschrieben solange vom Helfer unterstützt, bis der Patient sich ohne Hilfe in das Wasser fallen lassen kann.

5.2 Ausstieg aus dem Wasser mit zwei Helfern

Ein Ausstieg aus dem Wasser, der mit zwei Helfern vorgenommen wird, ist entscheidend von der Wassertiefe und der Höhe des Beckenrands abhängig. Die Unterstützung wird in großen Schwimmbädern dann sehr mühsam, wenn den Helfern durch die Höhe des Wasserspiegels das Stehen erschwert wird. Liegt der Beckenrand über dem Wasserspiegel, so muß weit über die Schulterhöhe hinaus gehoben werden. In diesem Fall sollte die Hilfestellung gleichzeitig von einem Helfer im Wasser und von einem anderen außerhalb erfolgen.

Können die Helfer in einer Wassertiefe stehen, die für sie ungefähr bei Th 12 liegt, und befindet sich der Wasserspiegel auf Höhe des Beckenrands, so muß mit dem Herausheben des Patienten kaum Hubarbeit geleistet werden. Hier bieten sich zwei Vorgehensweisen an:

1. Variante
Ausgangsstellung des Patienten: Durch die Handhabungen der Helfer befindet er sich in der Sitzhaltung rückwärts zum Beckenrand. Seine Arme liegen auf den Schultern der Helfer.

Ausgangsstellung der Helfer: Sie stehen seitlich, frontal in Schrittstellung zum Patienten und umfassen mit einer Hand seinen Oberschenkel von innen, die andere Hand liegt unter dem Gesäß.

Bewegungsablauf: Der Patient neigt sich mit Armen und Oberkörper auf die Schultern der Helfer (Abb. 5.5). Während sie in die Knie gehen und tiefer in das Wasser eintauchen, kippt der Patient nach vorn. Tauchen die Helfer wieder auf, und strecken sich, so ragt das Becken des Patienten über den Beckenrand hinaus (Abb. 5.6). Dieser Kippvorgang wird kontrolliert unterstützt, wenn die Oberschenkel des Patienten auf den Beckenrand geführt werden. Mit Hilfe der Therapeuten richtet sich der Patient zum Sitz am Beckenrand auf (Abb. 5.7).

2. Variante
Ausgangsstellung des Patienten: Er befindet sich, wie oben beschrieben, in Sitzhaltung rückwärts zum Becken.

Ausgangsstellung der Helfer: Sie stehen seitlich zu ihm und umfassen mit einer Hand die Oberschenkel des Patienten von innen. Der Patient mit einer motorisch und sensible kompletten Tetraplegie ist in der Lage, mit seiner ihm verbliebenen Schultergürtel-Arm-Muskulatur die Arme der Helfer, die seine Handgelenke von innen umfassen, fest an seinen Körper zu pressen. Dadurch kann er wesentlich die Aktion des Ausstiegs unterstützen (Abb. 5.8).

Bewegungsablauf: Während die Helfer bis zu den Schultern in das Wasser eintauchen, bringt der Patient seinen Kopf vor. Mit dem Auftauchen der Helfer gelangt der Patient über den Beckenrand (Abb. 5.9). Sie unterstützen diesen Kippvorgang, indem sie die Oberschenkel des Patienten nach schräg oben über den Beckenrand führen. Sie erhalten dadurch die Flexion der Hüftgelenke des Patienten und vermeiden die sonst evtl. auftretende Spastizität (Abb. 5.10).

Hinweis: Der Vorteil dieses Ausstiegs liegt darin, daß die Helfer Blickkontakt zum Patienten haben und dieser die Aktivitäten unterstützen kann.

5.3 Einstieg mit geringer Unterstützung eines Helfers

Ein Patient, der in der Lage ist, seine Arm- und Rumpfmuskulatur für das Stützen einzusetzen, wird ohne Hilfe vom Rollstuhl an den gepolsterten Beckenrand gelan-

Einstieg mit geringer Unterstützung eines Helfers 129

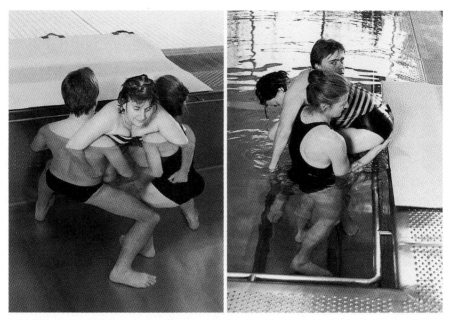

Abb. 5.5. (*links*) Ausstieg aus dem Wasser rückwärts zum Beckenrand, die Patientin neigt sich auf die Schultern beider Helfer vor
Abb. 5.6. (*rechts*) Mit Unterstützung der Helfer gelangt die Patientin über den Beckenrand

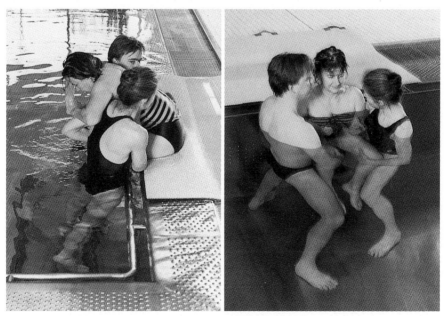

Abb. 5.7. (*links*) Die Patientin kommt zum Sitz am Beckenrand
Abb. 5.8. (*rechts*) Durch die Unterstützung der Helfer befindet sich die Patientin in der Sitzhaltung rückwärts zum Beckenrand

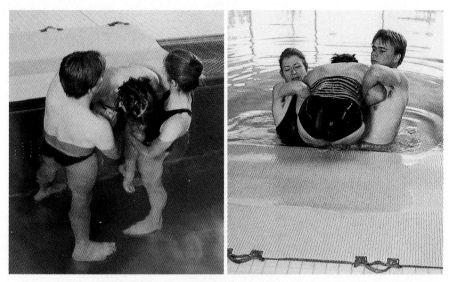

Abb. 5.9. (*links*) Die Patientin gelangt über den Beckenrand durch Erhalt der Flexion in den Hüftgelenken
Abb. 5.10. (*rechts*) Die Patientin kommt zum Sitz am Beckenrand

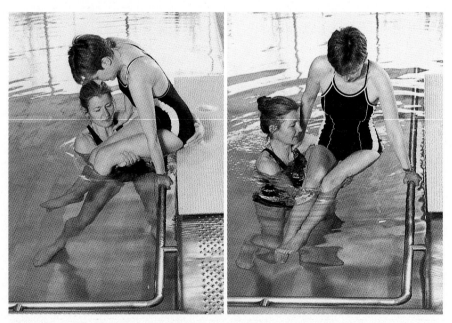

Abb. 5.11. (*links*) Ausgangsstellung einer Patientin mit einer Paraplegie (motorisch und sensibel inkompl. unterhalb Th 12, kompl. unterhalb L1), die mit Unterstützung eines Helfers in das Wasser einsteigt
Abb. 5.12. (*rechts*) Die Patientin stützt sich am Beckenrand sowie der Schulter des Helfers ab

gen. Bei diesem Patienten ist es das Ziel, den Ein- und Ausstieg ohne Hilfe zu bewältigen.

Eine Hilfestellung ist nur für den Anfang notwendig, um zu verhindern, daß sich der Patient während des Einstiegs verletzt.

Ausgangsstellung des Patienten: Er stützt sich mit einer Hand an der Haltestange oder auf dem Beckenrand ab, mit der anderen Hand auf der Schulter des Helfers.

Ausgangsstellung des Helfers: Er steht seitlich zum Patienten und sichert mit einer Hand dessen Beine, mit der anderen Hand umfaßt er sein Becken von hinten (Abb. 5.11).

Bewegungsablauf: Während des Stützens zieht der Übende sein Kinn auf die Brust, um so sein Becken hoch und hinter die Armachse zu bringen. Der Helfer führt den Übenden mit einer Vierteldrehung vom Schwimmbadrand weg. Der Patient kann nun langsam und kontrolliert in das Wasser eintauchen (Abb. 5.12).

5.4 Ausstieg mit Unterstützung eines Helfers

Ausgangsstellung des Patienten: Er stützt sich mit einer Hand auf die Schulter des Helfers, mit der anderen Hand auf den Schwimmbadholm (Abb. 5.13).

Ausgangsstellung des Helfers: Er befindet sich seitlich, mit Blickrichtung zum Übenden. Er umfaßt dessen Oberschenkel von oben und das Becken zunächst von hinten.

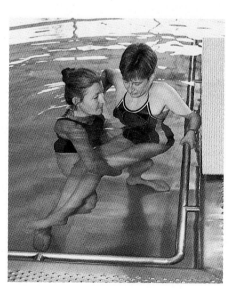

Abb. 5.13. Für den Ausstieg sichert der Helfer die Beine der Patientin, um Verletzungen zu vermeiden

132 Techniken des Einstiegs in das Wasser und des Ausstiegs

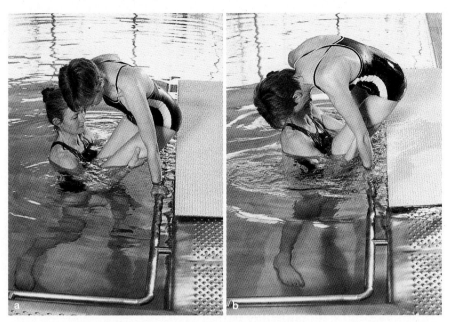

Abb. 5.14 a, b. Die Patientin stützt sich am Beckenrand und Helfer hoch. **a** Der Helfer erhält die Flexion der Hüftgelenke. **b** Er unterstützt das Kippen, um die Oberschenkel weit über den Beckenrand hinauszubringen

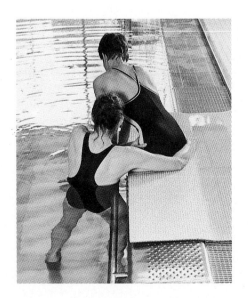

Abb. 5.15. Einstieg in das Wasser mit Stütz am Holm bzw. Beckenrand. Ausgangsstellung des Helfers und der Patientin

Bewegungsablauf: Der Übende wird aufgefordert, im Hochstützen den Kopf vorzubringen. So gelangt das Becken hinter die Schultergelenkachse und weit über den Beckenrand. Der Therapeut nähert sich dem Beckenrand und unterstützt diesen „Kippvorgang" indem er nun beide Oberschenkel nach schräg oben führt und damit die Hüftflexion erhält (Abb. 5.14 a, b).

5.5 Selbständiger Ein- und Ausstieg

Die Hilfen sind geringfügig und dienen dazu, den Einstieg sofort erfolgreich durchzuführen und Verletzungen zu verhindern.

1. Variante
Ausgangsstellung des Patienten für den Einstieg: Im Sitz umfaßt er mit beiden Händen den Holm in unmittelbarer Nähe z. B. seines rechten Oberschenkels. Die Arme kreuzen sich, die linke Hand befindet sich vor der rechten Hand.

Ausgangsstellung des Helfers: Er befindet sich links vom Übenden und umfaßt mit beiden Händen seine Hüften (s. Abb. 5.15).

Bewegungsablauf: Der Übende stützt sich hoch und bringt Gewicht auf seine Hände, um so Becken und Oberschenkel vom Schwimmbadrand zu lösen. Im Stützen muß der Übende eine halbe Drehung durchführen, mit der er bäuchlings zum Beckenrand gelangt. Der Helfer folgt diesem Richtungswechsel. Durch seine Handhabungen unterstützt er den Übenden und gewährleistet einen zügigen und risikolosen Bewegungsablauf (Abb. 5.16 a, b).

Ausgangsstellung des Patienten für den Ausstieg: Der Übende befindet sich mit Blickrichtung zum Beckenrand und faßt mit beiden Händen den Schwimmbadholm.

Ausgangsstellung des Helfers: Er befindet sich hinter dem Übenden, seine Hände umfassen dessen Becken (Abb. 5.17).

Bewegungsablauf: Der Übende wird aufgefordert, sich am Holm hochzustützten und seinen Kopf weit über die Schultergelenkachse zu führen. Damit wird Gewicht vorgebracht, so daß Becken und Beine über den Schwimmbadrand hinausragen. Mit ca. einer halben Drehung zum Beckenrand gelangt der Übende zum Sitz. Der Helfer unterstützt diese Aktivität, die rhythmisch und zügig erfolgt (Abb. 5.18).

Diese Art des Ein- und Ausstiegs ist nach kurzer Übung vom Patienten mühelos und selbständig durchzuführen (Abb. 5.19 a, b).

2. Variante
Auch eine zweite Möglichkeit des Ausstiegs wird zunächst vom Therapeuten unterstützt.

134 Techniken des Einstiegs in das Wasser und des Ausstiegs

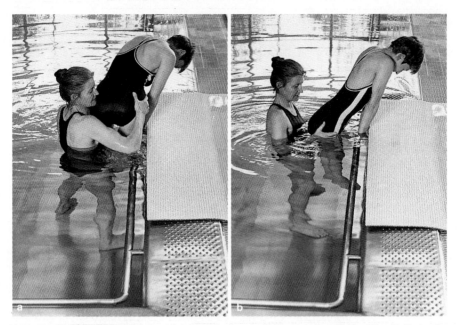

Abb. 5.16 a, b. Die Patientin stützt sich am Schwimmbadholm ab. **a** Der Helfer führt die Patientin, während sie sich zum Beckenrand dreht. **b** Die Patientin taucht mit Blickrichtung zum Beckenrand in das Wasser ein

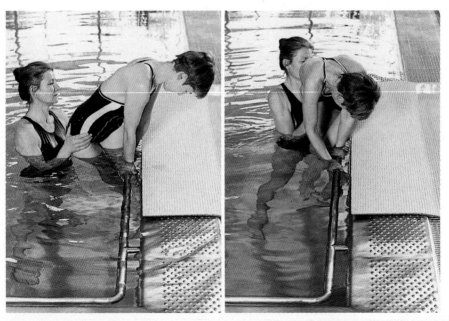

Abb. 5.17. (*links*) Ausgangsstellung der Patientin sowie des Helfers während des Ausstiegs
Abb. 5.18. (*rechts*) Mit einer halben Drehung zum Beckenrand kommt die Patientin zum Sitz

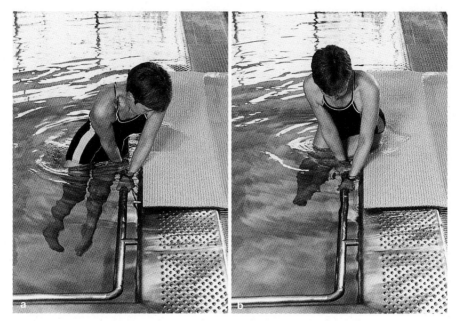

Abb. 5.19 a, b. Selbständiger Ausstieg mit Stütz am Holm bzw. Beckenrand

Ausgangsstellung des Patienten: Er befindet sich rücklings zum Beckenrand, seine Hände rechts und links am Holm (Abb. 5.20).

Ausgangsstellung des Helfers: Er steht unmittelbar vor dem Übenden und umfaßt dessen Oberschenkel seitlich. Mit einer Flexion in Hüft- und Kniegelenk bringt er den Übenden in eine sitzende Position.

Bewegungsablauf: Der Übende stützt sich an den Holmen hoch und bringt dann durch eine Flexion der Halswirbelsäule den Kopf und damit Gewicht vor. Seine Oberschenkel ziehen weit über den Beckenrand nach hinten. Der Helfer unterstützt diesen Kippvorgang, indem er die Oberschenkel des Übenden schräg nach oben über den Beckenrand führt und damit die Flexion des Hüftgelenks erhält (Abb. 5.21). Das rückwärtige Stützen ist nicht ganz einfach durchzuführen, da der Übende sich mit seinen Armen hinter der Schultergelenkachse befindet.

Um zu vermeiden, daß der Übende bei diesem Bewegungsablauf den Rand des Schwimmbads oder den Holm berührt oder dort hängenbleibt, muß darauf geachtet werden, daß er sich zunächst hochstützt und dann durch Vorbringen des Kopfes das Becken über die Kante schwingt.

Diese Art des Ausstiegs ist mühelos und vom Übenden selbständig zu bewältigen, wenn er in der Ecke des Schwimmbeckens durchgeführt werden kann. Der Winkel bietet Raum für das Kippen. Anderseits ist das Stützen der Arme unmittelbar in Hüfthöhe eine erhebliche Erleichterung für den Übenden (Abb. 5.22 a, b).

136 Techniken des Einstiegs in das Wasser und des Ausstiegs

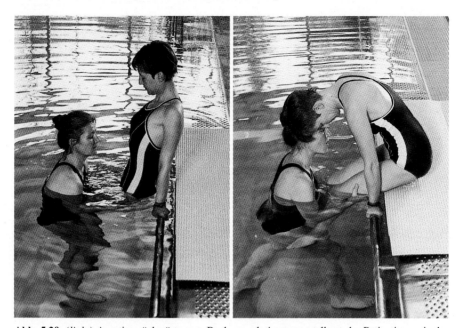

Abb. 5.20. (*links*) Ausstieg rückwärts zum Beckenrand. Ausgangsstellung der Patientin sowie des Helfers

Abb. 5.21. (*rechts*) Durch Unterstützung des Helfers gelangt die Patientin über den Beckenrand zum Sitz

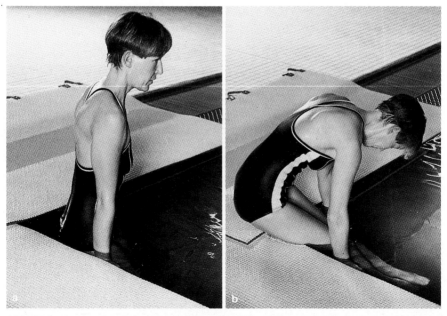

Abb. 5.22 a, b. Der selbständige Ausstieg. **a** An der Ecke eines Schwimmbads. **b** Das Stützen auf dem Beckenrand

6 Schwimmen als Grundfertigkeit

Sich schwimmend im Element Wasser zu bewegen, ist nur eine von vielen Erfahrungen, die wir im Laufe unseres Lebens machen.

Als Kinder haben wir das Schwimmen durch die Eltern oder in der Schule gelernt. Diese in der Sportpädagogik als Grundfertigkeit bezeichnete Aktivität bleibt uns erhalten, so daß sie auch im hohen Alter zur Verfügung steht und ältere Menschen das Schwimmen zur Erhaltung ihrer Gesundheit und der allgemeinen Fitness nutzen können. Die körperlicher Betätigung im Wasser beeinflußt unsere Emotionalität und gibt uns ein Gefühl des Wohlbehagens.

Die Art in der wir uns im Wasser fortbewegen, hat sich aus dem Wettkampfsport entwickelt. Es sind verschiedene, auf den ersten Blick sehr kompliziert anmutende Bewegungsabläufe, die keinen Transfer auf unsere Bewegungen an Land zulassen, da sie alle den Gesetzen des Wassers unterliegen. Der Mensch paßt sich mit seinen Bewegungen den Bedingungen des Wassers an.

6.1 Hydromechanik des Schwimmens

Wollte der Mensch unter rein physikalischen Aspekten „schwimmen", wäre diese Fertigkeit mit der Nutzung des statischen Auftriebs bereits erworben. Sich im Wasser zu *bewegen,* befähigt den Menschen, ein Ziel zu erreichen.

Der Therapeut sollte nicht nur wissen *wie,* sondern auch *warum* die einzelnen Schwimmtechniken auf eine bestimmte Weise ausgeführt werden. Diese Techniken finden ihre Begründung in der Mechanik des Wassers. Theoretisches Wissen und Selbsterfahrung sind die Grundlage für eine gezielte Anwendung der Schwimmtechniken am Patienten. So werden Fehl- und Überbelastungen des Stütz- und Bewegungsapparates vermieden, und Variationen in der Ausführung können individuell vorgenommen werden. Um diese Überlegungen verständlich zu machen, sollen nun die für alle Schwimmtechniken gültigen Gesetzmäßigkeiten beschrieben werden.

6.1.1 Lage des Körpers im Wasser

Im Flugzeug- und Autobau wird eine strömungsgünstige Form durch Messungen und Tests so gestaltet, daß sie den geringstmöglichen Widerstand erzeugt. Durch die

Körperform des Menschen und seine Bewegungen entstehen an strömungsungünstigen Stellen des Körpers sowie hinter dem Schwimmer Turbulenzen, die die Fortbewegung stark behindern. Sie können durch eine leicht schräge und ruhige Wasserlage reduziert werden. Um sich fortzubewegen, muß der Schwimmer in Armen und Beinen Muskelkraft aufbringen und den Strömungswiderstand überwinden.

Der Strömungswiderstand ist ein Produkt u. a. aus der Schwimmgeschwindigkeit und der Fläche des Körpers, die der Schwimmrichtung entgegenwirkt, sowie dessen Länge. Die gegen die Strömung weisende Körperfläche sollte möglichst klein sein, um durch einen geringen Widerstand Kraft einzusparen. Der Schwimmer liegt strömungsgünstig, wenn seine Körperlage so flach wie möglich ist. Andererseits müssen die Füße tiefer als der Kopf liegen, damit die Bewegung der Beine sowohl in der Bauch- als auch der Rückenlage unter Wasser stattfinden kann. Die günstigste Körperlage ist also leicht schräg zur Wasseroberfläche (Abb. 6.1 a–c).

Die Körperlage des Schwimmers ist in jedem Fall abhängig vom Auftrieb, den er aufgrund seiner Konstitution erfährt. Viele Menschen haben durch das Drehmoment fußwärts bereits eine schräge Wasserlage. Ist sie in der Rücken- wie in der Bauchlage für die Vorwärtsbewegung zu stark ausgeprägt, bietet der Körper eine große Widerstandsfläche. Ein solcher Schwimmer kann nur durch Einsatz von Muskelkraft seine Lage strömungsgünstig gestalten. Er erhöht seine Schwimmgeschwin-

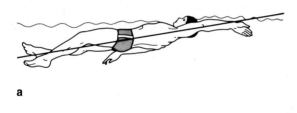

a

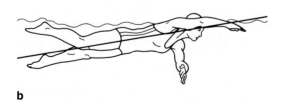

b

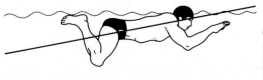

c

6.1 a–c. Die Lage des Körpers im Wasser muß leicht schräg zur Wasseroberfläche sein. **a** Rückenschwimmen. **b** Kraulschwimmen. **c** Brustschwimmen. (Modif. nach Giehrl 1986)

digkeit, und mit der Wirkung des dynamischen Auftriebs wird seine Körperlage zunehmend horizontaler.

Der dynamische Auftrieb ist nach Bernoulli Ausdruck der unterschiedlichen Strömungsverhältnisse oberhalb und unterhalb des Körpers. Bewegt sich der Mensch in einem bestimmten Anstellwinkel durch das Wasser, so ist nach der Kontinuitätsgleichung die Strömungsgeschwindigkeit oberhalb des Körpers groß und damit der Druck gering. Unterhalb des Körpers herrscht eine geringe Strömungsgeschwindigkeit und ein hoher Druck, da die Wassermoleküle hier einen kürzeren Weg zurücklegen müssen. Dieser hohe Druck, als Folge der vorherrschenden Strömung, ist der dynamische Auftrieb, der eine Veränderung der Wasserlage bewirkt (Abb. 6.2).

So ist eine Verbesserung der Wasserlage abhängig von den Vortriebskräften, die ein Schwimmer durch Arm- und Beinbewegungen erzeugen kann. Danach sind die Kriterien für eine optimale Fortbewegung die Beweglichkeit in den Gelenken, die vorhandene Muskelkraft sowie die Fähigkeit zur Koordination. Andererseits kann die Wasserlage auch durch eine Änderung der Kopfstellung geringfügig korrigiert werden.

Councilman (1972) konnte durch Untersuchungen deutlich machen, daß der Widerstand in der Bauchlage gering ist, wenn der Schwimmer den Kopf in einer Stellung hält, bei der die Wasserlinie mit dem Haaransatz verläuft. Der Widerstand erhöht sich mit einer Kopfstellung, bei der sich die Wasserlinie in Augenbrauenhöhe befindet und die Halswirbelsäule in Extension gehalten wird.

Muß der Schwimmer in der Bauchlage das Absinken der Beine verhindern, kann er durch eine leichte Flexion der Halswirbelsäule eine strömungsgünstigere Lage erreichen. Ist der statische Auftrieb in dieser Lage zu stark, müssen die Beine für die Schwimmbewegung tiefer in das Wasser eintauchen. Das kann durch eine leichte Extension der Halswirbelsäule erreicht werden. So bestimmt die Beweglichkeit der Hals- und Brustwirbelsäule und auch ihre Belastbarkeit das Maß der Korrektur.

In der Rückenlage liegt ein leichter und breiter Mensch im Vergleich zu einem schweren Menschen hoch, parallel zur Wasseroberfläche. Während der Fortbewegung ist zwar der Widerstand gering, die Beine würden jedoch immer wieder aus dem Wasser herausragen. Durch eine leichte Flexion der Halswirbelsäule (Auftriebsverlust) sinken die Beine, die Lage wird leicht schräg. Die Beinbewegung

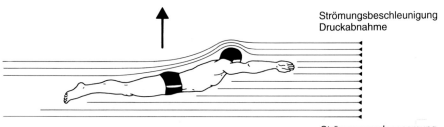

Abb. 6.2. Der dynamische Auftrieb als Folge der unterschiedlichen Strömungsverhältnisse verbessert die Lage des Körpers während des Schwimmens. (Modif. nach Giehrl 1986)

findet unter der Wasseroberfläche statt und kann optimal für den Vortrieb genutzt werden (Abb. 6.3).

Zusammenfassung

Um eine optimale Fortbewegung zu garantieren, muß der Strömungwiderstand gering sein. Bei allen Schwimmtechniken in Rücken- wie in Bauchlage ist eine *strömungsgünstige Lage* zu erarbeiten. Sie ist abhängig:

1. vom statischen Auftrieb,
2. vom dynamischen Auftrieb – von den Vortriebskräften, die der Mensch erzeugen kann – beim Ausführen der Kraultechniken stabilisiert die wechselseitige

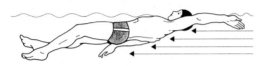

Schwimmlage: optimal
Widerstand: mittel
Beineffektivität: gut
Korrektur: keine

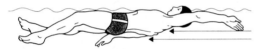

Bei einem leichten Schwimmer

Schwimmlage: zu flach
Widerstand: gering
Beineffektivität: zu wenig
Korrektur: Kopf höher - HWS in Flexion

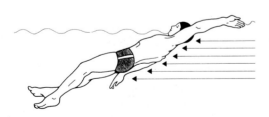

Bei einem schweren Schwimmer

Schwimmlage: zu schräg
Widerstand: hoch
Beineffektivität: sehr stark
Korrektur: Kopf tiefer - HWS in Extension

Abb. 6.3. Korrektur der Wasserlage durch Veränderung der Kopfstellung bei individuellem statischen Auftrieb. (Modif. nach Novak 1983 und Giehrl 1986)

Beinbewegung die Wasserlage. Fällt sie weg, muß mit den wechselseitig bewegten Armen ein hohes Tempo und ein kräftiger Abdruck am Wasser möglich sein.

6.1.2 Der Vortrieb

Wenn der Strömungswiderstand durch die leicht schräge Lage im Wasser gering gehalten werden kann, so wird für die Vorwärtsbewegung weniger Muskelkraft benötigt. Durch eine strömungsgünstige Lage können Arme und Beine einen effektiven Antrieb erzeugen.

Die mechanische Grundlage für die Fortbewegung ist das 3. Bewegungsgesetz von Newton – das Prinzip von Wirkung *(actio)* und Gegenwirkung *(reactio)*. Dieses Prinzip hat seine Gültigkeit für die Fortbewegung an Land wie im Wasser.

Beim Schwimmen besteht die Aktion darin, daß der Übende das Wasser mit seinen Händen, im Brustschwimmen auch mit seinen Füßen, nach hinten drückt. Als Reaktion erfolgt die Bewegung nach vorn. Um Geschwindigkeit zu bekommen drückt sich der Schwimmer mittels Muskelkraft vom Wasser ab, wobei die Richtung des Drucks eine große Rolle spielt. Er muß parallel zum Körper fußwärts gerichtet sein, damit sich der Schwimmer geradlinig vorwärts bewegt. Im Vergleich zum Abdruck an festen Gegenständen, z. B. beim Gehen, ist der Abdruck vom Wasser weniger wirksam. Um eine optimale Geschwindigkeit beizubehalten, müssen die Hände und beim Brustschwimmen auch die Fußsohlen eine große Widerstandsfläche bilden. Councilman testete die Größe des Widerstands an Gipsabdrücken verschiedener Handstellungen im Windkanal. Dabei stellte sich heraus, daß der größte Widerstand bei geschlossener und flacher Handstellung mit locker aneinanderliegenden Fingern zu erreichen ist.

Bei vielen Brustschwimmern ist zu beobachten, daß sie ihre Hände flach, d. h. parallel zur Wasseroberfläche nach außen ziehen. Die Abdruckfläche für den Vortrieb ist dann ausschließlich die Kleinfingerseite.

Menschen, die ihre Hände als Widerstandsfläche nicht einsetzen können, werden nur wenig Vortrieb erzeugen und sich daher in einem langsamen Tempo fortbewegen.

6.1.3 Das Gleiten

Bei gleichseitig geführten Armen unter Wasser entsteht beim Brust- wie beim Rückenschwimmen durch den Abdruck der Hände eine Gleitphase. Um den Widerstand gering und damit strömungsgünstig zu halten, ist die Körperlage während des Gleitens so gestreckt wie möglich. Der Rumpf muß stabil bleiben und der Kopf sich in Mittelstellung befinden.

Nachweislich ist die sog. Tropfenform die strömungsgünstigste Form, der sich der Mensch während des Gleitens annähern sollte. Onoprienko (1969) wies nach, daß sich der Wasserwiderstand beim Gleiten mit schulterbreit gegrätschten Beinen um 9,5 %, mit schulterweit geöffneten Armen um 22 % und mit dorsalflektierten Füßen sogar um 26 % erhöhte.

6.1.4 Armführung über Wasser

Sobald die Arme oder Beine aus dem Wasser gehoben werden, verändert sich die Wasserlage (Auftriebsverlust) und die Geschwindigkeit der Fortbewegung nimmt ab.

Werden beim Rückenschwimmen beide Arme gleichzeitig gestreckt durch die Luft geführt, so kann das Absinken durch einen kürzeren Armzug verhindert werden. Die Arme tauchen früh, ungefähr in Schulterhöhe in das Wasser ein. Darüber hinaus vermeidet der Übende das Einsinken, indem er seinen Rumpf aktiv stabilisiert oder das Tempo des Armschlags erhöht (dynamischer Auftrieb). Mit dem gleichzeitigen Eintauchen der gestreckten Arme hinter dem Kopf ist die Wasserlage relativ stabil.

Bei einem Schwimmer, der seine Beine nicht einsetzen kann ist mit dem Herausheben beider Arme ein stärkeres Absinken zu erwarten. Deshalb wird er mit einem kräftigen Abdruck ein hohes Tempos erzeugen und so die Wasserlage stabil zu halten.

Bei wechselseitig geführten Armen ist zu beachten, daß der in Rückenlage durch die Luft geführte, nahezu gestreckte Arm, in Bauchlage der gebeugte Ellbogen, auf kürzestem Weg wieder in das Wasser eintaucht. Wird z. B. beim Kraulen in Bauchlage der Arm gestreckt über die Abduktion nach vorn gebracht, so kann es zu einem Hin- und Herpendeln der Beine kommen. Die Folge ist ein Absinken der Geschwindigkeit.

Bei Schwimmern, die ihre Beine nicht stabilisierend einsetzen können, wird das Pendeln sehr viel stärker ausfallen.

6.1.5 Konstante Schwimmgeschwindigkeit

Ein gleichbleibendes Tempo, schnell oder langsam über eine vorgegebene Schwimmstrecke durchgeführt, ist auf den Sauerstoffverbrauch bezogen als ökonomisch zu bezeichnen. Arme und Beine werden kontinuierlich, rhythmisch und symmetrisch eingesetzt. Sinkt der Schwimmer nach einem Antrieb wieder in das Wasser ab, benötigt er viel Kraft, um wieder Geschwindigkeit zu bekommen. Unter Beachtung der Hydromechanik sollte mit den Schwimmbewegungen eine gleichbleibende Geschwindigkeit aufrechterhalten werden. Das ist durch die insgesamt wirkungsvollere wechselseitige Arm- und Beinbewegung mit den Schwimmtechniken des Brust- und Rückenkraulens gewährleistet. Die ständige Bewegung der Arme und der Beine bewirkt auch eine hohe Geschwindigkeit, die mit einem hohen Energieverbrauch innerhalb kurzer Zeit einhergeht.

Das Brustschwimmen ist gekennzeichnet durch eine Antriebs- und eine Gleitphase, in der sich das Tempo verringern kann. Um eine konstante Geschwindigkeit zu gewährleisten, muß darauf geachtet werden, daß die nächste Antriebsphase beginnt, bevor die Gleitgeschwindigkeit abfällt. Durch das Anbeugen der Beine kann das Brustschwimmen nicht mit der gleichen Geschwindigkeit wie das Kraulen durchgeführt werden. Der Energieverbrauch ist wegen des geringeren Tempos vergleichsweise niedriger, so daß Sauerstoff für eine längere Schwimmstrecke zur Verfügung steht.

Ein langsames, aber konstantes Tempo kann z. B. in Rückenlage dann erhalten bleiben, wenn die Arme unter der Wasseroberfläche geführt werden.

6.2 Die Schwimmtechniken

Der Therapeut sollte die Schwimmtechniken kennen und genügend Erfahrung in ihrer Ausführung gesammelt haben. Diese Voraussetzungen sind notwendig, um sie als therapeutische Maßnahmen gezielt einsetzen zu können. Der Therapeut muß entscheiden können, welche Technik bei welcher Erkrankung oder Behinderung zu lehren ist. Er muß erkennen können, welche Variationen und Änderungen der Technik bei welchem Patienten vorzunehmen sind, um ein erfolgreiches Lernen zu gewährleisten.

Die einzelnen Schwimmtechniken werden beschrieben, um dem Leser eine Vorstellung von den Bewegungsabläufen zu vermitteln. Sie ersetzen nicht die eigene Bewegungserfahrung!

6.2.1 Rückenschwimmen allgemein und Kraulen in Rückenlage

Der Grund, warum so viele Menschen ungern auf dem Rücken schwimmen, ist wohl darin zu sehen, daß der Schwimmer keine sichere Orientierung nach hinten hat und den weiten Raum über ihm als angenehm empfindet.

Für ältere und behinderte Menschen ist das Rückenschwimmen oft die einzige Technik, die durchgeführt werden kann. Die Unterstützung des Auftriebs befähigt sie, sich selbständig ohne Hilfsmittel fortzubewegen. Mit einer stabilen Wasserlage – auch bei einem geringen Drehmoment – ist nur wenig Kraft und Beweglichkeit in Armen und/oder Beinen notwendig, um Vortrieb zu bekommen. Die Bewegung der Arme und der Beine kann in der Rückenlage, anders als in der Bauchlage, in sehr unterschiedlicher Weise ausgeführt werden. Der Kopf liegt auf dem Wasser und muß für die Atmung nicht bewegt werden. Es kommt zu keinen unphysiologischen Bewegungen, wenn beachtet wird, daß der Kopf nicht zu tief in das Wasser eintaucht, die Halswirbelsäule nicht extendiert wird.

Das Schwimmen in Rückenlage wirkt sich auf die Wirbelsäule entlastend aus und sollte in diesem Sinne genutzt werden, wenn das Schwimmen in Bauchlage zu anstrengend wird. Der Übende fühlt sich sicher, da der Mund für die Atmung freibleibt, womit die Entspannung der Muskulatur unterstützt wird.

In der Rückenlage hat der Übende die Möglichkeit, seine Bewegungsausführung auch visuell zu kontrollieren, was sich auf das Erlernen der Technik erleichternd auswirkt und die Übungszeit verkürzt.

Die Technik des *Rückenkraulens* ähnelt in seinem gesamten Bewegungsablauf dem Kraulen in Brustlage. Im Vergleich dazu hat die Beinbewegung einen großen Anteil am Vortrieb, da die Bewegungsamplitude etwas größer ist.

Für einen Schwimmanfänger ist diese Technik leichter und schneller als das Brustschwimmen zu erlernen.

Beinarbeit
Die grobe Bewegung ist das wechselseitige Auf und Ab beider Beine, die dabei nicht aus dem Wasser herausgeführt werden dürfen (Abb. 6.4 a–f).

Mit dem Abwärtsschlag wird das Bein gestreckt nach unten bewegt (Abb. 6.4 a, b). Im Aufwärtsschlag führt der Oberschenkel die Bewegung an (Abb. 6.4 c), der Unterschenkel bleibt zurück, folgt dann aber schnellkräftig. Der Unterschenkel und der Fußrist schlagen peitschenartig nach oben (Abb. 6.4 d, e). In dieser Phase hat das andere Bein gerade den Abwärtsschlag beendet (Abb. 6.4 f).

Armarbeit
Die Arme werden wechselweise seitlich am Körper vorbeibewegt. Es werden 3 Phasen unterschieden (Abb. 6.5 a–f).

1. Zugphase – die Bewegung des Arms unter Wasser,
2. Druckphase – die dem Vortrieb dienende Bewegung des Arms unter Wasser,
3. Schwungphase – die Bewegung des Arms über Wasser.

Die *Zugphase* beginnt, sobald der gestreckte Arm mit der Kleinfingerseite in das Wasser eingetaucht ist (Abb. 6.5 a). Die Hand zieht nach außen und unten bis zur Schulterhöhe. Der Arm ist hier um ca. 90 Grad gebeugt, der Ellenbogen zeigt in Richtung Beckenboden (Abb. 6.5 b). In dieser Armstellung beginnt die *Druckphase* (Abb. 6.5 c), mit der der Vortrieb erreicht wird. Die Hand drückt das Wasser nahe am Körper vorbei fußwärts, bis der Arm wieder vollständig gestreckt ist (Abb. 6.5 d). Die Hand, die nun den Oberschenkel berührt, drückt nach unten (Abb. 6.5 e). Bevor der Daumen das Wasser wieder verläßt, wird die Schulter ein wenig nach oben gedreht, die *Schwungphase* beginnt (Abb. 6.5 f). Der gestreckte Arm wird schwungvoll durch die Luft geführt. Der Arm zieht wie ein Stab nahe am Ohr vorbei und taucht in das Wasser ein. Im Schultergelenk wird die gesamte Rotationskomponente ausgenutzt (Abb. 6.5 b–d). Die Schwungphase ist beendet, wenn der gestreckte Arm mit der Kleinfingerseite hinter dem Kopf etwa auf der Körperlängsachse wieder eintaucht, während der andere Arm die Druckphase beendet.

Verbindung der Bewegung mit der Atmung
Der Schwimmer führt mit den Armbewegungen eine Rotation im Rumpf durch. Sie wird mit Beginn der Schwungphase eingeleitet (Abb. 6.5 f), in der der Schwimmer seine Schulter bewußt nach oben dreht. Diese ragt aus dem Wasser heraus, während die andere Schulter tiefer sinkt. Nur so kann die Hand während der Druckphase unter Wasser parallel am Körper fußwärts geführt werden. Diese Roll- oder Rotationsbewegung des Rumpfes wird durch die Beinbewegung gebremst.

Die zeitliche Verbindung von Arm- und Beinbewegungen ist ein Sechserschlag, d. h. ein Armzyklus verbindet sich mit 6 Beinbewegungen.

Die Ausatmung erfolgt in der Zug- und Druckphase, während in der Schwungphase eingeatmet wird.

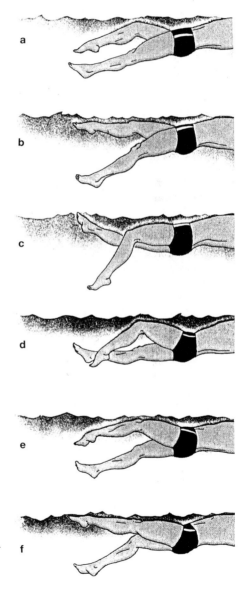

Abb. 6.4 a–f. Darstellung des Bewegungsablaufs der Beine beim Rückenkraulen. (Aus Giehrl 1986)

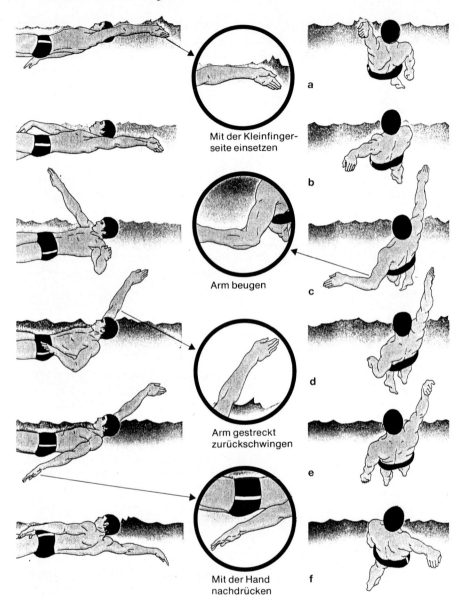

Abb. 6.5 a–f. Darstellung des Bewegungsablaufs der Arme beim Rückenkraulen in der Seit- und Rückenansicht. (Aus Giehrl 1986)

6.2.2 Kraulen in Bauchlage

Der Bewegungsablauf des Kraulschwimmens ist über die Rückenkraultechnik leicht zu erlernen. In der Bauchlage die Atmung mit der Gesamtbewegung zu koordinieren und sich ausreichend im Wasser zu orientieren ist eine Schwierigkeit, die der Schwimmer nur durch wiederholtes Üben beseitigen kann. Die Belastungsintensität ist sehr hoch, sobald die Gesamtkoordination erarbeitet wird.

Das Kraulschwimmen in Brustlage ist gekennzeichnet durch eine wechselseitige Bein- und Armbewegung. Durch diese alternierende Bewegung kann die Lage im Wasser strömungsgünstig gehalten werden. Darüber hinaus gewährleistet sie einen gleichmäßigen Vortrieb. Das Kraulschwimmen in Rücken- wie in Bauchlage ist eigentlich ein bekannter Bewegungsablauf, da er einem schnellen Gehen ähnelt. Gehen wird durch den Abdruck der Füße vom Boden ermöglicht. Im Vergleich dazu erfolgt beim Kraulen in Brustlage der größte Anteil an der Vorwärtsbewegung durch die Armbewegung. Mit der wechselseitigen Beinbewegung wird nur ein geringer Vortrieb erzeugt. Sie hat in erster Linie die Aufgabe, die Wasserlage zu stabilisieren.

Beinarbeit

Die grobe Bewegung der Beine ist ein wechselseitiges Auf und Ab beider Beine (Abb. 6.6 a–f):

Die Abwärtsbewegung beginnt mit einer leichten Hüftbeugung, der Oberschenkel drückt nach unten (Abb. 6.6 a–c), der Unterschenkel bleibt noch zurück, schlägt dann jedoch zusammen mit dem Fußrist schnellkräftig nach unten (Abb. 6.6 d, e). Der Schlag nach unten ist dem Kicken im Fußball sehr ähnlich. Das gestreckte Bein wird an die Wasseroberfläche geführt (Abb. 6.6 f).

Armarbeit

Im Bewegungsablauf der Arme werden wie beim Rückenkraulen 3 Phasen unterschieden (Abb. 6.7 a–f):

1. Zugphase,
2. Druckphase,
3. Schwungphase.

Mit der Bezeichnung der Phasen wird deutlich, was der Schwimmer tun muß, um die Vorwärtsbewegung gleichmäßig beizubehalten. Die Hand zieht und drückt durch das Wasser, um dann entspannt über Wasser nach vorn zu schwingen.

Mit dem Eintauchen der Fingerspitzen schulterbreit vor dem Körper beginnt die *Zugphase,* bei der der Arm nur leicht gebeugt sein darf (Abb. 6.7 a, b). Die Hand zieht bis zur Schulterhöhe, wobei der Arm zunehmend bis auf 90–110 Grad gebeugt wird (Abb. 6.7 c). Hier nun beginnt die *Druckphase,* Hand und Arm drücken unter dem Körper etwa auf der Körperlängsachse das Wasser fußwärts (Abb. 6.7 d). Der Arm ist nahezu gestreckt, wenn der Daumen die Außenseite des Oberschenkels leicht berührt (Abb. 6.7 e). Das Zugmuster der Hand, die räumlich-zeitliche Bewegung nach dem Eintauchen bis zur Berührung des Oberschenkels, ähnelt einem Fragezeichen.

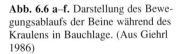

Abb. 6.6 a–f. Darstellung des Bewegungsablaufs der Beine während des Kraulens in Bauchlage. (Aus Giehrl 1986)

Mit Beginn der *Schwungphase* verläßt der Ellbogen zuerst das Wasser (Abb. 6.7 e). Der zunehmend gebeugte Arm schwingt jetzt ohne große Anstrengung nach vorn (Abb. 6.7 f), bis die Hand wieder vor dem Körper eintaucht. Während der Schwungphase – der Ellbogen bleibt stets der höchste Punkt –, befindet sich der andere Arm in der Zugphase. Ein Arm treibt im Wechsel mit dem anderen an.

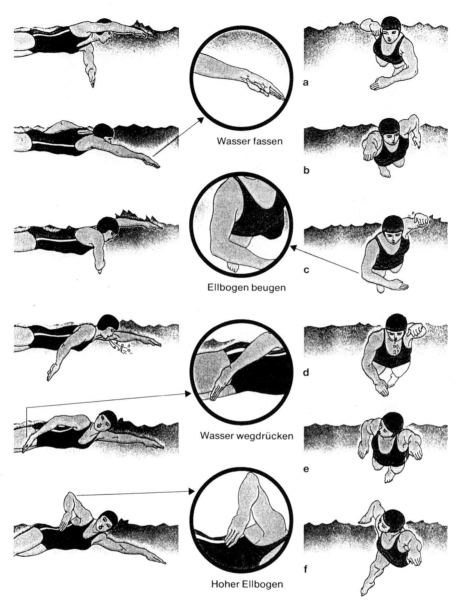

Abb. 6.7 a–f. Darstellung des Bewegungsablaufs der Arme beim Kraulen in Bauchlage in der Seit- und Vorderansicht. (Aus Giehrl 1986)

Verbindung der Bewegung mit der Atmung

Der Grund, warum nur wenige Schwimmer die Technik des Kraulens ausführen, liegt in der erschwerten Atmung. Da sie an die Bewegung der Armarbeit gekoppelt werden muß, verändert sich der Atemrhythmus. Die Ausatmung erfolgt während der Zug- und Druckphase in das Wasser und ist sehr lang (Abb. 6.7 a–d).

Mit Beginn der Schwungphase – der Ellbogen verläßt das Wasser – dreht der Schwimmer den Kopf gerade soweit zur Seite, daß Mund und Nase freiwerden. Er atmet in das „Ellbogenfenster" hinein, wenn sich der Ellbogen ungefähr auf Schulterhöhe befindet (Abb. 6.7 f). Auf die relativ kurze Einatmungsphase erfolgt die Ausatmung, mit der der Arm vorschwingt und der Blick sich wieder auf den Beckenboden richtet.

Der ungeübte Schwimmer wird zunächst zu einer Seite einatmen, d. h., wenn sich z. B. der rechte Arm in der Schwungphase befindet. Für die Lage im Wasser ist es wichtig, nach der Einatmung den Kopf sofort wieder in die Mittelstellung zu bringen, damit die Schultergelenkachse wieder in horizontaler Stellung steht.

Mit der Kopplung von Atmung und Armbewegung muß der Schwimmer eine Rotation im Rumpf durchführen. Nur dann kann während der Einatmungsphase das Armfenster entstehen und der Ellbogen der höchste Punkt sein.

Die Rollbewegung sollte ca. 35–45 Grad betragen. Je beweglicher die Schultergelenke sind, um so geringer ist die Rotation des Rumpfes. Sie wird durch die Beinbewegung gebremst. Die Beckenachse dreht gegen die Schultergelenkachse, wobei sich der linke Arm in der Schwungphase, das gleichseitige Bein im Abwärtsschlag befindet.

Für ein relativ langsames Tempo kann ein Zweierschlag durchgeführt werden. Dabei kommt auf die linke/rechte Armbewegung eine linke/rechte Beinbewegung. Der Bewegungsausschlag der Beine ist groß.

Mit dem Sechserschlag wird der Beinschlag kürzer und schneller. Dazu werden 6 Beinbewegungen mit einem Armzyklus verbunden. Das Tempo erhöht sich.

6.2.3 Brustschwimmen

Diese Schwimmtechnik ist den meisten Menschen oft als einzige bekannt. Von den bisher beschriebenen Techniken des Kraulens in Rücken- oder Bauchlage unterscheidet sich das Brustschwimmen dadurch, daß nach der *Antriebsphase* eine *Gleitphase* entsteht, in der der Schwimmer entspannen kann. Lernt der Übende, die Gleitphase auszunutzen, so ist der Energieverbrauch relativ gering.

Die Belastungsintensität kann durch die Gleitphase gut dosiert werden, so daß im Vergleich zum Kraulen ein ausdauerndes Schwimmen möglich ist. Ein weiterer positiver Aspekt dieser Technik besteht in der guten Orientierung in Schwimmrichtung sowie in der Kontrolle der Bewegungsausführung der Arme.

Beinarbeit

Mit der Bewegung der Beine wird ca. 50 % des Antriebs erzeugt. Im Wettkampfsport wurde 1960 die Technik geändert. Seitdem sind zwei Arten der Beinbewegung bekannt:

1. Die Stoßgrätsche.

Diese Technik wurde in früheren Zeiten gelehrt und ist somit vielen Menschen als einzige bekannt. Bei dieser Bewegung werden beide Beine stark angebogen, dann abduziert. Dem schnellkräftigen Stoß nach außen folgt das Zusammenführen der gestreckten Beine. Diese Technik sollte, den jeweiligen therapeutischen Zielen entsprechend, auch beibehalten werden.

2. Die Schwunggrätsche (Abb. 6.8 a–f).
Wird das Brustschwimmen neu gelehrt, so ist die Schwunggrätsche für den Vortrieb ökonomischer, da die physikalischen Gesetzmäßigkeiten besser ausgenutzt werden können.

Der Bewegungsablauf des Brustschwimmens mit der Schwunggrätsche läßt keinen Vergleich mit irgendeiner Bewegung an Land zu. Er ist nicht einfach auszuführen, denn die Innenrotation der Hüft- und Kniegelenke und die gebremste Hüftbeugung sind für den Schwimmanfänger ungewohnte Bewegungen.

Aus der gestreckten Haltung beider Beine werden die Fersen langsam so nahe wie möglich an das Gesäß herangezogen (Abb. 6.8 a–c). Bei einer Beugung der Hüften von ca. 60 Grad befinden sich die Füße in Dorsalextension. Die Antriebsphase beginnt mit einer Innenrotation in den Hüften, die Fußsohlen zeigen nach außen (Abb. 6.8 d). Unterschenkel und Füße drücken das Wasser nun schnellkräftig nach außen und hinten (Abb. 6.8 e). Die Innenrotation verstärkt sich mit zunehmender Streckung in Hüften und Knien. In der Gleitphase werden die gestreckten Beine zusammengeführt (Abb. 6.8 f).

Für das Erlernen der Beinbewegung benötigt der Übende sowohl bei der Stoß- als auch bei der Schwunggrätsche viel Zeit. Oft bereitet auch die Anpassung des Atemrhythmus an die Armbewegung große Probleme.

Armarbeit
Die relativ kurzen und schnellen, jeweils gleichzeitig erfolgenden Bewegungen beider Arme erzeugen ihrerseits ca. 50 % des Antriebs (Abb. 6.9 a–f). Sie können mit der Stoß- und mit der Schwunggrätsche ausgeführt werden.

In der *Gleitphase* sind die Arme vorn gestreckt. Die Hände berühren sich an Daumen und Zeigefinger, wobei die Handflächen nach außen und unten zeigen, die Schultern sind vorgeschoben (Abb. 6.9 a). In der *Antriebsphase* werden die Arme etwas über Schulterbreite nach außen und unten gezogen (Abb. 6.9 b). Sind die Hände ca. 20–30 cm unter der Wasseroberfläche, werden die Ellbogen gebeugt, während die Oberarme nach oben gerichtet bleiben. Mit einer Innenrotation in den Schultergelenken drücken die Handflächen und die Unterarme das Wasser fußwärts bis zur Schulterhöhe (Abb. 69. c). Hier kommen beide Hände etwa mit der Kleinfingerseite wieder zusammen (Abb. 6.9 d). Die *Gleitphase* beginnt, wenn die Arme aus der Schulterhöhe nach vorn gestreckt werden (Abb. 6.9 e, f).

Während die Hände fußwärts bis zur Schulterhöhe drücken, erfolgt die Einatmung (Abb. 6.9 d). Der Kopf wird gerade soweit über die Wasseroberfläche gehoben, bis Mund und Nase frei sind.

Mit Beginn der Gleitphase taucht das Gesicht wieder ins Wasser, es wird ausgeatmet.

Die Bewegungsverbindung
Die Bewegungen beider Arme und beider Beine müssen gleichmäßig und absolut symmetrisch durchgeführt werden. Es ist immer ein gleichmäßiger Vortrieb anzustreben, die Geschwindigkeit darf während der Gleitphase nicht absinken.

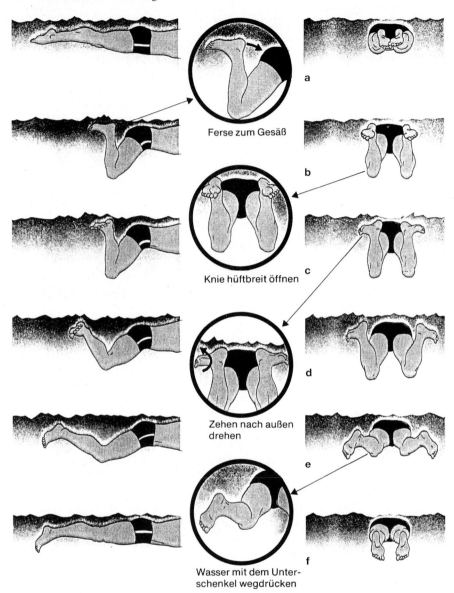

Abb. 6.8 a–f. Darstellung des Bewegungsablaufs der Beine beim Brustschwimmen in der Seit- und Rückenansicht. (Aus Giehrl 1986)

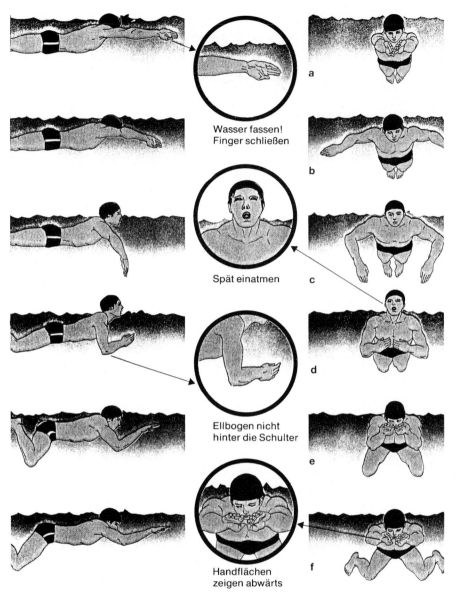

Abb. 6.9 a–f. Darstellung des Bewegungsablaufs der Arme beim Brustschwimmen in der Seit- und Vorderansicht. (Aus Giehrl 1986)

Die grobe Koordination ist dadurch gekennzeichnet, daß auf die Antriebsphase der Arme die Antriebsphase der Beine folgt. Arme und Beine sind in der Gleitphase für eine kurze Zeit gleichzeitig gestreckt (Abb. 6.9 a).

6.2.4 Delphinschwimmen

Das Delphinschwimmen ist ein sehr komplizierter Bewegungsablauf und wegen seines hohen Energiebedarfs in der Behandlung von Patienten nur dann anzuwenden, wenn diese Technik bereits beherrscht wird. Außerdem können mit den bisher beschriebenen Schwimmtechniken – auf Variationen wird noch eingegangen – nahezu alle motorischen Ziele erreicht werden. Soll das Delphinschwimmen in speziellen Fällen zur Anwendung kommen, kann auf eine in großer Zahl vorhandene Fachliteratur verwiesen werden.

Das Delphinschwimmen ist dem Brustschwimmen ähnlich. Auch hier werden beide Arme im Gleichzug, die Beine im Gleichschlag eingesetzt. Der Bewegungsablauf von Armen und Beinen läßt jedoch eher den Vergleich mit den Kraultechniken zu. Das typische dieser Technik ist die Wellenbewegung des Rumpfes (Abb. 6.10 a–f).

Wie alle Schwimmtechniken wird auch das Delphinschwimmen in Lernschritten gelehrt, wobei die einzelnen Übungsformen als wertvolle Maßnahmen zur Erhaltung der Beweglichkeit der Wirbelsäule und der Hüftgelenke anzusehen sind. Durch kontinuierliches Üben können beeinträchtigte Funktionen verbessert werden.

Übungsformen
1. Der Übende befindet sich in der Rückenlage. Mit der Schulung ausschließlich der für diese Schwimmtechnik typischen Becken- und Beinbewegung wird die Mobilisation der Lendenwirbelsäule bei in Extension stabiler Brustwirbelsäule erreicht. Dabei können die Arme zunächst am Körper und später bei geschlossenen Händen in Flexion gehalten werden.
Mit der gleichen Übung wird eine Verbesserung der Beweglichkeit der Hüftgelenke in Extension, der dynamischen Kraft des M. quadriceps, der Extensoren der Hüftgelenke und der Bauchmuskulatur erzielt.
Die Beinbewegung bewirkt nur einen geringen Vortrieb, so daß der Übende durch Abstoßen vom Beckenrand die notwendige Geschwindigkeit bekommt, die er durch das Auf- und Abbewegen der Hüften aufrecht erhalten muß, wobei die Unterschenkel peitschenartig nach oben schlagen.
2. Das rhythmische Auf und Ab beider Hüften mit der weiterlaufenden Bewegung in die Beine wird mit gleicher Zielsetzung in Seitlage und in Bauchlage ausgeführt.
3. Die zyklischen Bewegungen der Beine werden zunächst auf einer kurzen Schwimmstrecke beibehalten, der Schwimmer wechselt dann in eine ihm bekannte Schwimmtechnik.
4. Die in Bauchlage durchgeführten Becken- und Beinbewegungen sind als Tauchübung eine Maßnahme, die zur Verbesserung der Vitalkapazität führt.

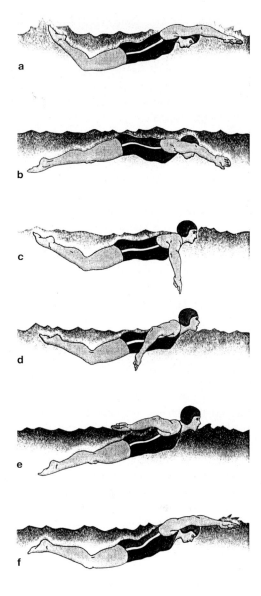

Abb. 6.10 a–f. Darstellung des Bewegungsablaufs von Armen und Beinen im Delphinschwimmen in der Seitansicht. (Aus Giehrl 1986)

6.3 Methodik des Schwimmens

Das Schwimmen ist ein elementares Bewegungsmuster und dient der Fortbewegung im Wasser. Mit Sport und Wetteifer hat es ursprünglich nichts zu tun. Die meisten Menschen schwimmen nicht, um eine sportliche Disziplin auszuüben, sondern weil es zu ihrem körperlichen und seelischen Wohlbefinden beiträgt. Das Schwimmen zu lehren, ist also nicht unbedingt Aufgabe des Sportlehrers, sondern kann durch jedermann z. B. durch den Krankengymnasten vermittelt werden. Besondere Fachkenntnisse sind dann erforderlich, wenn kranke und behinderte Menschen an diese Fortbewegungsart herangeführt werden. Umfassende Kenntnisse über die Pathophysiologie und über die Prinzipien einer Behandlungstechnik bzw. -methode sind grundlegende Voraussetzungen.

Um eine Maßnahme dosiert durchzuführen, benötigt der Lehrende darüber hinaus Kenntnisse über die spezielle Beanspruchung des Organismus im Wasser. Berücksichtigt werden dabei die besonderen Anforderungen, die eine Schwimmtechnik an den kranken und behinderten Menschen, bezogen auf das Herz-Kreislauf-System, die Atmung und die Motorik, stellt. Der Lehrende muß die Technik unterweisen können und Methoden kennen, mit denen er gezielt die Kraft oder die allgemeine Ausdauerleistungsfähigkeit erarbeitet. Die Fähigkeit zu schwimmen erleichtert dem kranken oder behinderten Menschen nach Verlassen einer Klinik die Reintegration in seine Umwelt. Er weiß, daß er trotz seiner Behinderung schwimmen kann. Mit seinem Können wird er den wichtigen Lebensbereich der Freizeit, Erholung und Entspannung aktiv ausfüllen und genießen.

Im Rahmen der Wasserbehandlung lehrt der Therapeut eine Schwimmtechnik oder kontrolliert die Technik, die der Patient beherrscht. Die Anleitung beinhaltet ebenso die Vermittlung von Kenntnissen über die Aspekte des Übens und Trainierens.

Erlernt der Patient eine Schwimmart, so *übt* er den Bewegungsablauf und verbessert damit seine Koordination. Der Übende wird nicht nur geschickter in der Ausführung der Schwimmbewegung, sondern auch im Alltag. Die Basis für ein müheloses Lernen ist bereits mit den Erfahrungen aus der Einzelbehandlung geschaffen. Er ist geschickt im Umgang mit dem Auftrieb, und er beherrscht das Ausatmen in das Wasser.

Stegemann (1977) bezieht das Üben auf Aktivitäten, die mit einer Zunahme der Leistungsfähigkeit einhergehen. Je komplizierter der Bewegungsablauf ist, um so höher ist der Leistungszuwachs hinsichtlich der Koordination. Nach Hollmann und Hettinger (1976) ist Übung die systematische Wiederholung gezielter Bewegungsabläufe zum Zweck der Leistungssteigerung, ohne daß faßbare morphologische Veränderungen nachzuweisen sind. Die Autoren erkennen darin eher ein verbessertes Zusammenspiel von Nervensystem und Muskulatur. Die Transmitterproduktion und deren Freisetzung an den Synapsen wird unterstützt, die Erregungsübertragung damit erleichtert. Das hat Auswirkungen auf alle Aktivitäten!

Wird der Übende an eine Schwimmtechnik herangeführt, so lernt er einen neuen, sehr komplizierten und komplexen Bewegungsablauf, der keine Übertragung auf alltägliche Bewegungen zuläßt. Er ist wasserspezifisch!

Übung als lerntheoretischer Aspekt wird stetig wiederholt mit dem Ziel der Automatisierung. Der sehr komplexe Bewegungsablauf wird durch variierendes, wiederholtes Üben zunehmend ökonomischer. Es wird Energie eingespart, der Sauerstoffbedarf wird mit konstanter Übung geringer. Der Bewegungsablauf festigt sich, so daß er auch unter erschwerten Bedingungen zur Verfügung steht.

Beim Lehren werden *3 Lernstufen* unterschieden. Meinl und Schnabel (1977) sprechen von

1. der *Grobform;* die gekennzeichnet ist durch einen hohen Energieverbrauch, die der Übende als anstrengend empfindet: Der Lehrende sieht die ungenaue, unrhythmische Bewegung, bei der das Tempo langsam ist; er wird zunächst auch nur grobe Fehler korrigieren;
2. der *Feinform;* mit der der Rhythmus der Bewegung verbessert wird und das Tempo sich erhöht: Der Übende hat Zeit, sich auf die Ausführung seiner Bewegung zu konzentrieren; der Lehrende wird feinere Fehler korrigieren;
3. der *Automatisierung;* in dieser Lernstufe ist die Bewegung verinnerlicht: Der Übende wird eine längere Strecke zurücklegen, ohne daß sich seine Schwimmbewegung verschlechtert; er wird seine schwimmerischen Fertigkeiten auch unter dem Aspekt des Trainings durchführen. Er ist sicher, sein Können in einem öffentlichen Schwimmbad, im Meer oder in Verbindung mit anderen Wassersportarten nicht zu verlieren.

Jeder von uns hat bei anderen Aktivitäten, besonders beim Erlernen sportlicher Bewegungen die Erfahrung machen können, daß die Bewegungen zunächst anstrengend sind, mit zunehmender Übung jedoch müheloser werden.

Diese Lernstufen werden beim Lehren einer Schwimmtechnik berücksichtigt, wobei der Übende die Möglichkeit erhält, zunächst Teilbewegungen zu schulen. Werden sie dann zum gesamten Bewegungsablauf verbunden, festigt sich allmählich die Technik.

Dabei können ihm sog. methodische Schwimmhilfen das Lernen erleichtern. In den einzelnen Lernphasen können eingesetzt werden:

1. *Auftriebshilfen,* wie Pull-boys und Schwimmbretter. Sie unterstützen die Wasserlage; der Schwimmer kann sich bei der Verwendung der Pull-boys, die mit den Beinen gehalten werden, auf die Bewegungen der Arme konzentrieren. Die bekannten Schwimmbretter werden mit den Armen gehalten und dienen der isolierten Schulung des Bewegungsablaufs der Beine.
2. *Methodische Hilfen,* wie Handpaddel und Schwimmflossen die den Widerstand erhöhen.

Die Handpaddel werden an den Händen befestigt und vergrößern deren Fläche. Beim Abdruck gegen das Wasser erhöht sich der Widerstand und damit das Tempo. Mit der Verwendung dieser Hilfsmittel muß gleichzeitig vermehrt Kraft im Schultergürtel-Arm-Bereich aufgebracht werden. Um die Kraft zu dosieren, können im Fachhandel erhältliche Handpaddel in unterschiedlichen Größen verwendet werden. Bei Gebrauch dieser methodischen Hilfsmittel entsteht ein Nebeneffekt: Der Übende kann den Bewegungsablauf seiner Arme in den einzelnen Phasen sehr gut kontrollieren. Durch den hohen Widerstand in der Druckphase kann er die Zugphase, die ohne Druck erfolgen muß, durch die entsprechende Handstellung sehr gut unterscheiden.

Die Schwimmflossen sind aus dem Freizeitgebrauch bekannt. Mit ihnen wird auch bei geringer Beinbewegung ein hohes Tempo erzeugt und die Wasserlage stabilisiert. Die Kraft der Beinmuskulatur kann dosiert erarbeitet werden, wenn unterschiedlich große Flossenflächen eingesetzt werden.

Im Lernen ist der Übende auf die *Informationen* durch den Therapeuten angewiesen. Sie können auf unterschiedliche Weise gegeben werden:

1. *verbal:* Als Bewegungsaufgabe oder als Bewegungsvorschrift, bei der die zunächst grobe Bewegung in einer ganz bestimmten Weise erfolgen soll;
2. *taktil:* Alle unsere Bewegungen werden durch taktile Informationen erlernt. Beim Schwimmen erfahren wir sie durch den Strömungswiderstand, d. h. in Form von Druck gegen ganz bestimmte Körperteile. Um diese Informationen im Schwimmunterricht einsetzen zu können, muß der Therapeut selbst über sehr gute Bewegungserfahrungen im Schwimmen verfügen. Eine besonders klare taktile Information erhält der Übende, wenn der Therapeut sich ebenfalls im Wasser befindet und die Schwimmbewegung manuell begleiten kann. Das gewährleistet ein schnelles Lernen;
3. *optisch:* Um dem Übenden eine Vorstellung von der Bewegung zu vermitteln, wird die Bewegung demonstriert. Ob die Demonstration vom Therapeuten oder von einem Partner im Wasser oder außerhalb vorgenommen wird, sie führt trotzdem oft zu Mißverständnissen. Eine anschauliche Bewegungsaufgabe, bei der auf bereits beherrschte Bewegungen zurückgegriffen werden kann, ist sehr viel hilfreicher.

6.3.1 Vorgehensweise beim Rückenschwimmen

Der Patient hat über das 10-Punkte-Programm der Halliwick-Methode positive Erfahrungen mit dem Wasser gemacht. Er fühlt sich sicher, da er gelernt hat, in jeder Situation auf das Wasser zu reagieren. Er ist selbständig und kann sich, wenn auch langsam, in der Rückenlage fortbewegen. Abhängig von den vorhandenen Funktionen sollte aus therapeutischen Gründen die Bewegungsausführung erweitert oder vervollkommnet werden.

Grundsätzlich ist eine Vorwärtsbewegung im Wasser auch bei geringen Funktionen möglich. Jeder Therapeut sollte sich die Mühe machen, dem Patienten die Fähigkeit zu vermitteln, sich im Wasser seinen Möglichkeiten entsprechend fortzubewegen.

Darüber hinaus werden mit den einzelnen Übungsformen selektive Funktionen neu erarbeitet.

Üben der Beinarbeit unter therapeutischen Gesichtspunkten
Die in der Praxis gewonnenen Erfahrungen sprechen dafür, möglichst mit der Beinarbeit zu beginnen. Der wechselseitige Beinschlag bringt wenig Vortrieb, hat aber

den Vorteil, daß die Wasserlage gut stabilisiert werden kann. Außerdem ist sie schneller zu erlernen, da sie visuell vom Übenden kontrolliert werden kann. Aus therapeutischer Sicht ist sie sehr nützlich, weil sie der Bewegung des Gehens sehr ähnlich ist (positiver Transfer). Mit der Bewegungsausführung können einzelne Funktionen des Gehens geschult werden.

Die Entscheidung, mit der wechselseitig geführten Beinarbeit in Rückenlage zu beginnen, ist von der Wasserlage des Patienten und von der Muskelkraft der Beine abhängig. Bei einem großen Drehmoment fußwärts und geringer Kraft der Beinmuskulatur wird die Vorwärtsbewegung mit der Armarbeit beginnen müssen, um über den dynamischen Auftrieb eine günstigere Wasserlage zu erreichen. Es ist wenig sinnvoll, dem Übenden die einzelnen Komponenten der Beinbewegung zu beschreiben oder sie zu demonstrieren. Sie ist zu komplex, und das verwirrt ihn. Das Prinzip der Anschaulichkeit wird erreicht, wenn der Übende den Hinweis erhält, daß der Bewegungsablauf dem Gehen sehr ähnlich ist.

Übungsformen
1. Der Patient erhält den Auftrag, die Beine wechselseitig auf und ab zu schlagen. Die Knie dürfen dabei nicht aus dem Wasser herausragen. Damit wird automatisch der Bewegungsablauf der Beine in grober Form richtig ausgeführt. Die Arme befinden sich neben dem Körper, später mit gefalteten Händen in Flexion.

Therapeutische Gesichtspunkte
– Die kurzen schnellen Bewegungen der Beine verhindern die weiterlaufende Bewegung in den Rumpf; der Rumpf bleibt stabil.
– Mit einer großen, weiten Beinbewegung wird das Tempo langsamer, die Rotation im Rumpf verstärkt sich. Sie wird zugelassen, wenn eine Mobilisation der Wirbelsäule das Ziel ist.
– Die große Bewegung der Beine kann nur nach unten, in Richtung Beckenboden erfolgen, so daß mit diesem Auftrag die Hüftgelenke in ihrer Beweglichkeit sowie die dynamische Kraft der Glutäi geschult und verbessert wird.

2. Die peitschenartige Bewegung des Unterschenkels nach oben an die Wasseroberfläche trägt wesentlich zur Stabilisation der Wasserlage bei. Eine Verfeinerung der Bewegung wird erreicht, wenn der Übende Gelegenheit findet, seine Aufmerksamkeit auf den Wasserdruck an seiner Schienbeinkante zu lenken. Er ist durch die schnellkräftige Bewegung des Unterschenkels sehr hoch. Die Bewegung ist dem Kicken eines Fußballs sehr ähnlich.

Um zu erreichen, daß das obere Sprunggelenk des Fußes in die Bewegung mit einbezogen wird, soll der Übende mit seinen Füßen Strudel erzeugen, die er beobachten kann. Außerdem erhält er den Hinweis, den Wasserdruck an seinem Fußrist wahrzunehmen.

Therapeutische Gesichtspunkte
– Verbesserung der Beweglichkeit des Kniegelenks, wenn ein Streckdefizit vorliegt. Um die Symmetrie zu erhalten, ist es wichtig, daß der Übende die Beweglichkeit des gesunden Kniegelenks auf die des weniger beweglichen einstellt.
– Verbesserung der dynamischen Kraft des M. quadriceps.

3. Die wechselseitige Bewegung der Beine wird in Seitlage ausgeführt. Der zur Wasseroberfläche zeigende Arm liegt dem Körper an, der untere Arm liegt gestreckt unter dem Kopf. Mit dieser Ausgangsstellung kann der Übende die Bewegung der Beine zusätzlich beobachten. Die Seitlage kann während der Fortbewegung häufig gewechselt werden.

Die Drehung von einer Seite auf die andere erfolgt zunächst über die Rückenlage, der Kopf bleibt über Wasser. Mit der Drehung über die Bauchlage zieht das Gesicht durch das Wasser, der Übende verbessert seine Atemtechnik.

Therapeutischer Gesichtspunkt
– Mit der Seitlage kann die Lateralflexion des Rumpfes in ihrer Beweglichkeit und ihrer statischen Kraft verbessert werden.

Hinweis: Ein immer wieder zu beobachtender Fehler ist es, daß die Beine wie beim Fahrradfahren bewegt werden; dabei ist die Hüftflexion zu stark und die Knie ragen aus dem Wasser heraus. Dem Übenden wird diese unökonomische Bewegung durch sein langsames Tempo bewußt. Mit dem Auftrag, die Beine gestreckt auf und ab zu bewegen, wird dieser Fehler sofort beseitigt. Der lange Hebel Bein kann nicht gegen den Wasserdruck aufrechterhalten werden, das Knie wird automatisch leicht flektiert.

4. Die Entscheidung, die Beinbewegung im bekannten Gleichschlag des Brustschwimmens auch in der Rückenlage einzusetzen, wird aus den gleichen Gründen getroffen, die in Kap. 6.2.3, *Brustschwimmen* beschrieben sind. Darüber hinaus wird mit der Durchführung der Beinbewegung in Rückenlage eine Mobilisation der Wirbelsäule vermieden.

Da die Beinbewegung des Brustschwimmens bereits beherrscht wird, sollte nur folgendes kontrolliert und eventuell korrigiert werden:
– der Abdruck der Füße gegen das Wasser: Der Übende soll durch seine Aktion erfahren, daß er durch das Wegdrücken der Fußsohlen nach hinten Geschwindigkeit erzeugt, die ihn gleiten läßt;
– die Abduktion der Beine; sie sollte nicht aus dem Strömungsschatten herausgehen;
– das Anbeugen des Beine in der Gleitphase: Während des Gleitens müssen die Beine langsam angebeugt werden, um eine Rückwärtsbewegung zu vermeiden. Die Oberschenkel mit ihrer großen Widerstandsfläche bewegen sich gegen die Schwimmrichtung.

Üben der Armarbeit unter therapeutischen Gesichtspunkten
Wenn die Beinarbeit in der Bewegungsausführung sicher ist und der Übende mehrere Bahnen zurücklegt, kann die Armbewegung geschult werden. Mit der Halliwick-Methode hat der Übende bis jetzt in der Rückenlage beide Arme gleichzeitig eingesetzt.

Aus der kurzen, schnellen beidseitigen Armbewegung entwickelt sich eine großräumige Armbewegung mit voller Flexion im Schultergelenk.

Liegt ein traumatisch oder schmerzhaft bedingtes Bewegungsdefizit vor, so kann mit dem Rückenschwimmen die Beweglichkeit des Schultergelenks schrittweise und dosiert aufgebaut werden. Je nach Belastbarkeit und Schmerzen im Schultergelenk wird die Bewegung zunächst unter Wasser von langsam bis schnell und von klein bis großräumig variiert. Zu beachten ist eine gleichmäßige beidseitige Armbewegung; wenn sie asymmetrisch erfolgt, bringt sie den Übenden in eine bogen- bis kreisförmige Schwimmrichtung. Mit dem Herausheben der Arme aus dem Wasser wird einerseits das Bewegungsausmaß im Schultergelenk erweitert, andererseits die Stabilisation des Rumpfes erarbeitet.

Übungsformen
1. Voraussetzung für das Schulen der wechselseitig geführten Arme ist die volle Beweglichkeit in den Schultergelenken. Es sollte eine großräumige Bewegung möglich sein, bei der beide Arme nahe an den Ohren vorbeigeführt werden können.

Um die nötige Anfangsgeschwindigkeit zu bekommen, wird der Übende sich vom Beckenrand abstoßen und vor dem Nachlassen der Gleitgeschwindigkeit das Tempo mit dem bis jetzt erarbeiteten wechselseitigen Beinschlag fortsetzen.

Um die Rotation im Rumpf zu erarbeiten, befinden sich die Arme zunächst neben dem Körper, und der Übende erhält den Auftrag, während der Fortbewegung wechselweise die rechte und die linke Schulter an die Wasseroberfläche zu führen. Er muß die Schulter dabei anschauen können. Das Aufdrehen der Schulter kann nicht im gleichen Tempo erfolgen wie die Beinbewegung, so daß mit dieser Übung automatisch der Rhythmus der später zu schulenden Armbewegung in Verbindung mit der Beinarbeit erfahren wird.

Ein Bewegungsfluß entsteht, wenn auf 6 Beinbewegungen je eine rechte und eine linke Schulterbewegung erfolgt.

Therapeutischer Gesichtspunkt
– Verbesserung der Beweglichkeit der Brustwirbelsäule im Sinne einer Rotation.

2. Der Übende kontrolliert die Überwasserphase der Armbewegung. Die gestreckten Arme werden wechselweise vom Oberschenkel aus durch die Luft geführt. Sie tauchen hinter dem Kopf auf der Verlängerung der Körperlängsachse mit der Kleinfingerseite in das Wasser ein.

Der Übende erhält den Auftrag, die Arme wie zwei Stäbe schnell nacheinander durch die Luft zu führen.

Therapeutische Gesichtspunkte
– Erhaltung der Beweglichkeit des Schultergelenks,
– Verbesserung der statischen Kraft des M. Triceps sowie der dynamischen Kraft der Schultergürtel-Arm-Muskulatur.

3. Um die Bewegungskomponente Flexion und Innenrotation des Schultergelenks zu verbessern, schwimmen zwei Übende so nah wie möglich nebeneinander oder der Übende erhält den Auftrag, so nahe wie möglich an der Schwimmbadwand entlang zu schwimmen.

Mit der Zugphase – das Ziehen des gestreckten Arms unter Wasser erfolgt etwas nach außen – wird ebenfalls die statische Komponente der Ellbogenextensoren gefördert, außerdem die dynamische Kraft besonders des M. Latissimus dorsi und des M. pectoralis major geschult.

4. Durch verschiedene Übungsformen wird dem Übenden bewußt gemacht, daß die Druckphase den Vortrieb bringt.

Beispiel: Der Übende bewegt sich in Rückenlage ausschließlich mit der erlernten Beinbewegung fort. Er wird dann aufgefordert, mit beiden Händen das Wasser aus der Schulterhöhe fußwärts zu drücken. Mit diesem Abdruck muß sich für eine kurze Schwimmstrecke das Tempo erhöhen. Die Wirkung des Abdrucks wird noch deutlicher, wenn der Antrieb ohne Beinbewegung erfolgt.

5. Nur mit der Rollbewegung des Rumpfes kann die Druckphase unter Wasser exakt durchgeführt werden. Während ein Arm die Druckphase beginnt, wird die andere Schulter zur Wasseroberfläche bewegt. Der Auftrag an den Übenden, das Wasser mit der Hand nahe am Körper fußwärts zu drücken, wird durch den Hinweis ergänzt, sich darauf zu konzentrieren, den Druck des Wassers an den Händen zu spüren.

Therapeutischer Gesichtspunkt
– Verbesserung der dynamischen Kraft der Schultergürtel-Arm-Muskulatur.

6. Der Übende verbindet die Überwasserphase mit der Druckphase, die Zugphase ergibt sich dann von selbst.

7. Mit der Bewegung der Arme wird die Atmung gekoppelt. In der Rückenlage erfolgt diese Koppelung fast automatisch.

8. Gesamtkoordination, d. h. Bein- und Armarbeit wird in Verbindung mit der Atmung über eine Strecke aufrechterhalten.

Hinweis: Nur durch wiederholtes Üben und Variationen in der Aufgabenstellung können folgende häufig zu beobachtende Fehler beseitigt werden:
– In der Schwungphase wird der Arm bereits in der Luft gebeugt.
– Der Arm taucht gebeugt hinter dem Kopf in das Wasser ein.
– In der Zug- und Druckphase wird der gestreckt Arm wie beim Armkreisen seitlich durch das Wasser gezogen.

9. Variationen
Neben der Rückenkraultechnik können die Schwimmbewegungen mit Armen und/oder Beinen sehr variabel durchgeführt werden, z. B.:
– Kraulbeinschlag und Arme im Gleichschlag, wenn die Kraft oder Beweglichkeit in den Schultergelenken für eine großräumige Bewegung nicht vorhanden ist,
– Beinbewegung wie beim Brustschwimmen, während beide Arme gleichzeitig oder wechselweise für den weiteren Vortrieb sorgen,
– eine Fortbewegung ist auch möglich, wenn ausschließlich die Arme oder die Beine eingesetzt werden.

6.3.2 Vorgehensweise beim Kraulen in Bauchlage

Die Brustkraultechnik muß im Rahmen der Rehabilitation nicht unbedingt gelehrt werden. Eine Vielzahl therapeutischer Aspekte finden müheloser mit dem Brust- und Rückenschwimmen sowie der Rückenkraultechnik Berücksichtigung.

Es gibt jedoch Patienten, die das Kraulschwimmen erlernen möchten, da sie es nach dem Verlassen der Klinik als Freizeit- oder Wettkampfsport weiterbetreiben wollen (s. Kap. 7.4, *Schwimmen bei Patienten mit einer Querschnittlähmung*). Andere Patienten haben diese Schwimmtechnik vor Eintritt ihrer Behinderung beherrscht und möchten sie wieder ausführen können. Diese Motivationen sollten wir als Therapeuten beachten und den Patienten in seiner Anstrengung unterstützen. Er greift auf seine Erfahrungen zurück, so daß der Lernprozess, bei dem der Patient evtl. der Experte sein kann, mühelos ist!

Grenzen der Durchführbarkeit ergeben sich natürlicherweise durch die Behinderung und durch die bestehenden Auftriebsverhältnisse. Ein Patient mit einer traumatisch bedingten motorischen und sensiblen Tetraplegie wird leider nur noch in der Rückenlage schwimmen können, während ein Patient mit einer Hemiplegie mit entsprechender Kompensation durchaus das Kraulen in Bauchlage durchführen kann. Ein Schwimmer mit einer traumatisch erworbenen Paraplegie, die von einer Läsion ausschließlich der unteren Extremitäten (Th 12) herrührt, wird mit einem kräftigen Abdruck der Arme die stabilisierende Funktion der Beinbewegung kompensieren (dynamischer Auftrieb) und diese Technik beherrschen lernen.

Üben der Beinarbeit unter therapeutischen Gesichtspunkten
Die schwimmerische Fertigkeit in Bauchlage zu kraulen, ist über das Rückenkraulen leicht zu erlernen. Mit dem Rückenkraulen hat der Schwimmer bereits den Bewegungsablauf der Beinarbeit gefestigt, der nun auf das Schwimmen in Bauchlage übertragen wird.

Der mit dieser Technik einhergehende hohe Energieverbrauch ist durch das Lernen einzelner Teilbewegungen gut zu dosieren und aufzubauen. Auch die zeitliche Verbindung von Atmung und Armbewegung kann erlernt werden. Der Übende hat immer die Möglichkeit, in eine ihm bekannte Schwimmtechnik zu wechseln. So wird es ihm gelingen, mit stetiger Übung seine Bewegungsausführung zu ökonomisieren. Damit verbessert sich auch seine Vitalkapazität und die Fähigkeit, in dieser Technik ausdauernder zu schwimmen.

Übungsformen
1. Der Übende stößt sich vom Beckenrand ab und bewegt die Beine in Bauchlage wechselseitig auf und ab. Die Arme sind in Flexion und, um den Widerstand zu reduzieren, bilden sie mit gefaßten Händen einen spitzen Winkel. Die Oberarme berühren dabei die Ohren. Der Übende atmet in das Wasser aus, der Blick ist auf den Beckenboden gerichtet. Das Schwimmen wird in Rückenlage fortgesetzt, wenn wieder eingeatmet werden muß.

Hinweise: wie beim Rückenkraulen, ist auch hier häufig eine fehlerhafte Bewegung im Sinne des Fahrradfahrens zu beobachten. Die Beine werden zu stark angebeugt und es entsteht eine leichte Vorwärts-Rückwärts-Bewegung. Der Übende hat wenig Vortrieb.

Um diesen Fehler zu vermeiden, erhält er den Auftrag, die Beine zunächst gestreckt zu bewegen.

Mitunter ragen die Unterschenkel zu weit aus dem Wasser heraus. Die Folge ist ein Absinken des Oberkörpers und des Kopfes; das führt zu einem unnötigen Energieverlust. Aufgabe: Der Übende soll den Wasserdruck an seinem Unterschenkel bewußt spüren (taktile Information).

Werden die Fußgelenke nicht bewegt, fehlt der Fußrist als Fläche für den Abdruck nach unten, so ist durch den in Dorsalflexion gehaltenen Fuß die gesamte Beinbewegung blockiert. Aufgabe: Der Wasserdruck soll am Fußrist wahrgenommen werden.

2. Der Schwimmer verbleibt in der Bauchlage und dreht seinen Kopf für die Einatmung jeweils nach rechts oder links.

Hinweis: Wird der Kopf aus dem Wasser gehoben, so sinken die Beine ab, und die Arme drücken nach unten.

Wird der Kopf nicht in die Mittelstellung zurückgeführt, entsteht eine leichte Schräglage.

Therapeutische Gesichtspunkte
– Schulung der Koordination der alternierenden Beinbewegung,
– Verbesserung der dynamischen Kraft der Bein- und Beckenmuskulatur, besonders des M. Quadriceps,
– Mobilisation insbesondere der Hüft- und Kniegelenke,
– Mobilisation der Wirbelsäule – die alternierende Beinbewegung bewirkt eine feine Rotation des Rumpfes. Diese wird durch die in Flexion befindlichen Arme gebremst.

Üben der Armarbeit unter therapeutischen Gesichtspunkten

1. Der Übende kontrolliert seine Druckphase. Aus der gestreckten Armhaltung bewegt er einen Arm durch das Wasser, um zu spüren, daß sich durch Druck der Hand gegen das Wasser das Tempo kurzzeitig erhöht.

Hinweise: Ein oft zu beobachtender Fehler besteht darin, daß der in der Druckphase befindliche Arm gestreckt wird. Der lange Hebel Arm verlangt viel Kraft, die für den Vortrieb verlorengeht.

Wird der Arm zu stark gebeugt und drückt er nahe am Körper durch das Wasser, so wird zu wenig Widerstand erzeugt.

Führt der Ellbogen statt der Hand die Bewegung an oder wird das Handgelenk nicht in Verlängerung des Unterams gehalten, reduziert dies ebenfalls den Vortrieb.

2. Der Übende bewegt die Arme nacheinander durch das Wasser mit dem Auftrag, ein gleichmäßiges Tempo aufrechtzuerhalten.

3. Der Schwimmer kontrolliert die Überwasserphase in Verbindung mit der Atmung. Es wird in das „Ellbogenfenster" hineingeatmet. Die Arme sollten nacheinander gebeugt werden und mit möglichst geringem Widerstand aus dem Wasser auftauchen.

Hinweise: Es kommt zu einem Energieverlust, wenn der Arm mit Beginn der Schwungphase gestreckt aus dem Wasser gehoben wird.

Ein Zeitverlust ergibt sich, wenn der Arm während der Schwungphase über die Seite nahezu gestreckt nach vorn geholt wird.

Ein unnötiger Widerstand entsteht, wenn das Handgelenk, die Kleinfingerseite oder der gestreckte Arm am Ende der Schwungphase vor dem Körper in das Wasser eintauchen.

Wird der Arm zu weit über die Körperlängsachse auf die andere Seite gezogen, so entsteht ein Schlängeln von Rumpf und Beinen.

Therapeutische Gesichtspunkte
– Verbesserung der dynamischen Kraft des M. Pectoralis und der M. Latissimus dorsi, der Hauptantriebsmuskeln während der Zug- und Druckphase;
– Verbesserung der Beweglichkeit des Schultergelenks: Durch ein methodisches Vorgehen kann der Bewegungsbereich dieser Gelenke zunehmend in allen Bewegungskomponenten verbessert werden;
– Verbesserung der Rotation der Wirbelsäule: Die Rotation des Rumpfes ist im Vergleich zum Rückenkraulen sehr viel intensiver, da sie die Armbewegung in der Überwasserphase begünstigt.

Der Einsatz methodischer Hilfsmittel, wie Widerstandsvergrößerer und Auftriebshilfen erfolgt mit:

– dem Schwimmbrett, wenn die Beinbewegung geschult wird,
– den Pull-boys, wenn die alternierende Armbewegung erarbeitet und der Übende sich ausschließlich auf diese Bewegung konzentrieren soll,
– den Handpaddeln, wenn der Bewegungsablauf der Arme verfeinert werden soll,
– den Schwimmflossen, wenn die Koordination der Arm- und Beinbewegung sowie der Atmung gefestigt werden soll.

6.3.3 Vorgehensweise beim Brustschwimmen

Das Brustschwimmen ist die Schwimmtechnik, die Kindern und Jugendlichen von den Eltern oder in der Schule als erstes gelehrt wird. Erst mit Eintritt in einen Verein oder über ein starkes Interesse am Wettkampfsport lernt der Jugendliche andere Schwimmtechniken.

Die meisten Menschen beherrschen jedoch nur das mit der Stoßgrätsche durchgeführte Brustschwimmen. Betrachtet man die Wasserlage und die Ausführung der Bewegung, so ist bei vielen Schwimmern zu beobachten, daß sie sich „gerade noch" über Wasser halten. Die Schwimmlage ist sehr steil und der Abdruck der Füße ist nach unten gerichtet. Die Armbewegung bringt wenig Vortrieb. Der Kopf wird ständig mit einer Extension der Halswirbelsäule über Wasser gehalten.

Mit dieser unphysiologischen Haltung und Beinbewegung – Arme und Beine sind andauernd aktiv – entsteht eine sehr große Stirnfläche, die einen hohen Widerstand erzeugt, so daß sich der Schwimmer auch nur langsam fortbewegen kann.

Ist es aus therapeutischen Gründen angezeigt, das Schwimmen in dieser bereits bekannten Technik durchzuführen, sollte die Bewegungsausführung auf jeden Fall überprüft und korrigiert werden. Die Korrekturen dienen einem ökonomischen, funktionsgerechten Bewegungsablauf, um eine körperliche Überbelastung auszuschließen. Die Technik des Brustschwimmens bleibt erhalten wenn:

1. das Schwimmen ausschließlich unter dem Aspekt der Verbesserung der allgemeinen Ausdauerleistungsfähigkeit oder zur Erhaltung der Fitness stattfinden soll,
2. ein Umlernen z. B. aus Altersgründen zu viel Zeit in Anspruch nehmen wurde und/oder
3. das Umlernen eine zu große Beanspruchung des Herz-Kreislauf-Systems darstellen würde.

Folgende Aspekte sind beim Ausführen des Bewegungsablaufs zu überprüfen:

– die Atmung; auch ein älterer Übender sollte lernen, in das Wasser auszuatmen, d. h., das Wasser im Gesicht zu ertragen. Nur dann kann er die Gleitphase als Pause nutzen, dabei die Rückenmuskeln entspannen und die Wirbelsäule in eine entlastende Mittelstellung bringen;
– die Körperlage; der Abdruck der Füße sollte nach hinten unten gerichtet sein, die Druckphase der Arme effektiv genutzt werden;
– die Armbewegung; sie ist kurz und wird mit der Atmung gekoppelt.

Wird das Schwimmen völlig neu erlernt, ist die Wahl der Schwimmtechnik abhängig vom Schweregrad der Behinderung.

Üben der Beinarbeit
Der Antrieb verteilt sich zu gleichen Teilen auf die Arm- und Beinbewegung.

Übungsformen
1. Der Übende erfährt die Druckphase mit dem anschließenden Gleiten.
Die Beinbewegung wird zunächst in Rückenlage geschult. Das hat den Vorteil, daß der Übende seine Bewegungen kontrollieren kann. Mit Hilfe der manuellen Bewegungsbegleitung, die durch den Therapeuten oder durch den Partner erfolgt, wird der Bewegungsablauf der Stoß- und Schwunggrätsche schnell erlernt.

Der Übende erfährt den Abdruck gegen die Hände des Therapeuten durch eine Rückwärtsbewegung *(Actio – Reactio).*

2. Der Übende wird ausschließlich durch Druck der Fußsohlen gegen das Wasser in Bewegung kommen und diese durch die wiederholten Beinbewegungen erhalten.

3. Der Übende kontrolliert das langsame Anbeugen der Beine, das gegen die Schwimmrichtung erfolgt.

4. Der Übende achtet darauf, die Beine im Strömungsschatten aus der Beugung in die Abduktion zu führen.

Mit der bekannten Stoßgrätsche werden die Beine in Abduktion gestreckt und schnellkräftig zusammengeführt. Die mit dieser Schwimmtechnik verbundene Beingrätsche sollte so eng wie möglich sein. Die Beinbewegung, die aus dem Strömungsschatten herausgeht, ist für den Vortrieb wirkungslos und sollte aus mechanischen wie aus physiologischen Gründen vermieden werden.

5. Die Arme befinden sich am Körper, dann in Flexion.

6. Mit Halt am Schwimmbrett kann der Übende die Beinbewegung in Bauchlage und gleichzeitig das Ausatmen in das Wasser während des Gleitens üben.

Hinweise: Häufig zu beobachtende Fehler sind neben der asymmetrischen Beinbewegung das zu weite Abduzieren der Beine bei der Stoßgrätsche und das zu frühe Aufgeben der Innerotationskomponente bei der Schwunggrätsche.

Beträgt die Hüftbeugung mehr als 90 Grad, entsteht ein Zeit- und Vortriebsverlust, da die großen Flächen der Oberschenkel gegen die Schwimmrichtung bewegt werden.

Das Anfersen wird zu schnell durchgeführt, die Folge ist eine Temporeduzierung. Mitunter wird eine Vorwärts-Rückwärts-Bewegung erkennbar.

Üben der Armarbeit

Das Schwimmen in Bauchlage ist bereits mit der Beinbewegung erarbeitet. Der Schwimmer soll nun zunächst die Druckphase mit anschließender Gleitphase erfahren.

Übungsformen

1. Ein Partner oder der Therapeut hält den Übenden an den Füßen, so daß er mit der Bewegung der Arme den Vortrieb wahrnehmen kann.

2. Der Übende sichert seine Wasserlage mit den methodischen Schwimmhilfen, den Pull-boys, die er mit seinen Oberschenkeln hält. Er erfährt das Tempo, das er ausschließlich durch die Druckphase erhält.

3. Bei allen Übungsformen wird der Atemrhythmus mit der Armarbeit verbunden. Die Ausatmung erfolgt, während die Arme aus der Schulterhöhe nach vorn gestreckt werden, also mit Beginn der Gleitphase, die Einatmung erfolgt mit Beginn der Druckphase.

Hinweise: Die Arme werden häufig zu weit nach außen bewegt.
Wird die Druckphase zu spät gestoppt und die Hände hinter die Schultergelenkachse geführt, kippt der Oberkörper nach vorn.

Während der Ausatmung wird oft der Kopf nicht wieder in Mittelstellung gebracht. Der Blick sollte zum Boden gerichtet sein, um die Wasserlage flach zu gestalten.

Um einatmen zu können, hebt der Übende eventuell den Kopf zu weit und zu früh aus dem Wasser; das verändert die Wasserlage, so daß die Hände in dieser Phase nach unten drücken.

4. Der Übende festigt den komplexen Bewegungsablauf von Bein- und Armarbeit in Verbindung mit der Atmung.

Die Arm- und Beinbewegung sollen sich teilweise überlagern. Die Beine werden erst während des Armzugs in der Druckphase angezogen. Mit dem Strecken der Beine ziehen die Arme nach vorne. Der Übende gleitet und atmet in das Wasser aus.

Hinweis: Es entsteht eine Vorwärts-Rückwärts-Bewegung, wenn Arme und Beine gleichzeitig gebeugt und gestreckt werden.

Therapeutische Gesichtspunkte
Das Brustschwimmen, ob mit Stoß- oder Schwunggrätsche durchgeführt ist wegen des geringen Energiebedarfs pro Zeiteinheit besonders dazu geeignet, zur Verbesserung der allgemeinen Ausdauerleistungsfähigkeit beizutragen. Die Schwunggrätsche ist charakterisiert durch die *Innenrotation der Hüftgelenke.* Bei unvollkommener Ausführung entsteht eine hohe Beanspruchung der Innenbänder des Kniegelenks. Sie sollte nicht von Patienten mit dem Krankheitsbild einer Kox- oder Gonarthrose angewandt werden und ist zu vermeiden bei Innenbandläsionen des Kniegelenks, Meniskusschäden oder nach einer Operation einer Totalendoprothese. Andererseits ist die Durchführung der Schwunggrätsche bei Patienten mit dem Krankheitsbild eines Morbus Bechterew eine Maßnahme, um die Tendenz zur Außenrotation und Flexion der Hüftgelenke zu verhindern.

Durch die Gleitphase wird eine Entspannung der Rückenmuskulatur erreicht.

6.4 Schwimmtraining

Der Aufenthalt im Wasser kann eine Belastung für das Herz-Kreislauf-System darstellen. Bei herzkranken Menschen sind *unerwünschte Reaktionen* häufiger zu erwarten, so daß unbedingt eine Abklärung durch den Arzt, eventuell eine Wassertelemetrie, vorgenommen werden muß. Bei älteren Personen ist davon auszugehen, daß die Adaptation der Herz-Kreislauf-Parameter verändert ist. Eine Überforderung wird durch dosierte Maßnahmen unter Berücksichtigung aller objektiven Belastungskriterien vermieden.

Trainingsplan und Trainingssteuerung sind wichtige Kriterien für ein erfolgreiches Üben und Trainieren. Der Therapeut muß wissen, welche Trainingsmethoden in welchem Stadium der Erkrankung anzuwenden sind.

Das Schwimmen sollte regelmäßig, planmäßig und nach trainingsmethodischen Gesichtspunkten durchgeführt werden. Dabei nutzt der Patient sein Können, um

1. durch die zyklischen, fortgesetzten andauernden Schwimmbewegungen die Beweglichkeit seiner Gelenke zu erhalten oder zu verbessern; dazu muß der Therapeut die Technik überprüfen und Ausweichbewegungen oder unökonomische Bewegungsausführungen evtl. korrigieren;
2. die dynamische Kraft und Kraftausdauer zu verbessern. Mit den Kraultechniken wird der Hauptantrieb von den Armen geleistet, so daß der Schwimmer besonders die Muskeln des Schultergürtels innerviert;
3. Mit einem andauernden Schwimmen über eine bestimmte Zeit seine allgemeine Ausdauerleistung zu verbessern, was ihm auch für den Alltag sehr nützlich ist.

Der Patient lernt planmäßig, in einer guten Bewegungsausführung zu schwimmen. Durch seine Kenntnisse über die Belastungskriterien ist er in der Lage, seinen Erfolg zu kontrollieren und seine Belastung zu steuern. Dadurch ist er weitestgehend unabhängig von therapeutischen Institutionen. Das Schwimmen wird er jederzeit und überall, wo sich ein Schwimmbad befindet, durchführen können. Er kann seine Behandlung mit Freude und Wohlergehen, z. B. im Urlaub, verbinden.

Das Schwimmen hat in der Bevölkerung einen hohen Beliebtheitsgrad und gehört statistisch zu den am häufigsten ausgeübten Freizeitaktivitäten. In vielen Städten und Gemeinden stehen öffentliche Schwimmbäder zur Verfügung, die auch die Belange behinderter Menschen berücksichtigen. Das Schwimmen birgt ein geringes Verletzungsrisiko und ist im Vergleich zu anderen Freizeitaktivitäten mit geringen Kosten verbunden.

Das Schwimmen wird stets mit „Sportlichkeit" gleichgesetzt. Hollmann und Hettinger definieren den Begriff „Sport" als Wettkampf und sehen das Ziel sportlicher Aktivitäten darin, herausragende persönliche Leistungen zu erbringen.

Viele Menschen mit körperlichen Problemen werden das Schwimmen weder als Wettkampfsport betreiben noch eine hervorragende Leistung erzielen wollen. In den meisten Fällen wäre der Patient überfordert, wenn er solche Ziele anstreben wollte. Vielmehr wird er das Schwimmen auf sein besonderes Problem, z. B. die fehlende Beweglichkeit eines Hüftgelenks ausrichten und ein individuelles, seinem Leistungsvermögen entsprechendes Training durchführen.

Durch die Jogging-Welle ist bekannt, daß ein regelmäßig betriebenes Ausdauertraining die Schmerztoleranz heraufsetzt und eine vegetative sowie eine emotionale Komponente hat. Das Schwimmtraining ist eine therapeutische Maßnahme, bei der der Patient sich ohne Schmerzen bewegt. Es sollte ein verbessertes und langanhaltendes Wohlbefinden des Menschen zum Ziel haben.

Dabei ist zwischen einem Grundlagentraining und einem Leistungstraining (Lewin 1974) zu unterscheiden. Mit dem Grundlagentraining wird die Technik erlernt und automatisiert, wobei sich auch Ausdauer und Kraft verbessern. Das Üben der Schwimmtechnik schließt das Training mit ein. Soll ausschließlich ein Training durchgeführt werden, muß die Phase des Übens bereits beendet sein. Das Grundlagentraining ist die Basis für ein Training, das im therapeutischen Bereich stets die individuelle Leistungsbereitschaft und -fähigkeit berücksichtigt.

6.4.1 Kriterien für das Ausdauertraining

Ausdauer ist nach Hollmann und Hettinger eine motorische Beanspruchungsform. Es ist die Fähigkeit des Menschen, eine gegebene Leistung möglichst lange durchzuhalten. Diese sog. Ermüdungswiderstandsfähigkeit ist für das Schwimmen die wichtigste konditionelle Voraussetzung. Sie ist unter Beachtung folgender Kriterien zu erarbeiten:

1. Es müssen viele Muskeln ständig aktiv sein, d. h., mindestens 1/7–1/6 der gesamten Skelettmuskulatur sollte für die Bewegung eingesetzt werden. Das ist wenig mehr als die Muskulatur eines Beins. Diese Forderung ist im Schwimmen bereits erfüllt, wenn nur mit den Armen oder ausschließlich mit den Beinen geschwommen wird.
2. Die Arbeitsweise der Muskulatur muß dynamisch sein. Diese Forderung ist mit dem Brustschwimmen, in einem mittleren Tempo durchgeführt, absolut erfüllt.
3. Die Energiebereitstellung muß auf aerobem Weg erfolgen, die Sauerstoffaufnahme mit dem Verbrauch im Gleichgewicht stehen (steady state). Dieses Ziel wird erreicht, wenn die Belastungsintensität im mittleren Bereich bei ca. 50–60 % der maximal möglichen Leistungsfähigkeit des Herz-Kreislauf-Systems liegt. Objektives Kriterium für die Belastung des Schwimmers ist die Pulsfrequenz. Sie sollte bei einem untrainierten Schwimmer unterhalb des 50. Lebensjahrs bei ca. 130, bei einem 60jährigen Menschen bei ca. 120 und bei einem 70jährigen bei ca. 110 liegen. Es gilt die Faustregel der maximalen Belastungspulsfrequenz von 180 minus Lebensalter.
4. Die Dauer der Belastung muß durch kontinuierliches Schwimmen 3 min überschreiten.

6.4.2 Wirkungen des Ausdauertrainings

Mit dem Aufenthalt im Wasser verändern sich automatisch die Parameter der kardiopulmonalen Regulation, des Stoffwechsels und der Motorik.

In der Sportmedizin (Plump u. Rüdel 1978) wurde das Verhalten von Herz, Kreislauf, Atmung und Stoffwechsel beim Schwimmen untersucht und mit anderen Ausdauersportarten, wie Laufen und Radfahren durch Tests am Fahrradergometer verglichen.

Die Untersucher fanden heraus, daß der Energieumsatz beim Schwimmen gegenüber Laufen und Radfahren geringer war, was jedoch unterschiedlich erklärt wurde. Holmér (1972) sieht die Ursache in der verkürzten Einatmung und langen Ausatmung besonders bei den Techniken, die in Brustlage geschwommen werden. Mit dieser Atemtechnik ist die Sauerstoffaufnahme erschwert.

Andererseits wird festgestellt, daß beim Schwimmen weniger Muskulatur aktiviert wird als beim Laufen und folglich weniger Sauerstoff verbraucht wird. Die reduzierten Kreislaufparameter werden daher nicht als begrenzender Faktor für die Schwimmleistung angesehen.

Vielmehr bestimmt die Kapazität der energieliefernden Prozesse die Leistungsgrenze. Sie hängen eng mit dem Wirkungsgrad der einzelnen Schwimmtechniken zusammen. Der Wirkungsgrad beschreibt das Verhältnis der geleisteten mechanischen Arbeit, also der Muskelarbeit, zu dem dazu erforderlichen Energieumsatz. Es ist das Verhältnis der Anstrengung des Schwimmers zur erbrachten Leistung. Der Wirkungsgrad kann durch Training gesteigert werden. So wird ein ungeübter Schwimmer im Vergleich zu einem geübten Schwimmer einen geringeren Wirkungsgrad erzielen.

Der Wirkungsgrad beträgt beim Radfahren 20–25 %, die Sauerstoffausnutzung ist im Verhältnis zur erbrachten Leistung sehr hoch. Dagegen ist sie beim Schwimmen relativ gering, am geringsten beim Brustschwimmen, wobei ungeübte Schwimmer einen Wirkungsgrad von 2,7 %, trainierte Schwimmer von 4–6 % erreichen. Beim Brustschwimmen werden zwar die höchsten Werte der maximalen Sauerstoffaufnahme gemessen, die Rückholphase der Beine wirkt sich jedoch leistungsmindernd aus. Mit dem Kraulen wird ein Wirkungsgrad von 6–7 % erzielt, bei Einsatz ausschließlich der Arme 7,7 %. Dagegen ist die Beinarbeit beim Brust- und Kraulschwimmen mit einem Wirkungsgrad von nur 2–4 % bzw. 1–3 % wenig effektiv.

Daraus ergibt sich, daß durch eine Verbesserung der Schwimmtechnik eine Erhöhung des Wirkungsgrades erzielt werden kann und sich die Parameter von Herz, Kreislauf, Atmung und Stoffwechsel verbessern.

Daneben sind folgende Befunde zu berücksichtigen:

Beim Schwimmen mit submaximaler Belastung ist der mittlere arterielle Blutdruck geringfügig höher als beim Laufen. Die Ursache wird in der Wirkung des hydrostatischen Drucks gesehen. Andererseits könnte er mit dem erhöhten peripheren Gefäßwiderstand erklärt werden. Er kann Folge der Thermoregulation sein, die bei niederen Wassertemperaturen zu einer Drosselung der Hautdurchblutung führt, oder durch die geringer aktivierte Muskelmasse verursacht sein. Der erhöhte arterielle Blutdruck beim Schwimmen wird im Vergleich mit einer Laufbelastung als negativer Faktor angesehen. Dagegen ist die schnellere Erholung im Wasser nach einer Belastung ein positiver Aspekt.

Die maximale Sauerstoffaufnahme ist gegenüber Landsportarten generell niedriger. Dieser Befund wurde bei Männern und Frauen festgestellt und ist besonders bei Untrainierten erkennbar. Die maximale Sauerstoffaufnahme ist eng mit der Schwimmtechnik verbunden. Sie ist beim Brustschwimmen am größten, beim Kraulschwimmen am geringsten, da bei dieser Technik der Hauptantrieb von den Armen geleistet wird. Der periphere Widerstand ist hoch, es wird vergleichsweise zur Beinarbeit weniger Muskelmasse eingesetzt.

Die Herzfrequenz ist beim Schwimmen gegenüber einer Laufbelastung stets um ca. 10–15 Schläge niedriger. Beim Aufenthalt im ruhenden Wasser kommt es durch die Verschiebung von Blutvolumen zu einer Senkung der Herzfrequenz von ca. 10 Schlägen. Diese Frequenzsenkung zeigt sich sowohl bei trainierten als auch bei untrainierten Schwimmern. Nach Holmer (1972) erzielten die im Wasser getesteten Schwimmer bei einem Test an Land durch Laufen höhere Werte.

Der Einfluß des Tauchreflexes auf die verringerte Herzfrequenz zeigt sich bei den Schwimmern, die ihren Kopf über Wasser halten. Bei diesen Techniken liegt die Herzfrequenz bei gleicher Sauerstoffaufnahme höher. Von den Kenntnissen über

172 Schwimmen als Grundfertigkeit

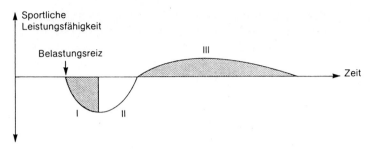

Abb. 6.11. Schematische Darstellung der Superkompensation.
I = Trainingsbelastung – Energie- und Substanzverlust (Abbauprozesse)
II = Pause – Wiederaufbau – Erholung
III = Wiederaufbau von Energie und Substanzen über das Ausgangsniveau vor Belastungsbeginn – Superkompensation. (Aus Völker et al. 1983)

diese veränderten Parameter von Herz, Kreislauf, Atmung und Stoffwechsel ausgehend kann eine Anpassung der Sauerstoffaufnahme nur durch ein Training unter den Bedingungen im Wasser erfolgen.

Die Aspekte des Trainings sind nicht nur für den Leistungssport gültig; sie sind ebenso im Breitensport und für ein Training aus therapeutisch-medizinischer Sicht anwendbar.

Mit dem Training werden überschwellige Belastungsreize gesetzt, die zu einem Abbau der energieliefernden Substanzen führen und vom Organismus mit einer Anpassung beantwortet werden. Eine Zunahme der Reizstärke führt zu einer Steigerung der Reaktionen des Körpers.

Diese Anpassungsvorgänge werden in der Arbeits- und Leistungsmedizin (Hollmann u. Hettinger 1976) als *Superkompensation* beschrieben. Die durch eine Belastung verbrauchte Energie wird in der Phase der Erholung, der Pause wieder aufgebaut. Die Reaktion des Organismus besteht im Wiederaufbau der verbrauchten Substrate, indem er das Depot der energieliefernden Substanzen erhöht, d. h., er superkompensiert. Der nächste Belastungsreiz kann auf einem höheren Niveau in der Phase der Superkompensation gesetzt werden. Die Länge der Pause ist abhängig von der Art und Höhe des Belastungsreizes und ist so zu gestalten, daß dieser biologische Aufbauprozeß möglich wird. Ist die Pause zu lang, klingt die erhöhte Energiebereitstellung wieder auf das alte Niveau ab (Abb. 6.11).

Die mit der Durchführung eines allgemeinen aeroben Ausdauertrainings angestrebten Anpassungserscheinungen des Organismus betreffen vorwiegend die Kapazität des kardiopulmonalen Systems und des Stoffwechsels.

Wird das Schwimmen täglich 5–10 min bei mittlerer Intensität durchgeführt, erfolgt bereits nach wenigen Wochen eine Anpassung, wie

1. Ökonomisierung der Herzarbeit, die sich in einer Verlangsamung der Herzfrequenz in Ruhe und während der Belastung sowie einer Verlängerung der Systolen- und Diastolendauer äußert,
2. Verbesserung der peripheren Durchblutung.

Bei Erweiterung des Belastungsumfangs (längere Schwimmzeit) zeigt sich die Steigerung der Ausdauerleistungsfähigkeit in einer verbesserten Energiebereitstellung und -ausnutzung sowie in der Pulsleistung.

6.4.3 Festlegung der individuellen Belastungsintensität

Das Maß für die individuelle Belastungsintensität ist die Schwimmgeschwindigkeit. Ein ungeübter Schwimmer wird im Vergleich zu einem guten Schwimmer langsamer schwimmen und bei gleicher Pulsfrequenz eine kürzere Strecke zurücklegen. Ein Kriterium für die aktuelle Belastbarkeit ist die Zeit, in der der Ruhepuls wieder erreicht wird. Der ungeübte Schwimmer benötigt dazu eine längere Pause als der gute Schwimmer.

Um die Trainingspulsfrequenz auf die Schwimmgeschwindigkeit abstimmen zu können, ist ein Belastungstest auf dem Fahrradergometer empfehlenswert. Dabei ist die muskuläre Beanspruchung, verbunden mit der Sauerstoffaufnahme und der Herzfrequenz, nicht identisch mit der beim Schwimmen (Rickert u. Hinneberg 1973; Holmer 1972). Um Überbelastungen zu vermeiden, ist der Ergometertest eine hilfreiche, bei Herzerkrankungen eine absolut notwendige Information, um die Trainingspulsfrequenz für das Schwimmen zu ermitteln. Sie beträgt 60 % von der auf dem Fahrradergometer im 3-Stufentest erreichten maximal möglichen Herz-Kreislauf-Leistung.

Eine andere, aus der persönlichen Erfahrung sehr praktikable Bestimmung der Trainingspulsfrequenz ist die von Völker et al. (1983) herausgegebene Tabelle 6.1, die in der Rehabilitation von Herzpatienten für das Schwimmen erstellt wurde. Unabhängig davon werden weitere subjektive und objektive Belastungsmomente beachtet, die eine Überbelastung vermeiden helfen.

Tabelle 6.1. Orientierungswerte zur Ermittlung der Trainingspulsfrequenz für Schwimmanfänger beim Schwimmtraining; bei einem ausdauertrainerten Schwimmer liegen die Werte 10 Schläge höher. Die aufgeführten Trainungspulsfrequenzen beziehen sich auf eine Trainingsintensität von 60 % der maximalen Ausdauerleistungsfähigkeit. Die „normale" Beeinflussung der Pulsfrequenz durch den Tauchreflex und das Alter ist dabei berücksichtigt. (Aus Völker et al. 1983)

Ruhepulsfrequenz	Alter Unter 30	30–39	40–49	50–59	60–70	Über 70
Unter 50	130	130	125	120	115	110
50–59	130	130	125	120	115	110
60–69	135	135	130	125	120	115
70–79	135	135	130	125	120	115
70–89	140	135	130	125	120	115
90–100	140	140	135	130	125	120
Über 100	145	140	135	130	125	120

6.4.4 Durchführung eines Ausdauertrainings

In der Praxis hat es sich bewährt, ein Ausdauertraining unter fachlicher Anleitung und in einer Gruppe von Patienten durchzuführen.

Zwei Methoden können zur Anwendung kommen:
1. Dauermethode: Es müssen 5 min kontinuierlich mit mittlerer Intensität geschwommen werden.
   Beispiel: Eine 55jährige Patientin mit einem Ruhepuls von 80 schwimmt mindestens 5 min in einer Schwimmgeschwindigkeit, bei der nach Tabelle 6.1 eine Pulsfrequenz von 125 aufrechterhalten werden kann.
   Die Leistungsanpassung erfolgt langsam aber stetig. Sie ist stabil, und selbst bei einer Unterbrechung des Trainings geht sie nur langsam zurück.
2. Intervalltraining: Es erfolgt ein systematischer Wechsel zwischen Belastung und Pause. Um eine Überbelastung zu vermeiden, wird das *extensive Intervalltraining* angewendet. Es ist eine Trainingsmethode, bei der die Belastung im mittleren Bereich liegt, die Pause, das Intervall, jedoch kurz und unvollständig, und eine Erholung nur teilweise möglich ist (Röthig 1972). Extensives Intervalltraining bedeutet, daß eine bestimmte Anzahl von Serien im mittleren Tempo geschwommen werden, die Pausen zwischen den Serien kurz, aber „lohnend" sind (Abb. 6.12).

Im Vergleich zur Dauermethode werden die periphere Durchblutung und die Stoffwechselleistung weniger angesprochen. Die Ausdauerleistung entwickelt sich schnell, ist aber weniger lange anhaltend (Völker et al. 1983).

Um ein Intervalltraining durchzuführen, muß die individuelle Schwimmgeschwindigkeit bestimmt werden. In einem Testschwimmen wird das Tempo, das der Schwimmer bei Erhalt der Trainingspulsfrequenz schwimmen soll, ermittelt. Dazu müssen auf einer vorgegebenen Schwimmstrecke 3–4 in der Schwimmgeschwindigkeit ansteigende Tests geschwommen werden, bis die Trainingspulsfrequenz erreicht ist. Nach jedem Versuch wird die Pulsfrequenz festgestellt, und der Schwim-

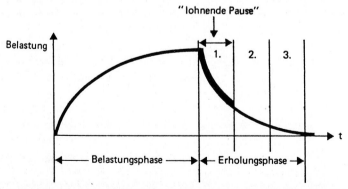

Abb. 6.12. Schematische Darstellung der „lohnenden Pause". Im ersten Drittel der Erholungszeit finden zwei Drittel der Erholung statt. (Aus de Marées u. Meister 1981)

mer erhält eine Pause von ca. 3 min, in der der Ruhepuls wieder erreicht sein sollte. Mit der erschwommenen Trainingspulsfrequenz liegt auch die Schwimmgeschwindigkeit fest.

Entscheidend für die Wirkung des Trainings ist der Belastungsumfang. Dabei handelt es sich um die tatsächlich geschwommene Zeit, die in den ersten Trainingseinheiten 5 min betragen sollte. Zu der Belastungszeit werden die Pausenzeiten hinzugerechnet. Das Verhältnis der einzelnen Belastungsphasen zur Pause sollte bei einem Trainingsanfänger 1 : 1 betragen.

Beispiel: Wird die vorgegebene Strecke in 30 s zurückgelegt, erhält der ungeübte Schwimmer eine Pause von 30 s. Um den Belastungsumfang von 5 min zu erreichen, muß er 10 Bahnen schwimmen.

Eine stetige Anpassung an die verbesserte Leistungsfähigkeit erfolgt zunächst durch eine allmähliche Erweiterung des Belastungsumfangs. Die tatsächliche Schwimmzeit wird von 5 min auf 10 und weiter auf bis zu 30 min erhöht. Mit zunehmender Stabilisierung der Leistungsfähigkeit kann die Pause, das Intervall, verkürzt werden. Um eine tatsächliche Verbesserung der Ausdauerleistungsfähigkeit zu erzielen, muß das Training mindestens 2 mal pro Woche stattfinden. Ein Übergang in die Dauermethode erfolgt allmählich.

Für die Anwendung des extensiven Intervalltrainings sprechen folgende Faktoren:

1. Mit dem Erlernen einer Schwimmtechnik kann bereits ein Intervalltraining verbunden werden.
2. Ein 5 min dauerndes Schwimmen ist oft für den Ungeübten oder Schwimmanfänger eine zu hohe Anforderung.
3. Mit dem Intervalltraining wird ein ausdauerndes Schwimmen aufgebaut.
4. Das Training kann in der Klinik durchgeführt werden, auch wenn nur ein kleines Schwimmbad zur Verfügung steht.
5. Der übende Patient lernt in der Klinik unter fachlicher Anleitung seine individuelle Belastung zu steuern und ein Belastungsempfinden zu entwickeln. Mit diesen notwendigen Kenntnissen und den erworbenen Erfahrungen wird er dann außerhalb der Klinik sein Training in eigener Verantwortung weiterführen können.

7 Schwimmen als Therapie

Das Schwimmen ist für kranke und behinderte Menschen oft die einzige sportliche Betätigung oder Freizeitaktivität, die sie ohne Hilfsmittel und im Kreise von Freunden, in der Familie oder in einem Verein durchführen können.

Diese Aktivität dient in erster Linie der Rehabilitation, mit der der Patient den Kontakt zur Umwelt aufrechterhalten und ein Stück persönliche Freiheit und Lebensfreude gewinnen kann. Mit der schwimmerischen Fertigkeit erwirbt der Behinderte Selbstvertrauen in die eigene Leistungsfähigkeit.

Der Aufenthalt im Wasser allein hat viele gesundheitliche Aspekte. Hervorzuheben ist die entlastende Wirkung auf die Gelenke und die damit verbundene Entspannung der Muskulatur. Mit dem Schwimmen bieten sich weitere therapeutische Gesichtspunkte an, wie z. B.

- der motorische Aspekt. Mit der Durchführung der auf den jeweiligen Befund des Patienten abgestimmten Schwimmtechnik können sehr gezielt motorische Funktionen geschult, verbessert oder erhalten werden;
- der emotionale Aspekt. Unabhängig von Hilfspersonen und Hilfsmitteln zu sein, und Freude und Spaß erleben;
- der Aspekt Prävention. Erhaltung oder Verbesserung der Kondition oder der Fitness durch Schulung und Verbesserung der allgemeinen Ausdauerleistungsfähigkeit.

Je nach Art und Schwere der Erkrankung oder Behinderung wird der eine oder andere Aspekt als Schwerpunkt im Vordergrund stehen. Im folgenden sollen nur einige Behinderungen exemplarisch in bezug auf die möglichen schwimmerischen Fertigkeiten dargestellt und die jeweiligen Besonderheiten beschrieben werden.

Im vorangegangenen Kapitel wurde die exakte Ausführung der unterschiedlichen Schwimmtechniken beschrieben. Aus ihnen lassen sich unter krankheitsbedingten Voraussetzungen Änderungen ableiten. Bei jedem Patienten ist die Hydromechanik individuell zu betrachten. So entscheidet oft der statische oder der dynamische Auftrieb über die Fortbewegungsmöglichkeiten. Aus der Beweglichkeit der Gelenke, der vorhandenen Kraft sowie der Fähigkeit zur Koordination entwickeln sich die Art der Fortbewegung und das Tempo. Bei vielen Patienten ist eine Annäherung an die bekannten Schwimmtechniken möglich, aber das Tempo bleibt reduziert, da entweder die Hände oder die Beine für den Vortrieb nicht eingesetzt werden können.

Sowohl der Therapeut als auch der erwachsene Patient hat im Gegensatz zu behinderten Kindern persönliche Erfahrungen mit dem Schwimmen. Sie beziehen sich u. U. auf eine Zeit, in der sie ohne Behinderung leben konnten. Diese wertvollen Erfahrungen gilt es zu nutzen, wenn Patienten mit unterschiedlichen Behinderungen an ein zielgerichtetes Schwimmen herangeführt werden.

7.1 Schwimmen für Patienten mit orthopädischen, rheumatologischen und neurologischen Erkrankungen

Menschen, deren Diagnose dem orthopädischen, rheumatologischen oder chirurgischen Fachbereich zugeordnet werden, wissen oder erfahren, daß die Maßnahmen im Wasser aktuell zu einer Bewegungserleichterung führen können. Bei angemessener Aufenthaltsdauer in indifferenter Temperatur und mit der mit nichts vergleichbaren Entlastung der Gelenke im Wasser erleben sie, daß Bewegung ohne Schmerzen möglich ist. Das Schwimmen als konsequente Fortsetzung dieser Maßnahmen ist bei vielen dieser Erkrankungen und Behinderungen unabhängig vom Alter therapeutisch indiziert und unumstritten.

So gibt es eine Vielzahl von Erkrankungen und Behinderungen, die zusätzlich im Wasser behandelt werden sollten; diese Patienten sollten das Schwimmen auch als präventive Maßnahme in Eigenverantwortung durchführen können. Wesentlich ist, daß der Therapeut das Schwimmen bei dem Patienten wie eine „Alltagsaktivität" überprüft, genau so, wie er das Gehen und Bücken an Land kontrolliert und auf den Befund abstimmt.

Das setzt voraus, daß das Schwimmen bereits in der Klinik oder in einer speziellen ambulanten Gruppe, z. B. der Rheumaliga, unter Anleitung des Therapeuten gelehrt, eventuell kontrolliert und korrigiert wurde. Der Patient wird über die Ausführung der Schwimmbewegung sowie deren therapeutische Gesichtspunkte aufgeklärt wie bei jeder anderen täglichen Aktivität. Das sportliche Schwimmen, dosiert unter therapeutischen Aspekten eingesetzt, läßt den Patienten wichtige Funktionen seines Körpers üben, die ihm helfen, auch die Verrichtungen des täglichen Lebens müheloser zu bewältigen.

Beispiel: Ein Patient mit einer Koxarthrose sollte die Beweglichkeit seines Hüftgelenks möglichst lange und schmerzfrei erhalten. Ein Ziel in der Behandlung dieses Krankheitsbildes ist u. a. die Bewegung in der Entlastung. Das Schwimmen bietet sich hier als präventive Maßnahme an.

Es ist ein pädagogischer Auftrag, dem Patienten Wege und Möglichkeiten aufzuzeigen, die zu seiner Gesunderhaltung beitragen und ihn darüber hinaus selbstverantwortlich für seinen Körper und weitestgehend unabhängig von therapeutischen Institutionen machen.

Wahl der Schwimmtechnik
Patienten mit neurologischen Erkrankungen sind durch die fehlenden Funktionen oft auf ganz bestimmte Schwimmtechniken festgelegt. Das gilt nicht für Patienten

mit Rückenproblemen. Bei ihnen stellt sich immer wieder die Frage, welche Schwimmtechnik der Patient, bezogen auf seine körperlichen Probleme, ausführen soll. Oft wird ihm von Seiten des Arztes oder des Krankengymnasten die Ausübung einer bestimmten Technik untersagt. Empfohlen wird ihm z. B. das Rückenschwimmen, das er aber nicht beherrscht. Für das Umlernen benötigt er eine fachliche Anleitung.

Patienten z. B. mit einer Koxarthrose, einer PCP oder mit chronischen Rückenproblemen können *alle* Schwimmtechniken ausführen, solange kein Schmerz provoziert wird, denn

- die Gelenke und die Wirbelsäule sind im Wasser druckentlastet,
- die zyklischen, gleichförmigen, über eine längere Zeit durchgeführten Schwimmbewegungen haben einen mobilisierenden Effekt auf die Gelenke,
- die gezielte Auswahl der Schwimmtechniken erlaubt es, den Schwerpunkt auf bestimmte motorische Aspekte zu legen,
- die Gelenkbewegungen sind nie endgradig, wenn die Mechanik des Wassers berücksichtigt wird.

In vielen Fällen wird ein regelmäßiges und planmäßiges Schwimmen wegen der andauernden, unphysiologischen Belastung der Wirbelsäule unterlassen. Ursächlich dafür ist in der Regel eine mangelhafte Wassererfahrung und eine ungenaue Bewegung.

Die meisten Menschen bewegen beim Brustschwimmen Arme und Beine ständig und gleichzeitig. Der Kopf wird über Wasser gehalten. Damit ist die Wasserlage sehr steil und erzeugt eine große Widerstandsfläche. Die in dieser Lage kontinuierlich durchgeführten Schwimmbewegungen können langfristig zu Beschwerden in der Hals- und Lendenwirbelsäule führen.

Gerade die vernachlässigte Atemtechnik und die ständige Extension der Halswirbelsäule ist oft der Grund dafür, daß die Patienten, denen von ärztlicher Seite das Schwimmen empfohlen wird, es nach einiger Zeit wegen der Nackenbeschwerden aufgeben. Diese Menschen haben nie eine fachliche Anleitung erhalten, und da sie meist nur das Brustschwimmen beherrschen, geht ihre wertvolle Motivation, für die eigene Leistungsfähigkeit verantwortlich zu sein, verloren.

Beherrscht der Patient „nur" das Brustschwimmen, so sind zwei Kriterien in der Ausführung zu kontrollieren und eventuell zu korrigieren:

1. Um eine kurzzeitige Entspannung der Muskulatur zu erzielen, muß der Patient durch die Arm- und Beinbewegung den Vortrieb in Kraft und Richtung so gestalten, daß es zu einer Gleitphase kommt, in der er entspannt vom Wasser getragen wird.
2. Um die Hals- und Lendenwirbelsäule in Mittelstellung zu entlasten, muß der Patient zugleich lernen, während der Gleitphase in das Wasser auszuatmen. In dieser Phase taucht das Gesicht bis zum Haaransatz in das Wasser ein, und die Ausatmung erfolgt in einer guten Mittelstellung der gesamten Wirbelsäule, insbesondere der Halswirbelsäule (Abb. 7.1).

Soll aus therapeutischer Sicht der Entspannungseffekt berücksichtigt werden, kommen Schwimmtechniken zur Anwendung, deren Gleitphase deutlich erkennbar ist und auch bewußt verlängert werden kann. Es sind Techniken, bei denen beide Arme gleichzeitig durch den Abdruck gegen das Wasser für das Tempo sorgen, also zum einen das Brustschwimmen, zum anderen das Rückenschwimmen. In der Rückenlage liegt der Kopf auf dem Wasser, womit eine absolute Entspannung der Muskulatur und Entlastung der Wirbelsäule erreicht wird (Abb. 7.2).

Generell hat das Kraulschwimmen in Bauchlage eine intensive, mobilisierende Wirkung auf die Wirbelsäule. Eine Entlastung der Gelenke und der Wirbelsäule

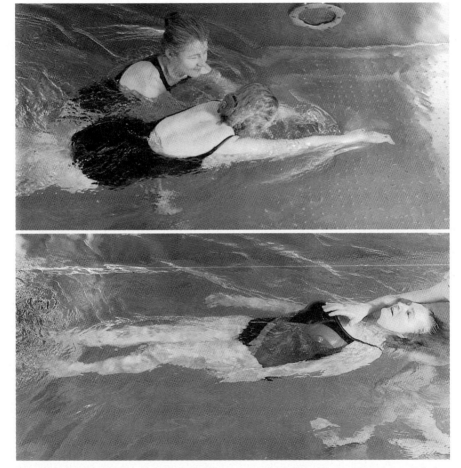

Abb. 7.1. (*Oben*) Entlastung der Wirbelsäule durch Eintauchten des Gesichts ins Wassers bei einer Patientin mit chronischen Rückenbeschwerden
Abb. 7.2. (*Unten*) Eine Entspannung der Rückenmuskulatur erfolgt in Rückenlage, wenn der Kopf dem Wasser aufliegt

ergibt sich erst bei richtiger Atemtechnik, wenn der Kopf in Verlängerung der Wirbelsäule liegen kann und nur für die Atmung zur Seite gedreht wird.

7.2 Schwimmen für Patienten mit Rückenproblemen

Die Erfahrung hat gezeigt, daß Patienten mit Rückenbeschwerden – die vielfältiger Art sein können – vorsichtige Schwimmer oder auch Nichtschwimmer sind. Ängstlichkeit und Unsicherheit im Wasser werden durch eine behutsame Einführung über das 10-Punkte-Programm der Halliwick-Methode abgebaut und unphysiologische und schmerzauslösende Haltungen und Bewegungen vermieden. Der Patient, der in der Einzeltherapie erfahren hat, daß er in der Rückenlage vom Wasser getragen wird, muß „nur" die Arme und/oder die Beine für den Vortrieb einsetzen. Das Tempo wird er je nach Beweglichkeit der Gelenke und Muskelkraft individuell gestalten.

Solange der Übende unbeweglich in der horizontale Lage bleibt, entfallen die senkrechten Druckkräfte auf die Gelenke. Beim Schwimmen müssen jedoch die mechanischen Kräfte, die durch die Bewegung entstehen, berücksichtigt werden. Je nach Tempo des Schwimmers entsteht ein vielfacher Widerstand, der Schmerzen provozieren kann.

Ca. 60 % der Menschen klagen mit zunehmendem Alter über rezidivierende Schmerzen an der Wirbelsäule. Die Behandlung zur Behebung dieser in Ursache und Befund sehr unterschiedlichen Probleme sind sehr vielfältig und reichen von medikamentösen über rein passive bis hin zu ausschließlich aktiven Maßnahmen.

In den meistens akut auftretenden Fällen handelt es sich um eine Fehl- und Überbelastung des Stütz- und Bewegungsapparats, speziell der Wirbelsäule, die aufgrund eines genauen Befunds durch Maßnahmen der manuellen Therapie und ein gezieltes Muskeltraining sehr effektiv behandelt werden können. Maßnahmen im Wasser erfolgen erst, nachdem das akute Geschehen durch die Behandlung an Land abgeklungen ist. Mit dem Schwimmen in einer am Befund orientierten Schwimmtechnik sollte ein Training zur Verbesserung der allgemeinen Ausdauerleistungsfähigkeit verbunden werden.

Im Rahmen der sog. Rückenschule wird den Patienten ein verändertes Bewegungsverhalten in allen Bereichen des täglichen Lebens gelehrt. Dazu gehört auch das Training zur Verbesserung der allgemeinen Ausdauerleistung, bei dem u. a. die Technik des Laufens und Gehens kontrolliert und korrigiert wird. In diesem Zusammenhang kann statt des Laufens auch alternativ das Schwimmen unter den gleichen Gesichtspunkten eingesetzt werden.

Vorgehensweise
Wird das Schwimmen neu gelehrt, so erfolgt eine Einführung über die Halliwick-Methode. Bei der sich daran anschließenden Wahl der Schwimmtechnik kann der individuelle aktuelle Befund berücksichtigt werden.

Muß die *Bauch- und Rückenmuskulatur stabilisierend* tätig sein, so wird das Schwimmen in Rückenlage durchgeführt, die Beinbewegung ist die des Kraulens (Abb. 7.3). Die Armbewegung bleibt zunächst unberücksichtigt und erfolgt dann im Gleichschlag, zunächst noch unter der Wasseroberfläche. Mit zunehmender Stabilisation des Rumpfes, werden die Arme gleichzeitig aus dem Wasser herausgehoben.

Eine *Entlastung der Wirbelsäule* wird erreicht, wenn in der Rückenlage die Beine beim traditionellen Brustschwimmen eingesetzt werden, durch den Abdruck der Beine gegen das Wasser eine lange Gleitphase entsteht und das Tempo nicht forciert wird.

Die *Wirbelsäule wird in Rotation mobilisiert,* wenn in der Rückenlage ein wechselseitiger Armschlag, also das Rückenkraulschwimmen, durchgeführt werden kann. Die Intensität der Mobilisation kann durch die unterschiedliche Beinamplitude gesteuert werden.

Eine *Mobilisation der Wirbelsäule in Extension/Flexion* wird in Rückenlage durch die Becken- und Beinbewegung des Delphinschwimmens erreicht.

Eine *Verbesserung der Lateralflexion der Wirbelsäule* ist durch das Schwimmen in Seitlage zu erzielen. Mit den Beinen wird gekrault, und die Seitlage wird ständig gewechselt.

Die Verbesserung der *allgemeinen Ausdauerleistung* wird mit der Trainingsmethode des extensiven Intervalltrainings erzielt. Das Schwimmen muß unter Berücksichtigung individueller Belastungsintensität und entsprechender Pulskontrolle mindestens 5 min dauern.

Nach Abklingen des akuten Befundes dient das Schwimmtraining bei Rückenpatienten der Prävention. Der Erfolg des Trainings wird aus der Schwimmdauer und der damit einhergehenden Pulsfrequenz ersichtlich.

Beispiel: Ein 50jähriger Patient schwimmt 2mal wöchentlich 15 min. lang. Er kann dabei eine Pulsfrequenz von 120 aufrechterhalten. Er wechselt die Schwimmlage vom Brust- zum Rückenschwimmen, ohne daß Schmerzen auftreten. Diese

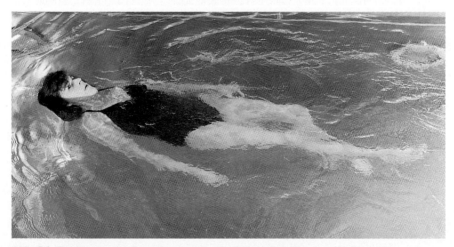

Abb. 7.3. Stabilisation des Rumpfes durch wechselseitige Beinbewegung in Rückenlage

objektiven Aussagen können auch dem Arzt als Kontrolle seiner „Verordnung" dienen.

7.3 Schwimmen für Patienten mit einem Morbus Bechterew

Die Spondylitis ankylosans ist eine zur Versteifung führende chronisch entzündliche Erkrankung der Wirbelsäule. Die Versteifung ist progredient und beginnt meist im Bereich der Iliosakralfugen mit Übergang auf die kleinen Wirbelsäulengelenke. Es kommt zu Ossifikationen (Piper 1974) bzw. knorpeliger bis knöcherner Ankylose (Mohr 1989). Die Folge ist eine zunehmende Bewegungseinschränkung in der Wirbelsäule, die von heftigen Schmerzen begleitet wird. Auch die großen Gelenke, vorwiegend die Hüft- und Schultergelenke können durch die morphologischen Veränderungen betroffen sein. In 80 % der Fälle sind diese Gelenke jedoch durch die erzwungene Haltungsänderung der Wirbelsäule in ihrer Beweglichkeit bedroht. Sekundär ist mit einer Reduzierung der Vitalkapazität und der Herz-Kreislauf-Leistung zu rechnen.

Die Ursache der fortschreitenden, schubweise verlaufenden Gewebeveränderung ist nicht vollständig geklärt. Bei Bestehen der Erkrankung ist zu 85–95 % das Histokompatibilitätsantigen HLA-B27 positiv nachgewiesen. Heute sind 1–2 % der gesamten Bevölkerung – nach neuesten Erkenntnissen Männer und Frauen gleichermaßen – von dieser Erkrankung betroffen.

Diese Menschen haben oft bis zur Manifestation ihrer Diagnose ein von Schmerzen beeinträchtigtes Leben hinter sich. Die Stellung einer eindeutigen Diagnose nimmt oft 3–7 Jahre in Anspruch. Viele der Betroffenen stehen dann in der Mitte ihres Lebens. Im schlimmsten Fall haben sie einen Beruf, der den Verlauf der Krankheit noch verstärkt. Diese die gesamte Lebensführung beeinträchtigende Erkrankung stellt durch die ständigen Schmerzen und die Wahrnehmung der fortschreitenden Versteifung für den Patienten eine hohe psychische Belastung dar.

Noch sind uns Menschen gut in Erinnerung, die mit einer totalen Rumpfflexion durch die Straßen gingen. Heute erkennt nur noch der Fachmann einen Betroffenen daran, daß sein Gehen weniger elastisch ist und er, wenn er z. B. in ein Schaufenster schauen will, nicht nur seinen Kopf wendet, sondern den ganzen Rumpf mit in die Bewegung einbezieht.

Das veränderte Zustandsbild des Morbus Bechterew hat seinen Grund sicher darin, daß dank der Früherkennung, der medikamentösen Behandlung und der vielfältigen krankengymnastischen Maßnahmen die Mobilität weitestgehend erhalten und eine Kyphosierung verhindert werden kann.

Die frühzeitig einsetzende krankengymnastische Behandlung bezieht sich auf die Verbesserung oder Erhaltung der Beweglichkeit der betroffenen Gelenke, der Muskelkraft, der Herz-Kreislauf-Leistung und der Atmung. Versteift die Wirbelsäule, erliegt auch die muskuläre Funktion. Erliegt die Beweglichkeit der Rippenwirbelgelenke, verringert sich die Vitalkapazität. Die Reduzierung der Herz-Kreislauf-Parameter ist Folge der eingeschränkten Atmung und der oft durch die heftigen Schmerzen bedingten mangelnden Bewegung. Fehlende Fitness führt zu einer raschen Ermüdung und zu einer Verschlechterung des Zustands. Die Patienten wurden über den Verlauf der Krankheit und die Erfolgschancen der Behandlung aufgeklärt. Sie wissen, daß die Erkrankung in jedem Stadium zum Stillstand kommen kann. Sie haben erfahren, daß sie durch ein kontinuierliches Üben und Trainieren auch die Medikamente reduzieren können (Aussage von Betroffenen). Daher ist es umso wichtiger, ständig an der Erhaltung der vorhandenen Aktivität zu arbeiten. Sehr früh wird mit dem Patienten ein individuelles Übungprogramm erstellt, das er ständig, d. h. täglich und regelmäßig in Selbstverantwortung durchgeführt. Darüber hinaus gehört dazu ein seiner Erkrankung und Behinderung entsprechendes sportliches Angebot, so daß er auch in der Freizeit sinnvoll an der Erhaltung und Verbesserung seines Zustandsbildes mitwirken kann.

Der Morbus Bechterew wird dem rheumatischen Formenkreis zugeordnet. Alle Patienten mit rheumatischen Erkrankungen fühlen sich wohl bei Wassertemperaturen, die im „Behaglichkeitsbereich" bei ca. 32–36 °C liegen. Ausgehend vom subjektiven Temperaturempfinden wirkt der Aufenthalt im Wasser bei indifferenten Temperaturen generell schmerzstillend, entzündungshemmend und durchblutungsverbessernd.

Einzel- oder Gruppenbehandlungen im Wasser sind in jedem Stadium der Behinderung, auch während eines akuten Schubs indiziert. Mit einer Behandlungsdauer von 30–60 min sind sie eine Alternative oder sinnvolle Ergänzung zur Einzelbehandlung an Land.

Durch die vielfältigen krankengymnastischen Behandlungstechniken wird gezielt der vorhandene Bewegungsbereich aktuell verbessert. Die Patienten erleben die Haltungsverbesserungen, können sie jedoch aufgrund der insgesamt bestehenden „Steifigkeit" nicht langdauernd aufrechterhalten. Durch Schmerzen und durch die im Tagesablauf natürlicherweise eintretende Ermüdung verändert sich das Haltungsbild deutlich. Um so mehr muß gezielt die allgemeine Ausdauerleistungsfähigkeit geschult werden. Der Patient, der sich zur Erhaltung seiner konditionellen Fähigkeiten für das Schwimmen entscheidet, sollte fachmännisch begleitet werden. Die Technik des Schwimmens muß bei jedem Patienten überprüft werden.

Vorgehensweise
Müssen die schwimmerischen Fertigkeiten erst erlernt werden, erfolgt die Einführung über die Halliwick-Methode. Ist der Patient bereits ein Schwimmer, werden folgende Komponenten der Schwimmtechnik überprüft oder geschult,

– die Ausatmung in das Wasser (Punkt 1 der Halliwick-Methode),
– die Wasserlage in Ruhe (Punkt 7 der Halliwick-Methode).

Bei der Auswahl der Schwimmtechniken ist zu unterscheiden zwischen den Patienten, deren Wirbelsäule bereits versteift ist und solchen, bei denen das Röntgenbild noch eine teilweise Beweglichkeit erkennen läßt.

Brustschwimmen
Das Brustschwimmen – fast alle Patienten beherrschen diese Technik – erfordert eine Beweglichkeit der Brust- und Halswirbelsäule in Extension. Mit einer versteif-

ten oder teilweise in ihrer Beweglichkeit eingeschränkten Wirbelsäule ist der Schwimmer nicht mehr in der Lage, den Kopf für die Einatmung zu heben. Diese fehlende Bewegung kann zwar kompensiert werden, indem sich der Schwimmer mit den Armen hochdrückt, um ohne Kopfbewegung einatmen zu können. Erfolgt diese Korrektur nicht, so wird durch die Schwimmbewegung, die ein kontinuierlicher, zyklischer Bewegungsablauf ist, mit dem Atemvorgang das noch bewegliche atlantookzipitale Gelenk ständig belastet. Aus diesem Grund wird von ärztlicher Seite vom Brustschwimmen abgeraten.

Andererseits wird der Patient von sich aus die Schwimmtechnik wählen, die für ihn am bequemsten ist und mit der er schmerzhafte Bewegungen vermeiden kann. Bei einer totalen Versteifung der Wirbelsäule ist das eine Schwimmtechnik in Rückenlage, die jedoch viele ältere Patienten nicht beherrschen.

Rückenschwimmen
Beim Rückenschwimmen sollte in jedem Fall eine Gleitphase erarbeitet werden, um die muskuläre Entspannung zu fördern. Der Übende muß durch den gleichzeitigen Einsatz beider Arme den Abdruck vom Wasser intensivieren, um Vortrieb für die Gleitphase zu bekommen.

Die Beinbewegung sollte als Kraulbeinschlag erfolgen, den der Schwimmer relativ schnell erlernen kann. Größte Aufmerksamkeit gilt der Vermeidung der Beinbewegung in Abduktion und Außenrotation in den Hüftgelenken. Sie ist eine Fehlhaltung, die aufgrund der Versteifung der Lendenwirbelsäule in Flexion entsteht.

Die Beinbewegung des Brustschwimmens mit der bekannten Stoßgrätsche würde diese Fehlhaltung verstärken. Dagegen wäre die Schwunggrätsche, an die der Übende allmählich herangeführt werden sollte, geeignet, die Flexion und Außenrotation im Hüftgelenk auszuschließen.

Therapeutische Gesichtspunkte

- Erhalten der Beweglichkeit der Hüftgelenke in Extension, wenn der Vortrieb ausschließlich mittels wechselseitiger Beinbewegung vorgenommen wird; gleichzeitig
- Kräftigung der Beinmuskulatur, besonders wenn die Beinamplitude betont groß ist,
- Erhalten der vorhandenen Beweglichkeit der Wirbelsäule durch die weiterlaufende Bewegung des Kraulbeinschlags in den Rumpf,
- Erhalten der Extension beider Hüftgelenke sowie der Beweglichkeit der Lendenwirbelsäule durch Delphinschwimmen in Rückenlage ohne Einsatz der Arme.

Die Armbewegung: Bei Patienten mit einer kyphotischen Versteifung der Wirbelsäule ist eine tiefe Wasserlage zu erwarten, so daß die Arme im Gleichschlag unter Wasser geführt werden, um ein Absinken zu verhindern.

Kann das Tempo über die Beinarbeit erhöht werden (dynamischer Auftrieb), werden die Arme wechselseitig oder im Gleichschlag aus dem Wasser geführt.

Therapeutische Gesichtspunkte

- Mobilisation der Schultergelenke: Die zunehmende Flexion der Arme ist durch Verlängerung der Gleitphase, mit der auch eine Entspannungsphase entsteht, objektivierbar.
- Patienten, deren Wirbelsäulenbeweglichkeit in Extension und Rotation erhalten werden muß, sollten den wechselseitigen Armeinsatz des Rückenkraulens erlernen oder gezielt durchführen.

Brustkraulen
Die bei dieser Technik so wichtige Rotationskomponente der Wirbelsäule kann durch eine große Beinamplitude und volle Beweglichkeit der Schultergelenke kompensiert werden. Um atmen zu können, muß sich der Übende verstärkt auf die Seite drehen (optimal sind ca. 35–40 Grad). Unterstützt wird das verstärkte Rollen durch die Bewegung des Armes während der Überwasserphase, bei der der im Ellenbogen gebeugte Arm nach oben gerichtet sein muß (s. Bewegungsablauf *Kraulen in Bauchlage*). Eine große Beinamplitude bremst diese Bewegung.

Durch ein regelmäßig durchgeführtes Training wird der Erhalt der Beweglichkeit der Wirbelsäule in hohem Maße unterstützt.

Vorgehensweise bei Schwimmanfängern
In der Wassergewöhnungsphase wird nach der Halliwick-Methode erarbeitet:

- die automatische Atmung,
- die selbständige Wasserlage in Rücken- und in Bauchlage.

Ist der Patient aufgrund seiner Konstitution nicht in der Lage, die Rückenlage zu halten, sei es durch verstärkte Kyphosierung oder durch ein Absinken der Beine (Drehmoment), sollte der Patient sich zumindest mit angemessener Hilfe durch den Therapeuten in dieser Lage wohlfühlen und entspannen können. Da sich die Wasserlage in der Fortbewegung mit dem dynamischen Auftrieb verbessert, sollte hier sofort die Schwimmbewegung geschult werden. Die Vorgehensweise entspricht der Beschreibung im Kap. 6.3, *Methodik des Schwimmens*.

Die vertikale Rotation und die laterale Rotation kann der Übende auf natürliche Weise mit Abdruck der Hände gegen das Wasser vornehmen.

Organisation
Das therapeutische Schwimmen für Anfänger wie für Fortgeschrittene erfolgt in Gruppen. Während der Anfänger seine Fortschritte noch in einer indifferenten Wassertemperatur erzielt, wird das Schwimmtraining für den geübten Schwimmer unter dem Aspekt der Verbesserung seiner allgemeinen Ausdauerleistung bei einer Wassertemperatur von 28 °C durchgeführt.

Auch mit Teilaspekten der komplexen Bewegungsabläufe der verschiedenen Schwimmtechniken kann bereits ein Training erfolgen (s. Kap. 6.4 *Schwimmtraining*). Das Verhalten des Herz-Kreislauf-Systems wird über die individuelle Belastungsintensität (Pulsfrequenz) gesteuert.

Die Behandlung im Wasser ist ein fester Bestandteil der klinischen Rehabilitation. Bei ambulanter Behandlung kann sie als ausschließliche Maßnahme eingesetzt werden, wenn aus zeitlichen Gründen keine Behandlung an Land erfolgen kann oder der Patient die Erfahrung gemacht hat, daß die Wasserbehandlung für ihn den größten Nutzen bringt.

Die optimale Therapie wäre eine Behandlung an Land in Verbindung mit dem Schwimmen. Mit den Techniken und Methoden z. B. der manuellen Therapie wird sehr differenziert und effektiv das Zustandsbild des Patienten behandelt. Durch ein Schwimmtraining können die Sekundärfolgen, wie eine Reduzierung der Herz-Kreislauf-Leistung und der Atmung, Berücksichtigung finden. Durch ein kontinuierliches Schwimmtraining verbessert sich die Muskelkraft bei Erhalt der Gelenkbeweglichkeit. Der an Land behandelnde Therapeut sollte das Schwimmen als eine weitere Maßnahme in sein Behandlungskonzept integrieren.

7.4 Schwimmen für Patienten mit einer Querschnittlähmung

Während der klinischen Rehabilitation ist das Schwimmen bei Patienten mit einer traumatisch erworbenen Querschnittlähmung heute als therapeutische Maßnahme unumstritten. Die Integration des Schwimmens in das Behandlungskonzept ermöglicht es dem Behinderten frühzeitig schwimmerische Fertigkeiten zu erwerben und sie, neben anderen Sportarten, durch Training zur Verbesserung seiner konditionellen Fähigkeiten zu nutzen. Darüber hinaus dient es der Erhaltung seiner Leistungsfähigkeit nach dem Verlassen der Klinik.

Das Zustandsbild einer traumatisch erworbenen Querschnittlähmung ist abhängig von der Höhe der Läsion. Es kann eine teilweise oder unvollständige Durchtrennung des Rückenmarks im Hals-, Brust- oder Lendenwirbelsäulenbereich vorliegen. Je höher die Läsion lokalisiert ist, um so schwerer ist die Behinderung und um so mehr Hilfe benötigt der Patient für die Verrichtungen des täglichen Lebens. Von einer *Tetraplegie* spricht man bei einer motorisch und sensibel kompletten oder inkompletten Läsion im Halsmarkbereich und von einer *Paraplegie*, wenn die Läsion im Brust- oder Lendenwirbelsäulenbereich liegt.

Die in speziellen Fachkliniken heute angebotenen umfassenden körperlichen, beruflichen und sozialen Rehabilitationsmaßnahmen machen eine Reintegration dieser Menschen möglich. Ein Patient mit einer Paraplegie kann bei einem komplikationslosen Behandlungsverlauf Selbständigkeit im beruflichen und sozialen Umfeld erreichen. Ein Patient mit einer Tetraplegie hingegen wird in vielen Bereichen seines täglichen Lebens auf Hilfe und Hilfsmittel angewiesen bleiben. Sein Aktionsradius ist auch in der Freizeit auf wenige Aktivitäten beschränkt, und die Möglichkeiten, eine sportliche Betätigung auszuüben, die er wirklich selbständig und unabhängig durchführen kann, sind begrenzt.

Dank Sir Ludwig Guttmann werden heute eine Vielzahl von Sportarten bereits während der klinischen Behandlung als therapeutische Maßnahmen zur Verbesserung der Funktionen angewandt (Rolf u. Witt 1972). Die sportliche Betätigung in der Freizeit und die Teilnahme an nationalen wie internationalen Wettkämpfen ist für Menschen, die von einer Querschnittlähmung betroffen sind, selbstverständlich geworden.

Ziel der klinischen Rehabilitation ist es, dem Patienten zu einer möglichst schnellen und erfolgreichen Verbesserung seines Zustandsbildes zu verhelfen. Der Querschnittgelähmte lernt unter Anleitung des gesamten Teams, mit der seinen gesamten Lebensbereich verändernden Situation fertig zu werden. Er übt und trainiert, um die Verrichtungen des täglichen Lebens mit Hilfmitteln und/oder mit Trickbewegungen durchzuführen. In diesem den ganzen Tag beanspruchenden Therapieplan ist das Schwimmen eine von vielen Maßnahmen. Der Einsatz des Schwimmens erfolgt entsprechend dem aktuellen Befund und dem Leistungsvermögen des Patienten.

Das Schwimmen, d. h. die selbständige Fortbewegung im Wasser ohne Auftriebshilfen, ist allen Patienten mit einer kompletten Paraplegie und solchen mit einer Tetraplegie unterhalb C5–C8 möglich. Dabei ist die Schwimmbewegung und der Schwimmstil vom Schweregrad der Behinderung abhängig.

Wegen der positiven Eigenschaften des Wassers sollte das Schwimmen zum frühestmöglichen Zeitpunkt im Rahmen der klinischen Behandlung erfolgen. Die Ziele, die damit erreicht werden, können die weiteren Maßnahmen der körperlichen Rehabilitation positiv beeinflussen:

1. Mit der Schulung der Schwimmtechnik wird die Kraft der innervierten oder teilinnervierten Muskulatur verbessert.
2. Das regelmäßige Schwimmen bewirkt aktuell eine Tonussenkung.
3. Der Patient gewinnt zunehmend an Geschicklichkeit im Umgang mit seiner Behinderung.
4. Durch ein planmäßiges und kontinuierlich durchgeführtes Training verbessern sich die Parameter des Herz-Kreislauf-Systems und der Atmung und die damit verbundenen konditionellen Fähigkeiten.
5. Das als Ausdauertraining regelmäßig betriebene Schwimmen während des Klinikaufenthalts verhilft dem Patienten früh zu der Einsicht, daß er das Schwimmen zur Erhaltung seiner körperlichen Leistungsfähigkeit auch nach dem Verlassen der Klinik weiterbetreiben kann.
6. Er erhält Kenntnisse darüber, wie er das Schwimmen als Freizeitaktivität oder als Wettkampfsport nutzen kann.

Um bereits während der klinischen Behandlung am Schwimmen teilnehmen zu können, sollten die Patienten folgende Voraussetzungen erfüllen:

– Automatisierte Blasen- und Darmkontrolle. Der Patient sollte in der Lage sein, seine Blase in einem 2stündigen Rhythmus zu entleeren. Für das Schwimmen muß er diese Maßnahme kurz vor Einstieg in das Wasser wiederholen. Er trägt ein Kondom, das ihn vor einem unbeabsichtigten Entleeren der Blase bewahrt. Diesen absolut sicheren Schutz gibt es leider nur für Männer, so daß für Frauen das Schwimmen nur möglich ist, wenn die äußeren Bedingungen für eine vorherige Blasenentleerung und ein automatisierter Rhythmus gewährleistet sind.

– Die Wirbelsäule muß in Flexion belastbar sein. Dieser Aspekt ist ausschließlich für den Einstieg in das Wasser und den Ausstieg über den Beckenrand zu berücksichtigen. Ist ein Einstieg mit der hydraulischen Trage möglich, erübrigt sich diese Vorsichtsmaßnahme.
– Intakte Hautverhältnisse

Die individuellen Voraussetzungen der Patienten mit einer Querschnittlähmung sind von der Art und Schwere der Behinderung – sie ist durch die Höhe der Läsion beschrieben – und ihren Vorerfahrungen mit dem Schwimmen abhängig. Die meisten Menschen können schwimmen und benötigen wegen der Behinderung nur eine kurzzeitige Unterstützung. Wir treffen auf Patienten, die schlechte Vorerfahrungen haben und im Wasser Angst oder Unsicherheit zeigen, oder auf solche, die gute und sichere Schwimmer waren. Sie alle, auch die Schwimmanfänger, sollen die Erfahrung machen, wie wichtig das Schwimmen aus therapeutischer Sicht ist, daß es Freude bereiten kann und mit der Gewißheit, keine Hilfsmittel zu benötigen, auch Unabhängigkeit vermittelt.

Jeder Patient erhält zunächst eine individuelle Unterweisung. Sobald eine gewisse Selbständigkeit erreicht ist, können die Verbesserung der Schwimmtechnik sowie das Training in einer Gruppe von Patienten angegangen werden. Für den Ein- und Ausstieg ist eine Polsterung am Beckenrand absolut notwendig, um Verletzungen und einen Dekubitus zu verhindern. Aus dem gleichen Grund muß für den Einstieg die Wassertiefe ca. 1,10 m betragen. Die Wassertemperatur sollte bei einem Anfänger, der sich nicht kontinuierlich bewegt, im Indifferenzbereich liegen, um ein Auskühlen zu verhindern. Führt der Schwimmer ein Training durch, kann die Wassertemperatur ca. 28 °C betragen.

Vorgehensweise bei Patienten mit einer Paraplegie
Bei Patienten, die bereits vor Eintritt der Behinderung schwimmen konnten, sind abhängig von den Vorerfahrungen folgende Maßnahmen durchzuführen:

– der Ein- und Ausstieg sowie das Landen am und der Abstoß vom Beckenrand werden bis zur Selbständigkeit erarbeitet,
– Korrektur oder Verbesserung der Atemtechnik,
– Unterweisung in der von der Läsion her möglichen Schwimmtechnik,
– Training z. B. durch Bahnen- und Staffelschwimmen in Brust- und Rückenlage. Die Belastungsdauer muß mindestens 3 min betragen und kontinuierlich gesteigert werden. Ausgehend von der individuellen Belastungsintensität kann die Intervall- oder Dauermethode angewandt werden.

Brustschwimmen
Das Brustschwimmen ist die Technik, mit der ein andauerndes Schwimmen möglich ist. Es sollte von jedem Patienten beherrscht werden. Bei Patienten mit paretischer Rumpfmuskulatur ist besonders in der Ausführung der Armarbeit zu beachten, daß der Armzug kurz und schnell sein muß.

Mit einem erhöhten Tempo werden die absinkenden Körperteile, Becken und Beine, durch die Wirkung des dynamischen Auftriebs in eine strömungsgünstige

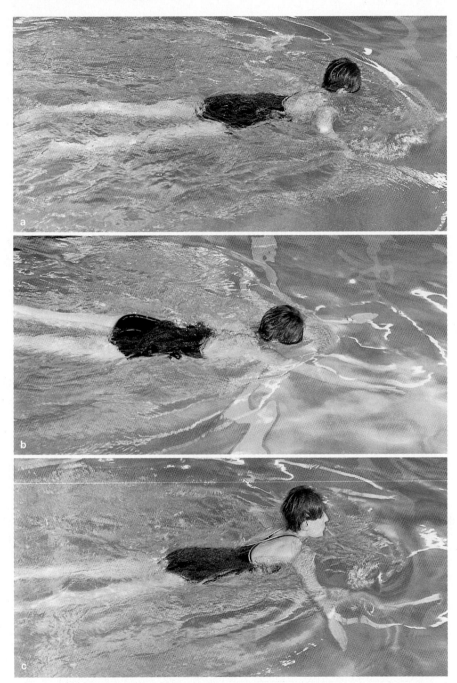

Abb. 7.4 a–c. Das Brustschwimmen bei einer Patientin mit einer Paraplegie (motorisch und sensibel unterhalb Th 12 inkomplett und komplett unterhalb L1). **a** Ausatmung – Druckphase; **b** Ausatmung – Gleitphase und Zugphase; **c** Einatmung – Druckphase

Lage gebracht. Die Widerstandsfläche verkleinert sich, so daß die Muskelkraft der Arme für die Geschwindigkeit ökonomisch eingesetzt werden kann.

Die Atmung erfolgt bei jedem zweiten Atemzug. Durch das verzögerte Heben des Kopfes beim Einatmen bleibt eine ruhige und strömungsgünstige Wasserlage erhalten (Abb. 7.4 a–c).

Die Hände als Widerstandsfläche gewährleisten den Vortrieb. Sie müssen bis zur Schulterhöhe exakt fußwärts gerichtet sein.

Rückenschwimmen
Das Rückenschwimmen mit gleichzeitigem Einsatz beider Arme ist für alle paraplegischen Patienten mühelos durchführbar. Wichtig ist auch bei dieser Technik die exakte Armarbeit, mit der ein kontinuierlicher Vortrieb erzeugt werden muß. Der Armschlag ist kurz und schnell, um ein Absinken der Beine zu verhindern. Die meisten Patienten können die Wasserlage nicht selbständig kontrollieren, sie haben ein starkes Drehmoment fußwärts, so daß der nächste Schritt bereits die Fortbewegung sein muß, um mit Hilfe des dynamischen Auftriebs eine günstige Wasserlage zu erreichen.

Die Armbewegung: Der ungeübte Schwimmer wird zunächst kleine Paddelbewegungen in Hüfthöhe durchführen. Die Wasserlage wird eventuell vom Therapeuten unterstützt.

Je nach vorhandener Muskelkraft der Arme kann eine Gleitphase erarbeitet werden, in der sich die Arme gestreckt neben dem Körper befinden. Unter Wasser werden die Arme nahe am Körper durch eine Flexion im Ellbogen in Schulterhöhe geführt. Ab hier rücken die Hände das Wasser fußwärts, bis die Arme wieder gestreckt neben dem Körper sind (Abb. 7.5).

Mit zunehmender Sicherheit werden beide Arme flach aus dem Wasser herausgehoben und etwas über Schulterhöhe sofort wieder eingetaucht.

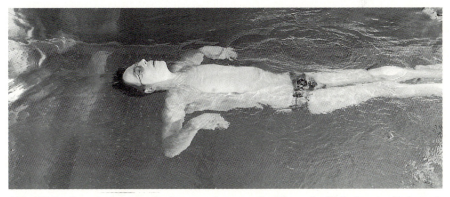

Abb. 7.5. Rückenschwimmen – die Arme werden unter der Wasseroberfläche bewegt (Patient mit Paraplegie)

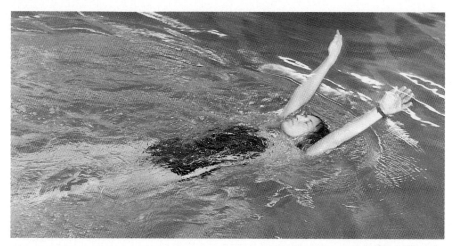

Abb. 7.6. Mit zunehmender Sicherheit werden beide Arme gleichzeitig aus dem Wasser gehoben (Patientin mit Paraplegie)

Die exakte Armarbeit ist erreicht, wenn der Übende beide Arme aus Hüfthöhe gestreckt aus dem Wasser hebt und sie neben den Ohren wieder eintaucht – Überwasserphase. Die Arme ziehen dann seitwärts nach unten bis zur Schulterhöhe – Zugphase. Ab hier werden die Ellenbogen gebeugt und das Wasser mit den Händen fußwärts gedrückt – Druckphase. Die Haltung des Kopfes unterstützt die strömungsgünstige Lage. Während der Druck- und Gleitphase wird die Halswirbelsäule extendiert, der Kopf nach hinten genommen (Abb. 7.6).

Patienten mit Läsionen unterhalb Th12 können je nach Konstitution das Rückenkraulen erlernen. Voraussetzung ist eine gute Wasserlage. Da die Beine nicht stabilisierend tätig sein können und nur ein Arm nach dem anderen für den Vortrieb sorgen kann, ist die Ausführung der Technik von den individuellen Wasserlage (statischer Auftrieb) sowie von der vorhandenen Kraft der oberen Extremitäten abhängig. Besonders ist auf den exakten Armeinsatz in der Druckphase zu achten (Abb. 7.7 a, b).

Kraulen in Bauchlage
Die Technik des Brustkraulens ist gekennzeichnet durch den wechselseitigen Arm- und Beinschlag. Der Vortrieb, d. h. die Geschwindigkeit wird von Schwimmern mit einer Paraplegie ausschließlich durch die Armarbeit erzeugt. Die vorwiegend der Stabilisation der Lage im Wasser dienende Beinarbeit muß kompensiert werden. Diese Technik wird von den Patienten durchgeführt, die

– aufgrund ihrer Konstitution eine stabile Wasserlage haben und
– über ausreichende Kraft in Arm und Schultergürtel verfügen um ein hohes Tempo zu erreichen; damit werden die nicht aktiven Beine über den dynamischen Auftrieb in eine günstige Lage gebracht;
– mittels Rumpfaktivität die reaktive Beinbewegung, das Schlängeln, kontrollieren oder die Beine teilweise stabilisierend einsetzen können; das betrifft nur Patienten, deren Läsion unterhalb Th12 liegt.

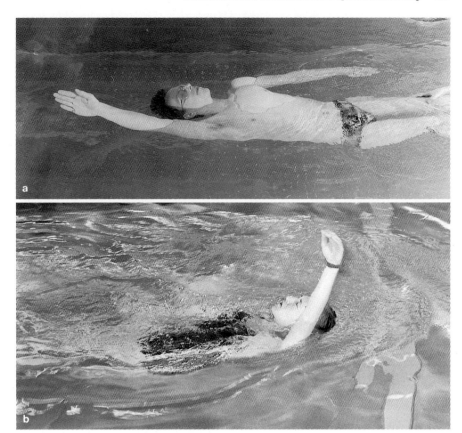

Abb. 7.7 a, b. Die wechselseitige Armbewegung bei **a** einem Patienten mit einer Paraplegie (L1–L4), **b** einer Patientin mit einer Paraplegie (Th 12–L1)

Zu berücksichtigen sind darüber hinaus die Schwere der Spastizität, eventuelle Kontrakturen und die Gesamtkonstitution des Schwimmers, die einen entscheidenden Einfluß auf den Auftrieb und damit auf die Wasserlage und den Vortrieb haben.

Vorgehensweise bei Schwimmanfängern
Mit Patienten, die ängstlich und unsicher sind oder die Fortbewegung im Wasser erst erlernen, ist selbstverständlich eine zeitlich unbegrenzte Wassergewöhnung durchzuführen. Die mit der Halliwick-Methode nach McMillan zu erarbeitenden Lernschritte sind:

1. die automatische Atmung,
2. Bewegungsfertigkeiten, die den Übenden immer wieder in eine Lage bringen, in der er atmen kann, z. b. vertikale und laterale Rotation,
3. die Fortbewegung auf einfache Art und Erhalt der Wasserlage in der Fortbewegung.

Vielen querschnittgelähmten Patienten gelingt es durch Ausfall der Sensomotorik nicht, ohne Hilfe stabil auf dem Wasser zu liegen. Daher wird der dynamische Auftrieb, der durch die Fortbewegung entsteht, ausgenutzt, um den absinkenden Beinen den nötigen Auftrieb zu sichern. Nur bei entsprechender Konstitution ist es möglich, die Balance in Rückenlage zu halten. Dennoch sollte der Übende immer wieder überprüfen, ob sich die Wasserlage in dieser Position stabilisiert.

Vorgehensweise bei Patienten mit einer Tetraplegie
Patienten mit Läsionen unterhalb C5–C7 sind in der Lage, selbständig in der Rückenlage zu schwimmen. Da der Übende in Bauchlage den Kopf nicht gegen den passiven Rumpf heben kann, um zu atmen, ist das Brustschwimmen nur unter Wasser durchführbar. Je nach Sicherheit des Schwimmers sollte das Tauchen auch als Atemschulung angewandt werden. Patienten mit Läsionen unterhalb C8 können das Schwimmen in Brustlage durchführen.

Der Anfänger erlernt die sichere Fortbewegung in Rückenlage über die Halliwick-Methode.

Bei der Erarbeitung des Rückenschwimmens ergeben sich je nach Behinderung folgende Möglichkeiten:

– Die gebeugten Arme werden flach aus dem Wasser gehoben und etwa in Schulterhöhe wieder eingetaucht (Läsionen unterhalb C5). Die Oberarme drücken als Widerstandsfläche das Wasser gegen den Körper.
– Die Arme werden bei passiv blockierten Ellbogen und Außenrotation in den Schultergelenken ungefähr bis Schulterhöhe flach aus dem Wasser gehoben. Unter Wasser drücken die gestreckten, außenrotierten Arme in Richtung Rumpf (Läsionen unterhalb C6–C7).
– Die Armbewegung findet unter der Wasseroberfläche statt. Während der Gleitphase werden die Arme im Ellenbogen gebeugt und in Schulterhöhe gestreckt. In der Druckphase ziehen die gestreckten Arme außenrotiert an den Körper (Abb. 7.8 a–c).

Die für den nichtbehinderten Schwimmer so selbstverständlichen Handhabungen, wie das Halten am Beckenrand (Abb. 7.9) und der Richtungswechsel für das erneute Abstoßen (Abb. 7.10 a–c), müssen mit dem tetraplegischen Schwimmer systematisch erarbeitet werden. Nur diese Fertigkeiten gewährleisten den sicheren und selbständigen Aufenthalt im Wasser, der die Voraussetzung für ein andauerndes Schwimmen zur Verbesserung seiner allgemeinen Leistungsfähigkeit ist.

Training
Während der klinischen Behandlung eines Para- oder Tetraplegikers erfolgt zunächst ein Grundlagentraining, mit dem er sowohl seine schwimmerischen Fertigkeiten erarbeitet als auch gleichzeitig die allgemeine Ausdauer verbessert. Die Kriterien für ein Ausdauertraining sind die gleichen wie für nicht behinderte Sportler (s. Kap. 6.4 *Schwimmtraining*).

Hüllemann (1972) untersuchte während der Stoke-Mandeville-Games 1972 (heute: Parolympics) das Herz-Kreislauf-Verhalten von 100 querschnittgelähmten Leistungssportlern. Er fand heraus, daß es denen von nicht behinderten Sportlern

Schwimmen für Patienten mit einer Querschnittlähmung 195

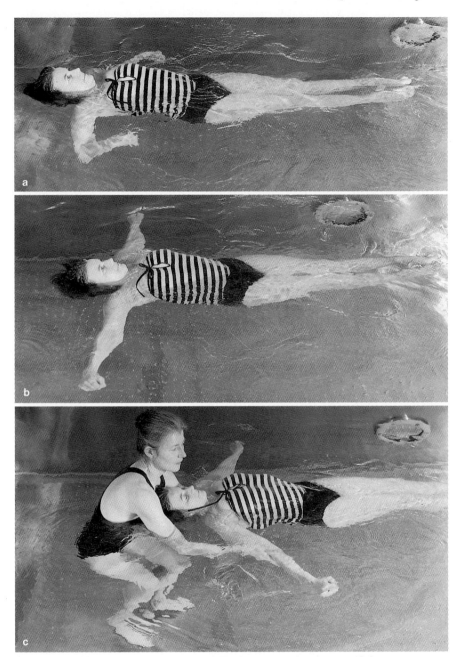

Abb. 7.8 a–c. Rückenschwimmen einer Patientin mit einer motorisch und sensibel inkompletten Läsion unterhalb C6 und komplett unterhalb C7. Mit der Armbewegung unter der Wasseroberfläche bleibt die Lage des Körpers stabil. **a** In der Gleitphase werden die Arme im Ellenbogen flektiert. **b** In der Druckphase werden die gestreckten und außenrotierten Arme an den Körper gezogen. **c** Durch die Führung des Therapeuten wird der Bewegungsablauf sofort übernommen

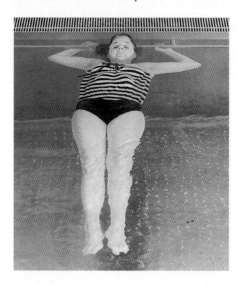

Abb. 7.9. Landen am Beckenrand

vergleichbar ist, die Leistungsfähigkeit jedoch mit der Schwere der Behinderung abnimmt. Um die Chancengleichheit zu gewährleisten, sind querschnittgelähmte Sportler bei nationalen und internationalen Wettkämpfen für die einzelnen Sportdisziplinen in Schadensklassen eingeteilt. Hüllemann konnte durch den Ergometertest bei den Sportlern, deren Läsion im Brustwirbelbereich lag, eine durchschnittliche Leistung von 74 Watt (ca. 1 Watt/kg Körpergewicht) ermitteln. Ihre Vitalkapazität lag im Mittel bei 3,931 l, bei einer Sauerstoffaufnahmekapazität von 921 ml. Bei Sportlern mit Läsionen im Lendenwirbelbereich lag die Leistung bei 134 Watt (ca. 2 Watt/kg Körpergewicht), ihre Vitalkapazität bei 4.858 l und die Sauerstoffaufnahme bei 1541 ml.

Eine Ausdauerbelastung ist nur durch die Regulation von Herz-Kreislauf-System und Atmung über eine ausgeglichene Energiebilanz zu gewährleisten. Aufnahme des Sauerstoffs und Verbrauch in der arbeitenden Muskulatur müssen im Gleichgewicht (steady state) stehen. Mit Beginn der Muskelarbeit wird vermehrt Sauerstoff benötigt, so daß der Stoffwechsel sofort ansteigt. Der Organismus reagiert mit einer Erhöhung der durchfließenden Blutmenge pro Zeiteinheit. Die zunehmende Durchblutung ist eine Folge der vermehrten Herzarbeit (A), dem Produkt aus dem Druck (P) und dem Volumen (V).

Die Ökonomie der Herzarbeit wird durch Senkung des peripheren Widerstands erreicht, wobei der Blutdruck konstant bleibt. Die Herzarbeit steigt proportional zur Durchblutungszunahme. Die Regulation des peripheren Gefäßwiderstands erfolgt über das vegetative Nervensystem, den Sympathikus. Nachgewiesen ist inzwischen, daß es zu einer Steigerung der Durchblutung nur in der tätigen Muskulatur kommt. Diese Weitstellung der Arteriolen wird nicht über den Sympathikus, sondern durch den Überträgerstoff Acetylcholin ausgelöst, der nur für den Beginn der körperlichen Arbeit eine Rolle spielt. Danach übernimmt diese Aufgabe der Gefäßweitstellung die lokal-chemische Regulation. Stoffwechselendprodukte (Metabolite) in der ar-

Schwimmen für Patienten mit einer Querschnittlähmung 197

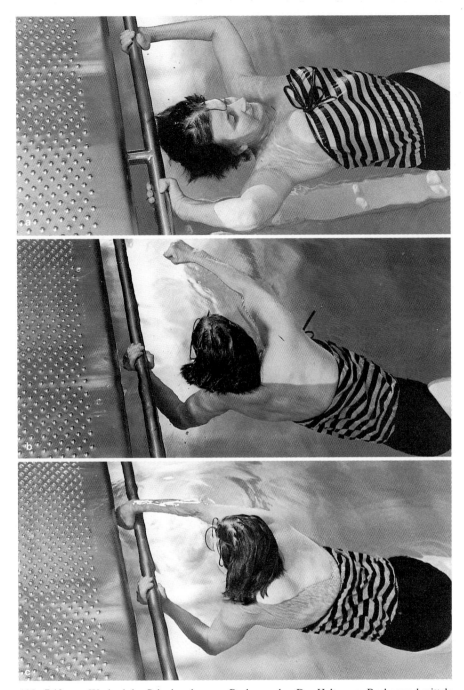

Abb. 7.10 a–c. Wechsel der Schwimmlage am Beckenrand. **a** Das Halten am Beckenrand mittels „Funktionshand". **b** Das Drehen in die Bauchlage, um sich **c** wieder abstoßen zu können

beitenden Muskulatur bewirken eine Durchblutungszunahme und führen lokal zu einer Senkung des peripheren Gefäßwiderstands. Diese Regulation ist auch wirksam, wenn eine Durchtrennung der Nervenverbindungen zur arbeitenden Muskulatur vorliegt (de Marées), d. h. daß die Metabolite allein den gefäßerweiternden Effekt hervorbringen und deren Konzentrationsveränderung scheinbar unabhängig von nervaler Leitung oder Rezeptoren ist.

Diese Mechanismen zur Anpassung des Kreislaufs an die gegebene Leistung sind noch nicht völlig geklärt. Eine Bestätigung könnten jedoch behinderte Sportler geben, die trotz ihrer Lähmung, z. B. einer Tetraplegie, in der Lage sind, ihre Ausdauerleistungsfähigkeit zu verbessern. Obwohl sie nicht den für die Ausdauer erforderlichen Umfang von 1/7–1/6 der Skelettmuskulatur einsetzen können, erfolgt dennoch eine Adaptation der Herz-Kreislauf-Größen an den Trainingsreiz.

7.5 Schwimmen für Patienten mit einer Hemiplegie

Patienten mit einer Hemiplegie sollten das Schwimmen unter dem Aspekt sehen, daß sie mit Hilfe ihrer schwimmerischen Fertigkeiten ihren allgemein sehr begrenzten Lebensraum erweitern können. Lebensqualität heißt auch, entscheiden und auswählen zu können und etwas spontan mit Freude oder Lust zu tun. Einem behinderten Menschen stehen hier wenig Möglichkeiten zur Verfügung. Aufgrund der äußeren Gegebenheiten verläßt er seine häusliche Umgebung nur selten. Das Schwimmen versetzt den Patienten in die Lage, eventuell allein ein öffentliches Schwimmbad aufzusuchen oder einen Urlaub mit der Familie am Meer zu verbringen.

Ein Patient mit einer Hemiplegie wird im Wasser nicht in erster Linie behandelt, um seine alltäglichen Aktivitäten an Land zu verbessern, sondern er lernt das Schwimmen trotz seiner Behinderung.

Die Symptomatik einer Hemiplegie ist vielfältig und umfaßt sowohl den motorischen als auch den Wahrnehmungsbereich. Der Patient wird heute durch die von Davies (1986) erweiterten Behandlungsprinzipien des Bobath-Konzepts, die die Erkenntnisse von Affolter einschließen, sehr umfassend behandelt. Der Krankheitsverlauf der Hemiplegie, der durch die Sekundärfolgen zur Pflegebedürftigkeit führen kann, hat sich grundlegend geändert, nicht zuletzt als Folge der Weiterbildung und Spezialisierung vieler Krankengymnasten, die in den letzten Jahren national und international große Fortschritte gemacht haben. Durch die verbesserte Behandlung erhält der Patient eine echte Chance, aktiv am Leben teilzunehmen.

Das Schwimmen ist eine Alltagsaktivität, die fast alle Patienten vor Eintritt der Hemiplegie beherrscht haben. Bereits während der Rehabilitation könnte das Interesse des Patienten an sportlicher und schwimmerischer Betätigung berücksichtigt werden. Die Möglichkeit zu schwimmen wäre eine Erweiterung des Bewegungsangebots, das auch seine Auswirkungen auf das zukünftige Leben des Betroffenen hat. Einige Patienten lernen durch eine kurze Unterweisung sehr schnell, sich ohne Hilfe auch in verschiedenen Techniken im Wasser fortzubewegen. Es soll nicht verschwiegen werden, daß das Üben der schwimmerischen Fertigkeiten bis zur Selbständigkeit bei einigen Patienten eine lange Zeit in Anspruch nehmen kann. Die Patienten sind jedoch sehr motiviert, und der Aufenthalt im Wasser bereitet ihnen sichtbare Freude, selbst wenn sie sich zunächst nur mit Hilfe fortbewegen können.

Abhängig von der Schwere der motorischen Behinderung können folgende Techniken in Abwandlungen durchgeführt werden:

1. In der Rückenlage wird der wechselseitige Beinschlag schnell erlernt und ist bei Läsionen eines Beins einfacher durchzuführen als die Beinbewegung beim Brustschwimmen.
2. Mit dem wechselseitigen Beinschlag in Rückenlage können die Arme je nach Funktion im Gleichschlag oder wechselweise eingesetzt werden.
3. Kraulen ist in Brustlage möglich, auch wenn nur ein Arm eingesetzt werden kann.

Vorgehensweise

Der hemiplegische Patient wird sich als ungeübter Schwimmer wenig bewegen, so daß die Unterweisung bei einer Wassertemperatur im Indifferenzbereich vorgenommen werden sollte. Damit wird eine Tonuserhöhung durch ein zu erwartendes allmähliches Auskühlen vermieden. Der Verlust der taktilen Information führt oft zu Angst und Unsicherheit, die ebenfalls eine Tonuserhöhung zur Folge haben. Sie wird durch die entsprechende Vorgehensweise des Therapeuten abgebaut oder verhindert. Darüber hinaus ist es wichtig, den Patienten bei Wiederholung einer Übungseinheit nach der Qualität der Spastizität zu befragen. Die meisten Patienten sprechen von einer Tonuserhöhung während des Ausstiegs und des Umkleidens. Nach ihrer Rückkehr in die bekannte klinische oder häusliche Umgebung sei der Tonus für annähernd 12–24 h eher niedriger. Falls sich eindeutig durch die Maßnahmen im Wasser die Spastizität verstärkt, hat der Therapeut seine Vorgehensweise sorgfältig zu überprüfen. Gegebenenfalls wird eine Pause eingelegt und das Schwimmen zu einem späteren Zeitpunkt wiederholt.

Der Patient mit einer Hemiplegie wird den Einstieg in das Wasser sowie den Ausstieg über die Treppe evtl. mit Unterstützung des Therapeuten vornehmen. Wo das Treppensteigen noch nicht ausreichend geübt werden konnte, ist vorübergehend ein Einstieg über die hydraulische Trage vertretbar.

Soll ein Training vorgenommen werden, muß vom Arzt die Belastbarkeit des Herz-Kreislauf-Systems abgeklärt werden.

Für alle Maßnahmen im Wasser sind folgende Gesichtspunkte zu berücksichtigen:

1. Der Therapeut befindet sich mit dem Patienten zusammen im Wasser, um ihm taktile Informationen geben zu können. Er führt die Bewegung solange, bis der Patient die Aktivität selbst übernehmen kann. Deshalb werden die ersten Übungseinheiten immer eine individuelle Unterweisung sein. Um an einer Gruppenbehandlung teilnehmen zu können, muß der hemiplegische Patient in der Lage sein, eine kurze Strecke des Schwimmbads allein zu durchschwimmen sowie selbständig am Beckenrand zu landen und sich abzustoßen.

2. Die Bewegungsaufgaben sollen eine Tonuserhöhung verhindern.
3. Die Bewegungsabläufe der Schwimmtechniken werden, soweit es im Wasser möglich ist, geführt. Die Schwimmbewegung muß rhythmisch sein und ein angemessenes Tempo erzeugen. So sind viele Patienten zwar fähig, mit ihrer Beinbewegung Geschwindigkeit zu erzeugen, jedoch nur für eine kurze Schwimmstrecke. Ihre Bewegung „versandet", sie verharren auf der Stelle. Die Spastizität in Bein und Arm hat zugenommen. Die manuelle Führung des Therapeuten in Rhythmus und Tempo jedoch erhält die dem Patienten mögliche Aktivität, vermittelt ihm einerseits ein Gefühl für diese wichtige Bewegungsqualität und verhindert andererseits die Tonuserhöhung (Abb. 7.11 a, b). Um die Schwimmbe-

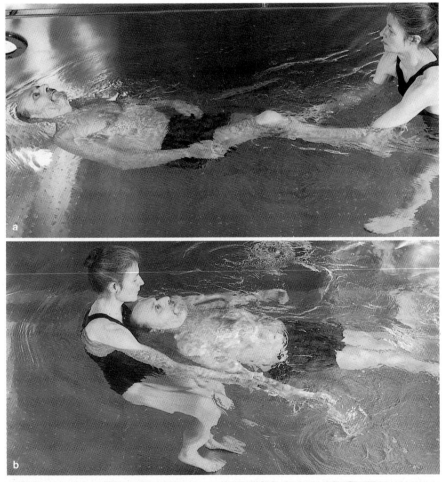

Abb. 7.11 a, b. Das Rückenschwimmen bei einem Patienten mit einer Hemiplegie links. **a** Der Therapeut unterstützt die rhythmische Beinbewegung und das Tempo sowie **b** die Armbewegung in Rhythmus und Tempo.

wegung der Arme begleiten zu können, sollte sich der Therapeut einen Eindruck über die schmerzfreie Beweglichkeit des hemiplegischen Schultergelenks verschafften (Abb. 7.12) (siehe auch Kap. 3.5.7, *Maßnahmen zur Verbesserung der Beweglichkeit des Schultergelenkes*).
4. Im Vordergrund steht das Schwimmen! Die Schulung der vertikalen Rotation, das Landen am und das Abstoßen vom Beckenrand sind Maßnahmen, die sich zwangsläufig beim Schwimmen ergeben. Sie erfolgen jeweils zum entsprechenden Zeitpunkt, z. B. das Landen am Beckenrand, wenn die Bahn durchschwommen wurde.

Mit dem Schwimmen werden wasserspezifische, ökonomische Bewegungen gebahnt. Dazu muß der Therapeut wissen, daß der Patient alle taktilen Informationen im Wasser verliert, was bei Störungen der Wahrnehmung in der Vorgehensweise berücksichtigt werden muß.

Dennoch ist es wichtig, den Patienten mit Eintauchen in das Wasser das tun zu lassen, was er seiner Meinung nach tun kann, denn er aktualisiert dabei bereits gemachte Erfahrungen. Der Patient wird schwimmen, d. h. er läßt spontan die Schwimmbewegung erkennen! Der Therapeut weiß um die auftretenden Probleme, so daß er ihn eventuell korrigierend unterstützt, um negative Erfahrungen zu verhindern. Der Patient wird aufgrund seiner Störung sein Gleichgewicht weder in Rücken- noch in Bauchlage halten können. Wie alle Menschen versucht er, seine Körperlage zu stabilisieren. Dazu kann er nur seinen Arm oder das funktionstüchtige Bein einsetzen und somit den Antrieb nur einseitig durchführen. Er bewegt sich im Kreis *(Actio – Reactio)*.

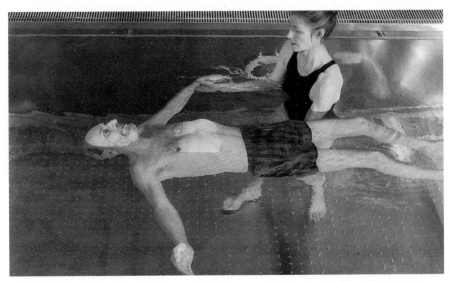

Abb. 7.12. Schmerzfreie Abduktion des hemiplegischen Arms nach Vorbereitung des Schultergelenks

Einige wesentliche Fertigkeiten müssen bei dem Anfänger systematisch erarbeitet und bei dem Schwimmer überprüft werden:

- die automatische Ausatmung ins Wasser,
- die Wasserlage in Rückenlage, bei der die Arme gestreckt auf dem Bauch liegen können (Abb. 7.13). Mit dieser Armhaltung wird das spastische Armmuster vermieden und ein Rollen seitwärts um die KLA ausgeschlossen. Damit verschiebt sich der KSP weiter fußwärts, so daß das Becken und die Beine deutlich absinken. Befinden sich die Arme neben dem Körper, stabilisiert sich die Wasserlage (Abb. 7.14). Zeigt sich ein Drehmoment seitwärts und/oder fußwärts, sollte der Patient möglichst schnell die schwimmerischen Fertigkeiten erarbeiten. Durch den dynamischen Auftrieb verbessert sich die Wasserlage.

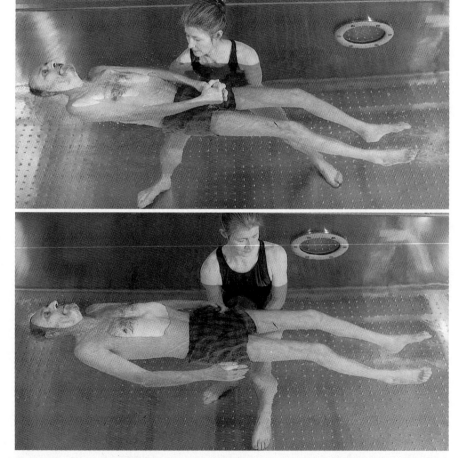

Abb. 7.13. (*Oben*) Die Wasserlage bei einem Patienten mit einer Hemiplegie links, der durch seine Armhaltung die Spastizität des linken Arms verhindert
Abb. 7.14. (*Unten*) Rückenlage, bei der sich die Arme neben dem Körper befinden

- Es nützt dem Patienten nichts, wenn er zwar schwimmen kann, aber außerstande ist, es an jeder beliebigen Stelle im Schwimmbad zu beginnen oder zu beenden. Zu diesem Zweck erarbeitet er das Landen am und das Abstoßen vom Beckenrand.
- Durch Abstoß vom Beckenrand lernt der Übende in Bauch- oder Rückenlage zu gleiten und die Gleitbewegung mit der vertikalen oder lateralen Rotation zu beenden. Für das Schwimmen bringt das Gleiten die nötige Anfangsgeschwindigkeit, die den Einsatz des folgenden wechselseitigen Beinschlages wesentlich erleichtert. Der Übende erhält ein Gefühl für ein angemessenes Tempo, das er durch die Beinaktivität aufrechterhalten soll.
- Mit der vertikalen Rotation gewinnt der Patient mehr Selbständigkeit. Er kann sein Schwimmen aus der Rückenlage mit dem Stand beenden oder zur Bauchlage übergehen (Abb. 7.15). Dieser ökonomische Bewegungsablauf wird zunächst vom Therapeuten gebahnt. Unter Wahrnehmung des Auftriebs wird auch das Schwimmen aus dem Stand zur Rückenlage begonnen (Abb. 7.16). Diese selbständig durchgeführten Aktivitäten befähigen den Übenden, seine Schwimmlage beliebig zu verändern und das Schwimmen an jeder Stelle im flachen Wasser zu stoppen (Abb. 7.17).
- Um diese Position selbständig zu halten, benötigt der Patient zunächst Hilfe. Mit der Fixation des hemiplegischen Fußes am Boden wird ein Absinken zur hemiplegischen Seite verhindert. Der Patient sollte die Arme gestreckt vor dem Körper halten können, um einerseits das spastische Armuster zu vermeiden und andererseits so seine Ausgangsstellung zu sichern. Indem er seine Arme nach rechts und links bewegt, entwickelt er ein Gefühl für diese Position, das intensiviert wird, wenn der Übende eine Wahrnehmungshilfe erhält (Abb. 7.18). Dazu befindet sich der Therapeut vor dem Patienten und führt dessen Arme in die gewünschte Richtung. Der Übende bringt Gewicht vor und über das hemiplegische Bein. Aus dieser Position wird er sowohl über die Bauchlage als auch über die Rückenlage zur Fortbewegung gelangen.
- Mit der lateralen Rotation kann die Schwimmlage während der Fortbewegung beliebig geändert werden.
- Das Erhalten der Bauchlage, auch mit Hilfe des Therapeuten, bewirkt eine Tonussenkung und wird immer wieder eingenommen.

Rückenschwimmen
Der Übende erlernt das Rückenschwimmen mit der Kraulbewegung der Beine. Diese werden in Bewegungsausmaß, Tempo und Rhythmus vom Therapeuten an den Knien geführt. Zunächst wird die grobe Bewegung, nämlich das wechselseitige Auf und Ab beider Beine geschult.

Die Arme befinden sich je nach Spastizität neben dem Körper, oder sie liegen, um das spastische Armuster zu vermeiden, mit gefalteten Händen auf dem Bauch.

Hinweis: Die Bahn zu halten, trotz unterschiedlichen Einsatzes der Beine, bedeutet Schulung der Symmetrie. Der Übende muß automatisch das nicht betroffene Bein in der Aktivität bremsen, da sonst die Fortbewegung auf einer Kreisbahn erfolgt.

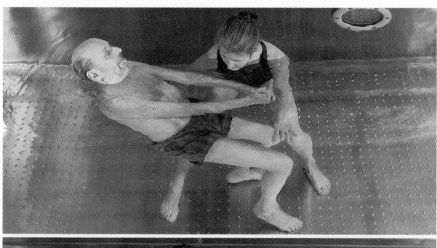

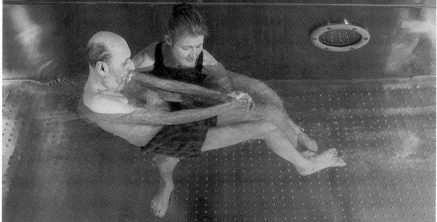

Abb. 7.15. (*Oben*) Lagewechsel aus dem Sitz in die Rückenlage
Abb. 7.16. (*Unten*) Lagewechsel aus der Rückenlage zum Sitz bei einer Hemiplegie links. Der Therapeut führt den Bewegungsablauf, der Patient flektiert das hemiplegische Bein mit seinem rechten Bein

Methodische Hilfen: Als Orientierung für eine „gerade" Schwimmrichtung begleitet der Therapeut den Patienten an seiner nicht betroffenen Körperseite, oder der Patient schwimmt nahe an der Schwimmbadwand.

Der Übende orientiert sich an der Decke, wenn dort Linien oder Fugen sichtbar sind, die ihm helfen, auf einer geraden Bahn zu schwimmen.

Die Armbewegung: Aus dem Gleiten heraus setzt der Übende die Beine ein und erhöht seinen Vortrieb durch die Bewegung der Arme unter der Wasseroberfläche.

Der Therapeut begleitet diese Armbewegung, er führt sie, bis der Übende die Aktivität übernimmt. Diese Führung der z. B. gleichzeitig eingesetzten Arme bleibt bestehen, auch wenn zunächst keine Aktivität zu erwarten ist.

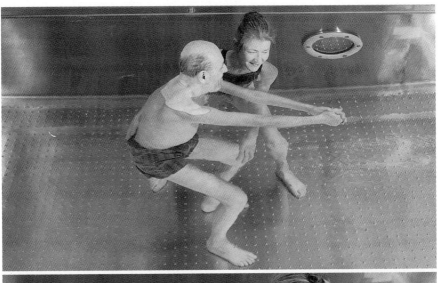

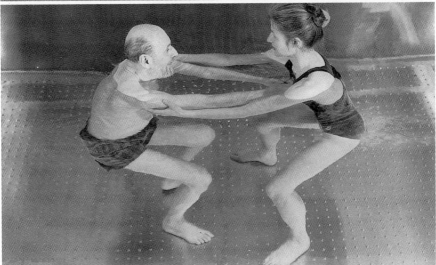

Abb. 7.17. (*Oben*) Sitzende Position. Der Therapeut fixiert den hemiplegischen Fuß am Boden
Abb. 7.18. (*Unten*) Um das Absinken nach hinten zu vermeiden, erhält der Patient eine Information

Läßt die Aktivität und die Beweglichkeit der Schultergelenke die Flexion zu, so können die Arme im Gleichschlag aus dem Wasser herausgeführt werden. Damit ist auch eine wechselseitige Armbewegung möglich und das Kraulschwimmen in Rückenlage in Grobform vorhanden. Ein wiederholtes und planmäßiges Üben verbessert die Ausführung der Bewegung, mit der ein Training zur Verbesserung der Ausdauerleistung möglich ist.

Brustkraulen
Die Patienten, die nur leichte Störungen ihrer motorischen Funktionen aufweisen, können diese Technik durchführen.

Über das Rückenschwimmen wird die Beinarbeit als gekonnt vorausgesetzt. Die Armbewegung kann nicht variiert werden. Beide Arme müssen zwar nacheinander, aber gleichmäßig in Tempo, Rhythmus und Krafteinsatz tätig sein. Bei geringen spastischen Symptomen verzögert sich der hemiplegische Arm in der Überwasserphase. Das kann durch eine verstärkte Rollbewegung des Rumpfes kompensiert werden.

Methodische Hilfen: Das Ziel ist immer, die Schwimmbewegung nicht nur im Bewegungsausmaß, sondern auch hinsichtlich Rhythmus und Tempo ökonomisch zu gestalten.

Findet das Kraulschwimmen in einer Wassertiefe statt, in der auch der Therapeut stehen kann, so wird die Bewegung des hemiplegischen Arms sowohl über als auch unter Wasser geführt. Der Therapeut hat ausschließlich Kontakt mit der Hand des Übenden. Diese Unterstützung, die der Schulung des Bewegungsausmaßes und des Vortriebs gilt, kann bei dem relativ hohen Tempo des Kraulschwimmers nur für 1–2 Armbewegungen aufrechterhalten werden.

Mußt die wechselseitige Bewegung der Arme im Rhythmus verbessert werden, erhält der Schwimmer eine sehr effektive Unterstützung, wenn der Therapeut die Rollbewegung des Rumpfes am Becken führt. Es wird während der Überwasserphase des Arms zu dieser Seite aufgedreht.

Diese Bewegungsbegleitung ist sehr hilfreich, wenn der Übende für das Kraulen in Bauchlage nur den nicht betroffenen Arm einsetzen kann. Dazu dreht er bei jedem 2. Armzug den Kopf zur Seite, um atmen zu können.

7.6 Schwimmen für Patienten mit Multipler Sklerose

Die Multiple Sklerose (MS) wird als eine chronische Erkrankung des Zentralnervensystems beschrieben, die einen schubweisen und/oder progredienten Verlauf haben kann. Die Ursache dieser Erkrankung, bei der es zu einer Entmarkung der weißen Substanz in Rückenmark und Gehirn kommt, ist noch immer ungeklärt. Die daraus resultierenden neurologischen Symptome bedeuten für die erkrankten Menschen eine radikale Änderung ihres Lebens.

Das Erscheinungsbild der MS ist sehr unterschiedlich. Im Befund kann es sich um die Symptome einer Hemiplegie, einer Ataxie sowie einer Paraplegie oder Tetraplegie handeln.

In den letzten 10 Jahren hat sich die klinische Diagnostik der MS durch die Kernspintomographie und neurophysiologische Methoden wesentlich verbessert. Mit ihnen konnte die Lokalisation der Krankheitsherde sowie die immunologischen Reaktionen im Blut und in der Nervenflüssigkeit nachgewiesen werden. So erkannte man, daß es sich bei der MS um eine Erkrankung handelt, die bereits vor Ausbruch der Krankheit klinische Symptome zeigt, die außerhalb des ZNS liegen. Es wurden Antikörper im Blutserum nachgewiesen, die auf eine Autoimmunreaktion hinweisen. Das Immunsystem registriert körpereigene Bestandteile als fremd und bekämpft sie gezielt mit Abwehrzellen.

Der Verlauf der Krankheit ist unvorhersehbar und kann von ärztlicher Seite nicht entscheidend beeinflußt werden. Bisher ist keine Therapie bekannt, die das Fortschreiten der Erkrankung verhindert oder eine Heilung bewirkt. Daher steht nach wie vor die Behandlung der Symptome im Vordergrund, um die zu erwartenden Komplikationen zu vermieden, die durch Spastizität, Blasenstörungen und Infektionen sowie durch den chronischen Schmerz entstehen können.

Eine wesentliche Aufgabe liegt in der Prävention von Komplikationen, die die Selbständigkeit des Patienten sehr beeinträchtigen. Alle Maßnahmen zielen deshalb darauf ab, dem an MS erkrankten Menschen die größtmögliche Aktivität zu erhalten. Der Patient sollte versuchen, weitestgehend unabhängig von Hilfen und Hilfsmitteln zu bleiben, aber ermutigt werden, sie dort einzusetzen, wo sie wichtige Aktivitäten erleichtern und eine schnelle Erschöpfung oder Überbeanspruchung vermeiden helfen.

Die Behandlung der Symptome erfolgt in erster Linie durch krankengymnastische Maßnahmen. Ziel es ist, in jedem Stadium, auch im Schub, die durch Spastizität verursachte Bewegungsbehinderung zu reduzieren, selektive Bewegungen zu erhalten und Kontrakturen zu verhindern. Der Patient wird dazu angeleitet, Übungen auch selbständig oder mit Hilfe von Angehörigen regelmäßig durchzuführen. Die aktuelle Leistungsfähigkeit bleibt nur dann bestehen, wenn die Behandlung regelmäßig und dosiert erfolgt und wenn alle Probleme des Patienten berücksichtigt werden. Ein Patient mit einer Multiplen Sklerose beobachtet sich aufmerksam, weil er fürchtet, daß sich sein Zustandsbild verschlechtern kann. Aus diesem Grund muß es das besondere Anliegen des Therapeuten sein, den Patienten ständig in seinen Aktivitäten positiv zu unterstützen und ihm zu vermitteln, daß er an sich arbeiten kann. Für ihn geht es in jedem Stadium der Erkrankung um den Erhalt der allgemeinen Fitness mit größtmöglicher Selbständigkeit, die nach Kesselring (1989) wichtiger als alle Medikamente ist.

Für einen Patienten mit MS ist das Schwimmen unter diesem Gesichtspunkt eine Aktivität, bei der er seinen häuslichen Bereich, evtl. mit Hilfe und Unterstützung, verlassen und damit den Kontakt zu anderen Menschen aufrechterhalten kann. Zum anderen ist es eine Aktivität, die er auch noch durchführen kann, wenn sich sein Zustandsbild verschlechtert. Ein Patient mit den Symptomen einer Tetraplegie benötigt zwar Hilfe beim An- und Ausziehen und für den Einstieg in das Wasser; er kann sich jedoch ohne Schwimmhilfen im Wasser fortbewegen und durch regelmäßiges Schwimmen drohende weitere Komplikationen vermeiden helfen.

Zum Symptombild einer MS gehört die große Empfindlichkeit gegenüber Wärme. Die Patienten beschreiben es als Ermüdung, wenn sich durch den Aufenthalt in warmem Klima, bei Anwendung von warmen Bädern, Duschen oder medizinischen Packungen ihr Zustand verschlechtert. Allerdings können auch kurzfristig alle neurologischen Symptome der MS in Erscheinung treten. Sie sind nicht als Schub zu bewerten, wenn sie für weniger als 24–48 h bestehenbleiben. Als Ursache für die vorübergehenden klinischen Symptome werden auch psychische Belastung, Fieber sowie körperliche Betätigung angesehen. Die kurzzeitige Verschlechterung der Symptome wird auf das Uhthoff-Phänomen (Hess 1989) zurückgeführt.

Dieses Phänomen wird mit einer Blockierung der Leitfähigkeit der Nervenfasern erklärt, bei der es durch Erhöhung der Körperkerntemperatur zur Verstärkung bestehender klinischer Symptome oder zur Ausbildung von neuen Symptomen kommt.

Grundlage der Leitung eines Nervenimpulses als Informationsübermittlung entlang einer Nervenfaser ist der Aktionsimpuls. Ein einzelner Aktionsstrom (Erregungsleitung), der dem Alles-oder-Nichts-Gesetz folgt, leitet 1m/s. Er potenziert sich durch die Überleitung von einem Schnürring auf den anderen und wird dann immer schneller. Die Leitungsgeschwindigkeit kann je nach Dicke der Nervenfasern 5–12 m/s betragen. Mit Anstieg der Körpertemperatur kommt es zur linearen Zunahme der Leitungsgeschwindigkeit.

Vom sportlichen Training wissen wir, daß wir vor Beginn der Hauptbelastung ein Aufwärmen vornehmen müssen, um die Nervenleitgeschwindigkeit zu erhöhen. Die Muskulatur wird auf die bevorstehende Belastung vorbereitet, und damit wird generell das Verletzungsrisiko herabgesetzt. Ein erwärmter Nerv leitet schneller, ein bereits gut durchbluteter Muskel reagiert schneller.

Die Leitungsgeschwindigkeit ist bei einem intakten Nerven einerseits durch die Funktion der Temperatur gewährleistet. Sie nimmt mit Anstieg der Temperatur zu. Bei einer Temperatur von ca. 42 °C blockiert auch hier die Leitfähigkeit.

Andererseits ist die Geschwindigkeit, mit der der Nerv einen Impuls leitet, vom Myelin abhängig, das den Nerven (Axon) als Isolationsschicht umhüllt. Durch diese Myelinhülle wird die Überleitung auf den nächsten Schnürring ermöglicht. Fehlt dem Nerven diese Isolation, wirkt sich dies auf die Impulsübertragung wie folgt aus:

– bei völliger Demyelinisierung findet keine Erregungsübertragung mehr statt,
– bei teilweiser Demyelinisierung erfolgt die Leitung mit erheblicher Verzögerung, die sich besonders stark bei hoher Impulszahl/Zeiteinheit bemerkbar macht.

Entmarkte Achsenzylinder sind gegenüber Veränderungen der Temperatur und Elektrolytverschiebungen sehr anfällig. Demyelinisierte Nerven haben eine erhöhte Thermolabilität. Bereits eine Erhöhung von 0,5 °C reicht aus, um die Erregungsleitung zu blockieren (Davis u. Jacobsen 1971; Davis u. Schauff 1975). Mit steigender Temperatur wird die Impulsübertragung langsamer und schließlich ganz blockiert. Die kritische Temperatur hängt vom Ausmaß der Demyelinisierung ab. Das morphologische Charakteristikum bei der MS ist die *fokale Demyelinisierung*. Ein demyelinisierter Nerv erreicht durch „Leckströme" nicht die volle Stromdichte. Die Erregung wird verzögert oder ganz unterbrochen. Die Erregungsleitung läuft so schnell ab, daß die Aktionspotentiale zu kurz werden. Die summierte elektrische Energie reicht für die fortlaufende Erregung nicht mehr aus, wobei das meistgeschädigte Internodium den Erfolg bzw. Mißerfolg der Erregungsleitung bestimmt.

Diese vorübergehende Verschlechterung der Symptome durch Wärmeeinwirkung haben die Patienten im Laufe ihrer Krankheit oft erfahren. Sie wissen, daß es ein vorübergehender Zustand ist. Sie wissen auch, bei welcher Temperatur und wie lange sie ein Bad nehmen können, um diesen Zustand zu verhindern.

Durch Befragung von 10 Patienten, die unterschiedlich schwer an MS erkrankt waren, konnte festgestellt werden, daß die optimalen Wassertemperaturen für Bad oder Dusche im Bereich von 27 bis 38 °C lagen. Die Aufenthaltsdauer betrug 15 min bis zu einer Stunde, ohne daß eine Ermüdung eintrat.

Wenn sie ein Schwimmbad aufsuchen, bevorzugen die meisten MS-Patienten eine noch im Indifferenzbereich liegende Wassertemperatur von ca. 28 °C, in dem es zu keiner thermotherapeutischen Reaktion kommt.

Die Besonderheiten bei der Durchführung des Schwimmens ergeben sich aus der individuell unterschiedlichen Temperaturverträglichkeit eines jeden Patienten. So kann das Schwimmen nicht unter dem Aspekt der Verbesserung der Ausdauerleistung durchgeführt werden. Dabei produziert der Körper viel Wärme, womit der gleiche Effekt hervorgerufen wird wie unter Einfluß einer individuell zu hohen Wassertemperatur.

Bei Beginn des Schwimmens sollten folgende Voraussetzungen erfüllt sein:

- Abklärung der Blasen- und Darmverhältnisse (s. Kap. 7.4, *Schwimmen mit Querschnittgelähmten*)
- intakte Hautverhältnisse,
- Abklärung der Temperaturverträglichkeit des Patienten im Schwimmbadwasser: Die Temperatur eines Schwimmbades kann verändert werden, was verständlicherweise mit Kosten verbunden ist. Andererseits sollte jeder Patient die Möglichkeit erhalten, die Wassertemperatur persönlich zu prüfen. Es nützt ihm nichts, wenn ihm die Temperatur in Grad Celsius genannt wird. Erst mit Eintauchen der Hände kann er definitiv seine persönliche Verträglichkeit feststellen;
- Abklärung der Besonderheiten, die sich aus der Aufenthaltsdauer im Wasser und der Intensität der Therapie ergeben. Unabhängig von der Wassertemperatur ist bei der Dosierung der Belastung zu berücksichtigen, daß nach einer Aktivität keine Müdigkeit aufkommt. Eine Verschlechterung der Symptome, auch wenn sie nur kurz dauert, sollte nicht auftreten.
- Abklären der Möglichkeit, sofort nach Verlassen des Bades kalt zu duschen.

Vorgehensweise

Das Symptombild eines an MS erkrankten Menschen kann das einer Para- oder Tetraspastik, einer Hemiplegie oder Ataxie sein. In den vorangegangenen Kapiteln wurden die Voraussetzungen für die Teilnahme am Schwimmen und die Vorgehensweise bei Behinderungen durch eine motorisch und sensibel komplette Querschnittlähmung (Tetra- und Paraplegie) sowie bei Patienten mit einer Hemiplegie bereits beschrieben.

Die Art der Schwimmbewegung ist bei Patienten mit MS immer von den Symptomen abhängig. Die Patienten, die schwimmen können, erhalten eine fachliche Betreuung, die sich auf die Verbesserung der Ausführung der Schwimmbewegung bezieht. Ferner sollte das Rückenschwimmen gelehrt oder gefestigt werden. Es ist eine Schwimmtechnik, mit der der Übende entspannen und eine Pause sinnvoll gestalten kann. Dabei ist immer zu bedenken, daß das Erlernen neuer Bewegungen zunächst anstrengend ist und daß die Rückenlage als unsicher erlebt wird. Um eine

Überforderung und Ermüdung zu vermeiden, sollte mit langen und häufigen Pausen gearbeitet werden. In diesen Intervallen können individuelle Maßnahmen durchgeführt werden, die z. B. durch Gleiten oder das Einnehmen der Wasserlage den Tonus herabsetzen; oder der Therapeut wird durch gezielte Maßnahmen an der Erhaltung der Gelenkbeweglichkeit, z. B. der Hüftgelenke, arbeiten.

Durch das regelmäßige, dosierte Schwimmen ergeben sich weitere *therapeutische Gesichtspunkte:*

- Verbesserung der Vitalkapazität,
- Erhalt der vorhandenen Muskelkraft,
- Schulung von selektiven Bewegungen,
- Erhalt der Herz-Kreislauf-Leistung,
- Vorbeugung einer Osteoporose,
- Vermeidung von Ödemen.

7.7 Schwimmen für Patienten mit Ataxie

Um eine Bewegung zielgerichtet und in ihrer zeitlich-räumlichen Qualität (Koordination) ökonomisch durchzuführen, muß der Mensch gleichzeitig stützen und bewegen können.

Das Erscheinungsbild einer Ataxie, gleich welcher Ursache, ist dadurch gekennzeichnet, daß dieses Zusammenspiel der Sensomotorik gestört ist. Die ataktische Bewegung zeigt sich in der fehlenden Koordination, im unzulänglichen Zusammenspiel der agonistischen und antagonistischen Muskulatur. Die Haltung ist unsicher, zielgerichtete Bewegungen sind ungenau, überschießend und von einem Zittern (Tremor) begleitet. Zum Symptombild gehört die Hypotonie, die Hallen (1975) als Tonusminderung bezeichnet. Die gleichzeitige Innervation aller an der jeweiligen Bewegung/Haltung beteiligten Muskeln ist unzureichend; dies täuscht einen Kraftverlust vor. Ein wesentliches Ziel der krankengymnastischen Maßnahmen ist u. a. die Schulung der Koordination von zweckgebundenen Bewegungsabläufen. Es werden Alltagsbewegungen gegen einen Widerstand erarbeitet, bei denen der Übende viele taktile Informationen erhält.

Für einen Patienten mit dem Symptombild einer Ataxie ist das Schwimmen eine ideale Maßnahme, da sich durch die Bewegung gegen den Strömungswiderstand seine ataktischen Symptome reduzieren oder verlieren.

Vorgehensweise
Ein an MS erkrankter Patient mit Symptomen einer Ataxie, der schwimmen kann, sollte sein Können sofort umsetzen. Der Patient schwimmt!

Mit den Bewegungen gegen den Strömungswiderstand erhält der Schwimmer die taktilen Informationen, durch die er seine Schwimmbewegung zielgerichtet und ökonomisch ausführen kann. Er wird entweder nur mit den Beinen oder nur mit Einsatz der Arme seine Fortbewegung aufrechterhalten. Eine Verbesserung der Bewegungen ist durch die Verwendung von Handpaddeln oder Schwimmflossen in unterschiedlichen Größen möglich. Mit ihnen kann der Widerstand dosiert werden.

Wegen der raschen Ermüdbarkeit sollten mit diesen methodischen Schwimmhilfen nur 1–2 Bahnen des Schwimmbades durchschwommen werden, dann erfolgt eine Pause. Um eine Ermüdung auszuschließen, muß über die Intensität und die Anzahl der Pausen die optimale Schwimmdauer herausgefunden werden.

Beispiel: Es werden 2–3 Brustschwimmzüge mit Handpaddeln durchgeführt, dann erfolgt eine Pause durch Gleiten (Schulung des Gleichgewichts), oder:

je nach Schwimmbadlänge wird eine Bahn mit Handpaddeln durchschwommen, gefolgt von einer Bahn ohne Widerstandsvergrößerer.

Für ein ökonomisches Schwimmen ist die Verbindung der Atmung mit der Schwimmbewegung bedeutsam. Sie muß überprüft oder allmählich verbessert werden. Das Rückenschwimmen muß geschult oder gefestigt werden; denn es dient der Pausengestaltung und der Entspannung.

Haben Patienten den Wunsch, das Schwimmen zu *erlernen,* sind folgende Gesichtspunkte zu berücksichtigen:

1. Der Patient mit einer Ataxie sollte sich im Wasser bewegen! Er muß sofort mit dem Schwimmen beginnen.
2. Um den Patienten weder physisch noch psychisch zu überfordern, wird die Einführung mit der Halliwick-Methode vorgenommen, bei der sich der Therapeut mit dem Patienten zusammen im Wasser aufhält. Folgende Maßnahmen sind durchzuführen:

– Schulung der Atmung. Patient und Therapeut bewegen sich dabei durch das Wasser (s. Abb. 3.1), oder der Patient geht bewußt atmend durch das Wasser. Für die Vorwärtsbewegung setzt er seine Hände ein;
– Schulung der vertikalen und lateralen Rotation, die der Übende mit Abdruck der Hände gegen das Wasser vornimmt;
– Gleiten durch selbständiges Abstoßen vom Beckenrand oder mit Unterstützung des Therapeuten,
– die einfache Schwimmbewegung bis hin zur Schwimmtechnik wird zunächst durch den Therapeuten geführt.

Die Schwimmtechniken werden, wie in Kap. 6.3, *Methodik des Schwimmens* beschrieben, systematisch erarbeitet.

Literatur

Affolter F (1987) Wahrnehmung, Wirklichkeit und Sprache. Neckar, Villingen-Schwenningen
Aschoff J, Günther B, Kramer K (1971) Energiehaushalt und Temperaturregulation (Physiologie des Menschen, Bd. 2) Urban und Schwarzenberg, München
Association of swimming therapy (1981) Swimming for disabled. EP-Publishing Ltd.
Ballreich R (1979) Schwimmen Band 2. Hoffmann, Schorndorf
Bäumler G, Schneider K (1981) Sportmechanik. BLV, München
Baumann H, Reim H (1984) Sport – Bewegungslehre. Dieserweg – Sauerländer, Frankfurt a. M., Aarau
Bauer HJ (1989) Medizinische Rehabilitation und Nachsorge bei Multipler Sklerosis. G. Fischer, Stuttgart
Barham J (1982) Mechanische Kinesiologie. Thieme, Stuttgart New York
Bischofsberger W (1988) Aspekte der Entwicklung taktil-kinästhetischer Wahrnehmung. Neckar, Villingen-Schwenningen
Bleasdale N (1975) Swimming and the Paraplegic. Paraplegia 13, 124–127
Brusis OA, Weber-Falkensammer H (Hrsg) (1986) Handbuch der Koronargruppenbetreuung. Perimed, Erlangen
Bronner O, Gregor E (1982) Die Schulter. Pflaum, München
Cherek R (1989) Körperwahrnehmung im Wasser. Praxis der Psychomotorik 2, Hofmann, Schorndorf
Cherek R (1981) Babyschwimmen als Entwicklungsanregung bei behinderten und unbehinderten Kindern. Motorik 4, Hofmann, Schorndorf
Cherek R (1984) Psycho- und sensomotorische Übungen im Wasser als Prävention und Rehabilitation. Krankengymnastik 3
Clarys JP (1978) Swimming Medicine IV. University Park, Baltimore
Cools AR (1986) The realities of movement in water. In: Lambeck J et al. (eds) Halliwick Congress 1986, Proceedings. Nijmegen, The Netherlands
Cordes JC, Arnold W, Zeibig B (Hrsg) (1989) Hydrotherapie, Elektrotherapie, Massage. Steinkopff, Darmstadt
Cotta H, Heiperts W (Hrsg) (1990) Grundlagen der Krankengymnastik. Krankengymnastik Band 1. Thieme, Stuttgart New York
Cotta H, Heiperts W (1981) Funktionelle Anatomie des Bewegungsapparates. Physiologie – allgemeine Krankheitslehre. Krankengymnastik Band 4. Thieme, Stuttgart New York
Councilman JE (1971) Schwimmen, Technik, Trainingsmethoden, Trainingsorganisation. Limpert, Frankfurt
Councilman JE (1972) Schwimmen. 2. Aufl. Limpert, Frankfurt
Davis FA, Schauf CL (1975) Pathophysiology of Multiple Sclerosis. In: Multiple Sclerosis Research. Elsevier Scientific, Amsterdam
Davies FA, Jacobsen S (1971) Altered thermal sensitivity in injured and demyelinated nerve: a possible model of temperature effects in multiple sclerosis. J Neurol Neurosurg Psychiat 34: 551–561
Davies PM (1986) Hemiplegie. Rehabilitation und Prävention 18. Springer, Berlin Heidelberg New York Tokyo
Davies PM (1991) Im Mittelpunkt, Selektive Rumpfaktivität in der Behandlung der Hemiplegie. Rehabilitation und Prävention 25. Springer, Berlin Heidelberg New York Tokyo
Deimel H (1977) Möglichkeiten der Trainingsgestaltung im Schwimmunterricht mit Paraplegikern. Krankengymnastik 11

de Marées H, Meister J (1981 u. 1982) Sportphysiologie I. u. II. Diesterweg-Sauerländer, Frankfurt a. M., Aarau
de Marées H (1981) Sportphysiologie. Troponwerke, Köln
Dohnhäuser-Gruber U, Mathias H, Gruber A (1988) Rheumatologie. Pflaum, München
Donskoi DD (1975) Grundlagen der Biomechanik. Bartels und Wernitz, Berlin München Frankfurt a. M.
Dudel J (1985) Allgemeine Sinnesphysiologie und Psychophysik. In: Schmidt RG (Hrsg) Grundriß der Sinnesphysiologie. Springer, Berlin Heidelberg New York Tokyo
Dunstmann-Gekeler I, Rommel D (1977) Übungsprogramm zur Schwimmtherapie nach J. McMillan. Krankengymnastik 11
Ehrenberg H (1987) Krankengymnastik bei peripheren Gefäßerkrankungen. Pflaum, München
Ehrenberg H (1989) Leistungssteigerung durch Training. In: Cotta et al. (Hrsg.) Krankengymnastik, Bd 1. Thieme, Stuttgart New York
ETS Magglingen (1976) Physikalische, mechanische Grundlagen des Schwimmens. Jugend und Sportleiterhandbuch
Fares M (1981) Schwimmen mit geistig behinderten Kindern und Jugendlichen. Motorik 4/1981
Feldkamp M, Danielcik I (1976) Krankengymnastische Behandlung der zerebralen Bewegungsstörung im Kindesalter. Pflaum, München
Franke H (1969) Lexikon der Physik. Frank'sche Verlagshandlung, Stuttgart
Gekeler J (1974) Schwimmen und Wassertherapie nach J. McMillan. Praxis und Theorie. Krankengymnastik
Ghesquiere IL (1975) Lung volumes and swimming. In: Lewille L, Clarys P (eds) 2nd international symposium on biomechanics of swimming. University Park, Baltimore
Giehrl J (1986) Richtig schwimmen. BLV, München Wien Zürich
Gillert O, Rulffs W (1988) Hydrotherapie und Balneotherapie. Pflaum, München
Gillmann H (1972) Physikalische Therapie, 3. Aufl. Dtv, Thieme, München Stuttgart New York
Golombeck G, Eisingbach T (1982) Sport im Rollstuhl – Problematik und Methodik des Ausdauertrainings. Krankengymnastik 34
Grössing S (1982) Einführung in die Sportdidaktik. Limpert, Frankfurt
Grober J, Stieve FE (Hrsg) (1981) Handbuch der Physikalischen Therapie II/1. Fischer, Stuttgart
Gunga C (1989) Einfluß der Immersion in ein thermoneutrales Wasserbad auf den Bau und die Funktion des menschlichen Körpers. Phys Med Baln Med Klin 18
Hallen O (1975) Klinische Neurologie. Springer, Berlin Heidelberg New York
Harre D (1973) Trainingslehre. Sportverlag, Berlin
Hartmann B (1989) Wirkung des Wasser auf die Venen. Phys Med Baln Med Klin 18
Hasler-Rietman B (1976) Schwimmen mit zerebral bewegungsgestörten Kindern. In: Feldkamp M, Danielcik I (hrsg) Krankengymnastische Behandlung der zerebralen Bewegungsstörung im Kindesalter. Pflaum, München
Heinrichs R (1981) Schwimmen als Therapie bei einem autistischen Kind. Motorik 4
Hensel H (1955) Temperatur und Leben. Springer, Berlin Göttingen Heidelberg
Heywang B, Schmiedel H, Süss J (1969) Physik für technische Berufe, 19. Aufl. Handwerk und Technik, Hamburg
Hochmuth G (1974) Biomechanik sportlicher Bewegung. Sportverlag, Berlin
Hollmann W, Rost R, Dufaux B, Liesen H (1983) Prävention und Rehabilitation von Herz-Kreislauf-Krankheiten durch körperliches Training. Hippokrates, Stuttgart
Hollmann W, Hettinger T (1976) Sportmedizin – Arbeits- und Trainingsgrundlagen. Schatthauer, Stuttgart New York
Holmér I (1972) Oxygen uptake during swimming in man. Appl Physiol 33 (502)
Holtz A, Weineck I (1983) Optimales Bewegungslernen. Perimed, Erlangen
Hüllemann K-D (Hrsg) (1976) Leistungsmedizin und Sportmedizin. Thieme, Stuttgart New York
Hüllemann K-D, List M, Mathes D, Wiese G, Zika D (1975) Spiroergometric and telemetric Investigationa during the 21. International Stoke Mandeville Games 1972 in Heidelberg. Paraplegia 13: 109–123
Innenmoser J (1978) Sportpädagogische Maßnahmen im Anfängerschwimmen körperbehinderter Vor- und Grundschulkinder – Soziale Kommunikation und Verbesserung der motorischen Vollzüge als wichtigste Teilziele. Krankengymnastik 5

Institut für den wissenschaftlichen Film (1985) Sektion Medizin. Serie 6 Nr. 24
Issurin VB (1986) Grundlagen einer allgemeinen Theorie sportlicher Fortbewegung im Wasser. Leistungssport 3
Iwaniwski W (1974) Spherosomatometrics methods for analytics of aneteroposterior soinecurvatur in swimmers. In: Lewille L, Clarys JP (eds) 2nd international symposium on biomechanics of swimming. University Park, Baltimore
Jiskoot J, Clarys JP (1974) Body resistance on and under water surface. In: Lewille L, Clarys JP (eds) 2nd international symposium on biomechanics of swimming. University Park, Baltimore
Jores W (1979) Texte zur Theorie der Sportarten, Band 2 Schwimmen. Hofmann, Schorndorf
Keith-Stillwell G (1955) General principles of thermotherapy. In: Licht S (ed): Therapeutic heat and cold. New Heaven, Connectient
Kereszty A (1963) Untersuchung der Atmung beim Schwimmen. Der Sportarzt 9
Kesselring J (Hrsg) (1989) Multiple Sklerosis. Kohlhammer, Stuttgart
Kesselring J (1986) Therapien der Multiplen Sklerose. Schweizerische Multiple Sklerose Gesellschaft, Zürich
Kesselring J (1990) Zur Pathogenese der Multiplen Sklerose. Schweiz Med Wochenschrift 30
Kiphard EJ (1981) Zum Stand der Diskussion über Schwimmtherapie bei Behinderten. Motorik 4
Klein-Vogelbach S (1990) Funktionelle Bewegungslehre. Rehabilitation und Prävention 1. 4. Aufl. Springer Berlin Heidelberg New York Tokyo
Kohlrausch W, Kohlrausch A (1971) Bewegungstherapie im Wasser. In: Grober J, Stieve FE (Hrsg) Handbuch der Physikalischen Therapie Bd II/1. G Fischer, Stuttgart
Kosel J (1975) Zur Verminderung des Reibungswiderstandes beim Schwimmen. Leistungssport 5
Lagerström D (1981) Grundlagen der Bewegungs- und Sporttherapie bei koronarer Herzkrankheit. Pharma-Schwarz, Mohnheim
Lewillie EL, Clarys JP (Hrsg) (1971) International Swimming II, First International Symposium on Biomechanics in Swimming, Waterpool and Diving. Université Libre Bruxelles
Lewin G (1974) Schwimmsport. Sportverlag, Berlin
Martin J (1981) Halliwick Method. Physiotherapie 10
Meinl K (1972) Bewegungslehre. Volk und Wissen VEB Berlin
Menger W (1980) Praxis der Balneotherapie. Optimale Wassertemperaturen. Mobil 3
Meyers Physik-Lexikon (1973) Meyers Lexikon Verlag, Mannheim
Mohr W (1989) Die morphologischen Veränderungen bei der Spondylilitis ankylosans. Krankengymnastik 41 (1)
Mühlemann D (1987) Diagnostik der Gelenkbeweglichkeit. In: von Ow D, Hüni G Muskuläre Rehabilitation. Perimed, Erlangen
Müller HR, Gräfe R (1990) Grundriß der Physik für Mediziner und medizinische Berufe. Deutsch, Thun Frankfurt a. M.
Nadel ER, Holmer I, Borgh U, Astrand PO, Stolwijk IAI (1974) Energy exchanges of swimming man. J Appl Physiol 36: 465
Nemessuri M, Vadau M (1971) Breaststroke motor pattern. In: Lewille L, Clarys JP (hrsg) 1st international symposium on biomechanics in swimming, waterpolo and diving. Université Libre de Bruxelles
Novak R (1983) Biomechanische und technische Aspekte des Schwimmens. Lehrhilfen für den Sportunterricht 2. Hofmann, Schorndorf
Nöcker J (1976) Physiologie der Leibesübungen. Enke, Stuttgart
Onoprienko B (1969) Die Abhängigkeit des Wasserwiderstandes von der Körperhaltung des Schwimmers. Theor Prax Körperkultur 18
von Ow D, Hüni G (1987) Muskuläre Rehabilitation. Perimed, Erlangen
Paeth B (1984) Schwimmtherapie „Halliwick-Methode nach J. McMillan" bei erwachsenen Patienten mit neurologischen Erkrankungen. Krankengymnastik 2, Pflaum, München
Paeslack V, Schlüter H (1980) Physiotherapie in der Rehabilitation Querschnittgelähmter. Rehabilitation und Prävention. Springer, Berlin Heidelberg New York
Piper W (1974) Spondylarthritis ancylopoetica. In: Piper W, Innere Medizin. Springer, Berlin Heidelberg New York
Plas F, Hagron E (1981) Die aktive Krankengymnastik. Fischer, Stuttgart New York

Plump C, Rüdel R (1978) Besonderheiten pulmonaler, cardialer und metabolischer Parameter beim Schwimmen. Leistungssport 14
Popescu A (1978) Schwimmen. BLV, München
Reichert H (1990) Neurobiologie. Thieme, Stuttgart New York
Reischle K (1976) Das Antriebsproblem beim Schwimmen. Entwicklung und Stand, Ergebnisse biomechanischer Analysen. Leistungssport 6
Rickert H, Hinneberg H (1973) Schwimmen als Leistungssport und Rehabilitation. Sportwissenschaft 3
Rieder H (1971) Sport als Therapie. Bartels und Wernitz, Berlin
Röthig O (1977) Sportwissenschaftliches Lexikon. Beiträge zur Lehre und Forschung im Sport. Bd 49/50, 4. Aufl., Hofmann Schorndorf
Rolf G, Witt H (1972) Der klinischen Sport in der Rehabilitation Querschnittgelähmter. Kohlhammer, Stuttgart
Rost R (1986) Herz-Kreislaufreaktionen bei körperlicher Belastung. In: Brusis OA, Weber-Falkensammer H (Hrsg) Handbuch der Koronargruppenbetreuung. Perimed, Erlangen
Simon G, Thiesmann M (1986) Ermittlung der aeroben Leistungsfähigkeit im Schwimmsport. Leistungssport 3
Simon G, Thiesmann M (1986) Bestimmung der anaeroben Leistungfähigkeit beim Schwimmen. Leistungssport 4
Schlitter JG et al. (1960) Wirkung der Wärme auf das Herz und die großen Gefäße. In: Grober J, Stieve FE (Hrsg) Handbuch der Physikalischen Therapie Bd 11/1. Fischer, Stuttgart
Schmidt-Hansberg M (1981) Die Halliwick-Methode nach McMillan in der Rehabilitation Behinderter. Motorik 3
Schmidt-Kissen W (1978) Bewegungstherapie im Wasser bei Muskelerkrankungen. Zeitschrift der Deutschen Gesellschaft Bekämpfung der Muskelkrankheiten e. V., Freiburg
Schmidt RF (1985) Somatoviscerale Sensibilität. In: Schmidt RF (Hrsg) Grundriß der Sinnesphysiologie. Heidelberger Taschenbücher 136. Springer, Berlin Heidelberg New York Tokyo
Schmidt K (1975) Sonder- und Heilschwimmen. Steinkopf, Dresden
Schnabel G, Meinl K (1977) Bewegungslehre, Volk u. Gesundheit. Berlin
Schöne H (1980) Orientierung im Raum. Wissenschaftliche Verlagsgesellschaft, Stuttgart
Spakes D (1986) Schwimmen für alle. Limpert, Bad Homburg
Stegemann J (1977) Leistungsphysiologie. Thieme, Stuttgart New York
Strohkendl H (1978) Funktionelle Klassifizierung. Springer, Berlin Heidelberg New York
Stuart HA, Klages G (1990) Kurzes Lehrbuch der Physik. Springer, Berlin, London
Völker K, Madsen O, Lagerström D (1983) Fit durch Schwimmen. Perimed Spitta, Nürnberg
Ungerecht B (1978) Strömungswiderstand als bewegungshemmender Faktor. Leistungssport 14
Weiss M, Reischl K (1986) Energieumsatz und Leistungsmessung beim Schwimmen. Leistungssport 3
Weiss E, Dobat R (1978) Sportbiologische Aspekte des Schwimmens. Schwimmsport 4
Wiedemann E (1971) Die Atemfunktion unter Wärmeeinwirkung. In: Grober J, Stieve FE (Hrsg) Handbuch der Physikalischen Therapie II/1. G Fischer Stuttgart
Wiedemann E (1971) Thermoregulation. In: Grober J, Stieve FE (Hrsg) Handbuch der Physikalischen Therapie. G Fischer, Stuttgart
Wiedemann E (1987) Physikalische Medizin. De Gruyter, Berlin New York
Wilke K (1981) Anfängerschwimmen. Rowohlt Taschenbuch, Reinbeck
Witt H (1990^3) Bewegen im Wasser. In: Cotta H, Heipertz W, Hüter-Becher A, Rompe G (Hrsg) Krankengymnastik, Band 1. Thieme, Stuttgart New York
Witt H (1983) Querschnittlähmung – Klinischer Sport. In: Cotta H, Heipertz W, Hüter-Becher A, Rompe G (Hrsg) Krankengymnastik, Band 10. Thieme, Stuttgart New York
Wolf J, Satorie J (1976) Trainingsmethodikplanung im Schwimmsport, Teil 1. Bartels und Wernitz, Berlin

Sachverzeichnis

A

Acetylcholin   196
actio-reactio   21, 53, 60, 141, 201
Adaptation   198
– der Thermorezeptoren   37
Aktionsstrom   208
allgemeine Ausdauerleistungsfähigkeit (s. auch motorische Beanspruchungsformen)   177, 184
Alltagsaktivität   178, 198
Anfängerschwimmen
Anfangsgeschwindigkeit   119
Angina pectoris   6
Ankylose   183
Anpassung an das Wasser   38
antidiuretisches Hormon (ADH)   5
Armzyklus   145, 150
Asymmetrie   13
ataktische Bewegung   210
Ataxie   41, 206
Atemrhythmus   59
– Brustschwimmen   151, 166
– Kraulen   149
– Rückenschwimmen   145
Atemtechnik   160, 189
atmosphärischer Druck   6, 13
Atmung   31, 147, 162, 187, 188, 211
– automatische   45
– im Wasser   39
Atmungskontrolle   70, 112
Aufenthaltsdauer im Wasser   13
Auftrieb
– als methodisches Mittel   67
– dynamischer   58, 117, 121, 139, 163, 159, 177, 186, 192, 202
– statischer   137, 177, 192
– Wahrnehmung   203
Auftriebsfläche
– Reduzierung   63
– Verringerung   113

Auftriebshilfen   42, 188
Auftriebskörper   67, 107
Auftriebsverlust   81, 100, 139, 142
Ausatmung   167, 179
Ausgangsstellung
– labil   52
– stabil   59
Autoimmunreaktion (s. auch Morbus Bechterew)   207

B

Beckenrand   35
– Breite   35
– Höhe   35, 127
– Halt   36, 194
– Polsterung   35, 125, 189
Behaglichkeitsbereich   184
Behaglichkeitszone   26
Behandlungsdauer   35
Beinamplitude   41, 144, 182, 186
Belastungsdosierung   4
Belastungsempfinden   175
Belastungsintensität   170, 172, 182
– individuelle   186
Belastungskriterien
– objektive   5, 168, 169
– subjektive   5
Belastungspausen   35
Belastungsumfang   175
Bewegung, reaktive   50
Bewegungsamplitude   41, 144
Bewegungsaufgabe   158
Bewegungsbahnung   37, 108
Bewegungsdefizit   160
Bewegungserleichterung   178
Bewegungsführung, manuelle   37
Bewegungshemmung   108
Bewegungsmuster   108
– pathologisches   110

Bewegungsqualität 41
– im Wasser 52
Bewegungstempo 18, 21
Bewegungsübergang, labiler 112
Bewegungsunterstützung 15
Bewegungsverhalten im Wasser 106
Bewegungsvorstellung 158
Blasenkontrolle 188
Blasenstörungen 207
Blutdruck 31, 52
Blutvolumenverschiebung 3, 5, 29
Bodendruck 2

C

chronische Rückenprobleme 179

D

Darmkontrolle 188
Dauermethode 174, 189
Demyelinisierung 208
Dichte 2, 7
– mittlere 7
Drehmoment 7, 9, 67, 73, 118, 138, 143, 159, 186, 191, 202
Drehpunkt 21
Druckentlastung 17

E

Einstieg in das Wasser 34
– hydraulische Hebevorrichtung 34, 38
Eintauchtiefe 2, 6, 13, 43, 46
Energiebedarf 168
Energiebereitstellung 52, 170, 172
– aerob 52
– anaerob 52
Energieverbrauch 142, 163
Entspannungsphase s. Schwimmtechniken
Ergometertest 173, 196
Ermüdung 58, 184, 207, 210
Ermüdungswiderstandsfähigkeit 170
Erschöpfung 207

F

Femurfraktur 45
Fitness 137, 166, 177, 184, 207
Flexibilität s. motorische Beanspruchungsformen
– auch Gelenkigkeit 54
Fraktur 13

G

Ganzimmersion 6
Gauer-Henry-Reflex 4
geistige Behinderung 106
Gewichtsverlust 6
Gleichgewicht 6, 13, 108
– gestört 201
– indifferent 117
– Labilität 9, 105, 110, 117
– Stabilität 9, 67, 73, 110, 117
Gleichgewichtskontrolle 50
Gleichgewichtsreaktion 15, 23, 41, 43, 105
Gleichgewichtsschulung 42
Gleichgewichtsveränderungen 45
Gleitbewegung 203
Gleitgeschwindigkeit 119, 161
Gleitphase s. Schwimmtechniken
Gonarthrose 168
Grenzschicht 27
Grobform 205
Größe des Bades 34
Grundlagentraining 169, 194
Grundumsatz 29

H

hämodynamische Parameter 52
Hämodynamik 6
Handpaddeln 211
Harnproduktion 5
Hautrötung 5
Hebelgesetz 7
Hemiplegie 34, 66, 68, 84, 119, 163, 206
Herz-Kreislauf-Parameter 168, 170, 183, 188
Herz-Kreislaufleistung 183
Herz-Kreislaufsystem
– im Wasser 33
– Überlastung 36
Hilfen, taktile 63

Homöostase 28
hubfreie Mobilisation 15
Hubhöhe 15
Hydromechanik 42, 137, 142, 177
Hydrostatischer Druck (s. auch turbulente Strömung) 19
Hypothalamus 28
Hypotonie 210

I

Immobilität 33
Indifferenzpunkt 26
Indifferenztemperatur 4, 26, 32, 35, 178, 189, 199
Indifferenzzone 31
individuelle Auftriebsverhältnisse 117
individuelle Sinnesempfindung 26
Infektionen 207
Innenbandläsionen 168
inspiratorisches Reservevolumen 3
interstitielle Flüssigkeit 4
Intervallmethode 189
– extensives Intervalltraining 174, 182

J

Jogging 169

K

Kältezittern 29
kardiopulmonales System 172
kinetische Energie 19
Kippvorgang 128, 133
Kolbendruck 1
– Druckfortpflanzung 3
Kollapszustand 5
Kommunikation 68
Kondition 177
konditionelle Fähigkeiten 187
Konstitution 30, 73, 186, 192, 194
Kontinuitätsgleichung 139
– (s. Bernoulli) 19, 139
Kontraindikation 4, 6, 33
Kontrakturen 193, 207
Konvektion 27
Koordination (s. auch motorische Beanspruchungsformen) 210

Kopfkontrolle 38, 70, 114, 119
Körperbewußtsein 105
Körperkerntemperatur 28, 31, 208
Körperlage
– s. Gleiten 141
– stabile 121
Körperlängsachse (KLA) 9, 54, 59, 79
Körperschale 28, 30
Körperschwerpunkt (KSP) 6, 39, 63, 114
Körperwahrnehmung 37
Koxarthrose 13, 68, 89, 91, 168, 178
Kraftausdauer (s. auch motorische Beanspruchungsformen) 122, 169
Kyphosierung (s. auch Morbus Bechterew) 183, 186
kyphotische Versteifung 185

L

Leistungsbereitschaft 169
Leistungsfähigkeit 177, 179
Leistungtraining 169
Leistungsvermögen 169
Leistungsgeschwindigkeit 208
Lernstufen 157
lokal-chemische Regulation 196
Lymphgefäße 3

M

manuelle Bewegungsbegleitung 166
Mechanorezeptoren 13
Meniskusschäden 168
Metabolite (Stoffwechselprodukte) 196
methodische Schwimmhilfen 157
Mobilisation 79, 160
– bilateral 83
– Intensität 93
– Kniegelenk 91, 99
– passiv 84
– Strömung 83
– unilateral 83
– Wirbelsäule 87
Morbus Bechterew 76, 79, 91, 168
Motivation 36, 41, 163, 179
motorische Beanspruchungsformen 54
– allgemeine Ausdauerleistungsfähigkeit 42, 58, 123, 168, 177, 181, 184
– dynamische Kraft 154, 159, 164
– Flexibilität 54
– Koordination 57, 139, 156, 164

– Kraftausdauer 122, 169
– statische Kraft 161
Muskeldystrophie 15
Muskelkontraktion
– exzentrisch 52
– isometrisch 13, 52
– isotonisch 52, 103
– konzentrisch 52
Muskeltonus 14, 18
– Maßnahmen zur Senkung 75
– Minderung 210
– pathologischer 70
Muskeltraining
– dynamisches 5, 13, 19, 21, 23, 54, 85
– Prinzipien 53
– statisches 5, 13, 19, 21, 23, 100
Muskelzittern 32

N

Nichtschwimmer 181

O

Oberflächensensibilität 68
Ödeme 210
ökonomischer Lagewechsel 63
optische Raumbegrenzung 38
Orthostase 6
Ossifikationen 183
Osteoporose 210

P

Päckchenlage 9, 63, 112
Paraplegie (s. auch Querschnittlähmung) 112, 163, 206
Parolympics 194
peripherer Gefäßwiderstand 4, 5, 31, 36, 52, 171, 198
periphere Durchblutung 174
positiver Transfer 159
Prävention 177, 182
präventive Maßnahme 178
Preßatmung 5, 6, 36
Primär-chronische Polyarthritis s. PCP 179
progressive Muskeldystrophie 122
Propriozeptoren 13, 106
Pulsfrequenz 52, 170

– im Wasser 5
Pulskontrolle 182

Q

Querschnittlähmung (s. auch Paraplegie) 32, 34, 117

R

Raumorientierung 43, 114
Rehabilitation 177
– Herzpatienten 173
– klinische Rehabilitation (s. auch Morbus Bechterew) 187
– soziale 187
Reibung 18
– äußere 18, 20
– innere 18, 20
restriktive Atemwegserkrankungen 38
Rhythmusstörung 6
Rollbewegung 150, 162, 206
Rotation
– vertikale 58
– laterale 58, 70
Rückenlage
– labil 67
– stabil 67
Rückenschule 181
Rumpfkontrolle 120

S

Sauerstoffaufnahmekapazität 196
Sauerstoffbedarf 157
Schichtströmung 18
Schmerzen 15, 17, 75, 79, 93, 161, 169, 178, 181
Schräglage 59
Schweißsekretion 27, 30
Schweredruck 2
Schwerkraft 2, 9, 13, 38, 41
– Minderung 15
Schwimmflossen 211
Schwimmgeschwindigkeit 138#
– individuelle 174
Schwimmhilfen 107, 207
Schwimmlage 114
Schwimmstil, Halliwick-Methode 109, 121, 122
Schwimmtechnik, Kraulen

– Zugphase 144, 147
– Druckphase 144, 147, 164
– Schwungphase 144, 148, 165
Schwimmtechnik, Brustschwimmen
– Antriebsphase 142, 150, 154, 179, 182
– Gleitphase 142, 150, 154, 179, 182
Schwimmtechnik, Querschnittlähmung
– Gleitphase 191
– Überwasserphase 192
– Zugphase 192
– Druckphase 192
Schwimmtechnik, Rückenschwimmen 161
– Gleitphase 185
Schwitzen 5
Schwunggrätsche 167, 185
Seitendruck 2
Selbständigkeit 207
Sensibilitätsverlust 35
Sensomotorik 194
Sitzhaltung 13, 39, 128
Skoliose 68
spastische Paresen 32, 41, 70
Spastizität 37, 193, 199, 203
Spondylitis ankylosans (s. auch Morbus Bechterew) 183
steady-state 170, 196
Stirnfläche 18, 20, 21, 166
Stoffwechsel 172
Störgröße 33
Stoßgrätsche 165, 185
Strahlung 27
Strömung
– Beschleunigung 139
– Geschwindigkeit 20
– laminare 50
– Verlangsamung 139
– turbulente 51
Strömungsschatten 160
Strömungstyp 18
Strömungswiderstand 15, 17, 20, 50, 76, 141
Superkompensation 172
Symmetrie 203
Sympathikus 196

T

taktil-kinästhetisches Wahrnehmungssystem 107, 118
taktile Information 68, 158, 201
Tauchbradykardie 4, 6
Tauchen 117
Tauchreflex 4, 5, 32, 117, 171

Temperaturempfindung 25
Temperaturgefälle 27
Temperatursinn 25
Temperaturverträglichkeit 209
Tetraplegie (s. auch Querschnittlähmung) 35, 128, 163, 206
Thermolabilität 208
Thermoregulation
– chemische 28
– physikalische 28
Thermorezeptoren 25
Thoma'scher Handgriff 97
Tiefensensibilität 68
Tonuserhöhung der Muskulatur 32, 36, 37, 200
Tonussenkung der Muskulatur 203
Totalendoprothese 13, 168
Trainingslehre 54
Trainingspulsfrequenz 173, 175
Trainingsreiz 198
Transfer 34
Transmitterproduktion 156
transversale Achse 9
Tremor 210
Trigeminusgebiet 25
Turbulenzen 47, 117, 120, 138

U

Überbeanspruchung 207
Überforderung 210
Uhthoff-Phänomen 208
Unterstützungsfläche 43, 105, 117

V

Varikose 6
Vasodilatation 25
Vasokonstriktion 25
Venenklappen 4
Venentonus 6
Verdunstung 27
Verletzungsrisiko 169, 208
vertikale Achse 7, 9
Viskosität 18
Vitalkapazität 3, 114, 116, 123, 154, 163, 183, 196, 210
volumenelastisch 1
Volumenschwerpunkt (VSP) 7
Volumenverdrängung 13

Vortrieb   181, 191
Vortriebskraft   139

W

Wahrnehmung
– im Wasser   37
– gestörte   119, 201
– taktil-kinästhetische   36
Wärmeabgabe   25, 27
Wärmebildung   25
Wärmeisolierung   26
Wärmekapazität   27
Wärmeleitung   27
Wassergewöhnung   35, 193
Wasserlage   191
– asymmetrische   91
– stabile   87, 143, 159, 192
– symmetrische   84, 119
wasserspezifische Aktivität   103
wasserspezifische Ziele   42
Wassertelemetrie   168
Wassertiefe (s. Eintauchtiefe)   17, 34, 97, 127
– unveränderte   49
– individuelle   43
Widerlagerung   15
Wirbelstraße (s. auch turbulente Strömung)   19
Wirkungsgrad   171

Z
---

zerebral-bewegungsgestörte Kinder   105
Zwerchfell   3